Mammakarzinom

Nuklearmedizinische und radiologische Diagnostik

Springer
Berlin
Heidelberg
New York
Barcelona
Budapest
Hongkong
London
Mailand
Paris
Santa Clara
Singapur
Tokio

Reinhold Tiling (Hrsg.)

Mammakarzinom

Nuklearmedizinische und radiologische Diagnostik

Geleitwort von Josef Lissner und Klaus Hahn

Mit Beiträgen von
N. Avril, K.H. Bohuslavizki, C. Bolling, W. Brenner
H. Büchels, A. Ciarmiello, S. Del Vecchio, C.G. Diederichs
J. Dose, F.-J. Gildehaus, K. Hahn, E. Henze, F. Jänicke
M. Keßler, P. Knesewitsch, S. Lastoria, P. Muto
H. Palmedo, S. Piccolo, M. Salvatore, A. Scharl
K. Scheidhauer, M. Schwaiger, H. Sommer, A. Stäbler
R. Tiling, H. Vogt und H. Wolf

Mit 57 Abbildungen in 130 Teilfiguren

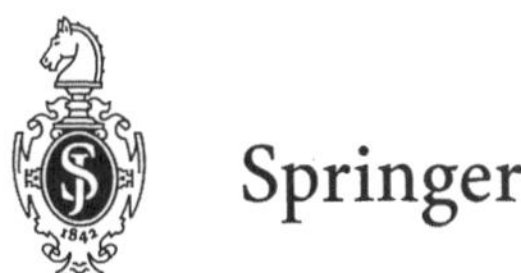

Springer

Dr. Reinhold Tiling
Klinik und Poliklinik für Nuklearmedizin
Ludwig-Maximilians-Universität
Marchioninistr. 15
D-81366 München

ISBN-13:978-3-642-80439-7 e-ISBN-13:978-3-642-80438-0
DOI: 10.1007/978-3-642-80438-0

Die Deutsche Bibliothek - CIP Einheitsaufnahme
Mammakarzinom: nuklearmedizinische und radiologische Diagnostik / R. Tiling (Hrsg.). - Berlin; Heidelberg; New York; Barcelona; Budapest; Hongkong; London; Mailand; Paris; Santa Clara; Singapur; Tokio: Springer, 1998
ISBN-13:978-3-642-80439-7

Softcover reprint of the hardcover 1st edition 1998

Satz: K+V Fotosatz GmbH, Beerfelden
Umschlaggestaltung: Anna Deus, Heidelberg

SPIN 10554302 21/3135-5 4 3 2 1 0 - Gedruckt auf säurefreiem Papier

Geleitwort

Die Optimierung der Früherkennung als entscheidender Faktor zur Senkung der Mortalität des Mammakarzinoms stellt eine Herausforderung an die bildgebenden diagnostischen Verfahren dar. Im Hinblick auf die hohe Zahl operativer Eingriffe mit gutartigen histologischen Ergebnissen gilt es zudem, den Anteil falsch-positiver Diagnosen zu reduzieren.

Radiologische Verfahren weisen seit langem einen sehr hohen Stellenwert in der bildgebenden Diagnostik auf; speziell die Mammographie ist unumstritten die Methode der Wahl zur Früherkennung und Differentialdiagnose des Mammakarzinoms.

Darüber hinaus stehen seit einiger Zeit nuklearmedizinische Verfahren zur Verfügung, die, obwohl sie klinisch noch nicht ausreichend validiert sind, zum Teil bereits Einzug in Kliniken und Praxen gefunden haben. Daher war es an der Zeit, im Kontext mit den etablierten radiologischen Verfahren die einzelnen nuklearmedizinischen Techniken vorzustellen, um deren klinischen Stellenwert zu evaluieren. Der Herausgeber dieses Buches, Facharzt für radiologische Diagnostik und für Nuklearmedizin, hat sich der Mühe unterzogen, mit ausgewiesenen Experten auf den jeweiligen Fachgebieten sowohl den aktuellen Stand der radiologischen Diagnostik als auch die bislang vorliegenden wissenschaftlichen Ergebnisse der nuklearmedizinischen Verfahren umfassend darzustellen.

Dieses Buch setzt den interessierten Kliniker in die Lage, sich einen ausführlichen Überblick über die Mammadiagnostik zu verschaffen, da es kompetent die Möglichkeiten und Limitationen der jeweiligen bildgebenden Verfahren beschreibt. Den Nuklearmedizinern und Radiologen soll es Anregungen geben zu prüfen, ob sich bei bestimmten Fragestellungen die bildgebende Diagnostik des

Mammakarzinoms durch die Anwendung integrativer Konzepte weiter optimieren läßt.

Prof. Dr. med. Dr. h.c. JOSEF LISSNER
Ehem. Direktor der Klinik und Poliklinik
für Radiologie
Ludwig-Maximilians-Universität München

Prof. Dr. med. KLAUS HAHN
Direktor der Klinik und Poliklinik
für Nuklearmedizin
Ludwig-Maximilians-Universität München

Vorwort

In den westlichen Industrieländern ist das Mammakarzinom die häufigste bösartige Erkrankung bei Frauen. Ein die Prognose der Patientinnen entscheidend beeinflussender Faktor ist die Früherkennung der Karzinome; deshalb ist es ein Ziel der diagnostischen Medizin, die Sensitivität der vorhandenen bildgebenden Verfahren zu optimieren bzw. neue hochsensitive Methoden zu entwickeln. Sind im Rahmen der bildgebenden Diagnostik oder auch der körperlichen Untersuchung Auffälligkeiten festgestellt worden, bestehen jedoch oftmals große differentialdiagnostische Unsicherheiten, woraus eine Vielzahl von operativen Eingriffen ohne histopathologischen Malignomnachweis resultiert.

Neben den bekannten radiologischen Verfahren wie Mammographie, Sonographie oder Magnetresonanztomographie sind in den letzten Jahren neue nuklearmedizinische Techniken entwickelt worden, deren Stellenwert derzeit noch nicht ausreichend bestimmt ist. Über die Morphologie hinaus werden mit diesen Verfahren Vorgänge auf zellulärer Ebene wie z. B. die Stoffwechselaktivität erfaßt, wodurch eine funktionelle Bildgebung ermöglicht wird. Als Beispiele hierfür seien die Szintigraphie und die Positronenemissionstomographie der Mamma mit kationischen ^{99m}Tc-Komplexen bzw. mit ^{18}F-Fluordeoxyglukose genannt. Ein weiteres aktuelles Thema ist die präoperative Lymphabflußszintigraphie, die, kombiniert mit intraoperativen Sondenmessungen, zur gezielten Identifizierung der ersten Lymphknotenstationen eines Mammakarzinoms durchgeführt wird.

Ein Ziel dieses Buches ist es, die noch nicht in der klinischen Routine eingesetzten nuklearmedizinischen Verfahren einer breiteren Öffentlichkeit vorzustellen und den Stand der aktuellen wissenschaftlichen Forschung mit dem darin enthaltenen Potential aufzuzeigen. Daneben soll nach einer einleitenden Abhandlung klinischer Aspekte systematisch der aktuelle „State of the art“ der radiologischen Diagnostik und Differentialdiagnostik des Mammakarzinoms und der lymphogenen und hämatogenen Metastasen beschrieben werden.

Der Leser erhält somit eine umfassende Übersicht über die bildgebende Diagnostik des Mammakarzinoms und dessen Metastasen, die sich von lange etablierten radiologischen Verfahren über die moderne Schnittbilddiagnostik bis hin zur Vorstellung neu entwickelter nuklearmedizinischer Methoden und deren erste Ergebnisse erstreckt. Dabei werden in engem Bezug zu klinischen Fragestellungen die Möglichkeiten und Grenzen der jeweiligen Verfahren aufgezeigt.

Der Herausgeber dankt den zahlreichen Autoren, die ihre umfassenden Erfahrungen eingebracht haben und die gestellten Themen in Abhängigkeit von der Rolle der jeweiligen Verfahren in der klinischen Routinediagnostik systematisch lehrbuchorientiert oder wissenschaftlich ausgerichtet abgehandelt haben. Ein weiterer Dank gilt dem Springer-Verlag, der die Konzeption dieses Buches angeregt hat und dessen Gestaltung in vielfacher Weise unterstützt hat.

München, im Oktober 1997 REINHOLD TILING

Inhaltsverzeichnis

Autorenverzeichnis

Dr. med. Norbert Avril
Nuklearmedizinische Klinik und Poliklinik
Klinikum rechts der Isar
Technische Universität München
Ismaningerstr. 22
D-81675 München

Dr. med. Karl H. Bohuslavizki
Klinik für Nuklearmedizin der Christian-Albrechts-Universität
Arnold-Heller-Str. 9
D-24105 Kiel

Claus Bolling
Klinik für Nuklearmedizin der Christian-Albrechts-Universität
Arnold-Heller-Str. 9
D-24105 Kiel

Dr. med. Winfried Brenner
Klinik für Nuklearmedizin der Christian-Albrechts-Universität
Arnold-Heller-Str. 9
D-24105 Kiel

Dr. med. Herbert Büchels
II. Chirurgische Klinik
Zentralklinikum Augsburg
Stenglinstr. 2
D-86156 Augsburg

Dr. Andrea Ciarmiello
Istituto Nazionale per lo Studio e la Cura dei Tumori
Via Mariano Semmola
I-80131 Neapel

Dr. SILVANA DEL VECCHIO
Centro per lo Studio della Medicina Nucleare
CNR e Istituto di Scienze Radiologiche
Università „Federico II"
Via Pansini 5
I-80131 Neapel

Dr. med. CHRISTOPH G. DIEDERICHS
Abteilung Radiologie III - Nuklearmedizin
Klinikum der Universität Ulm
Robert-Koch-Str. 8
D-89081 Ulm

Dr. med. JÖRG DOSE
Universitäts-Frauenklinik
Universitätskrankenhaus Eppendorf
Martinistr. 52
D-20246 Hamburg

Dipl.-Chem. Dr. rer. medic. FRANZ-JOSEF GILDEHAUS
Klinik und Poliklinik für Nuklearmedizin
Ludwig-Maximilians-Universität
Marchioninistr. 15
D-81377 München

Prof. Dr. med. KLAUS HAHN
Klinik und Poliklinik für Nuklearmedizin
Ludwig-Maximilians-Universität
Marchioninistr. 15
D-81377 München

Prof. Dr. med. EBERHARD HENZE
Klinik für Nuklearmedizin der Christian-Albrechts-Universität
Arnold-Heller-Str. 9
D-24105 Kiel

Prof. Dr. med. FRITZ JÄNICKE
Universitäts-Frauenklinik
Universitätskrankenhaus Eppendorf
Martinistr. 52
D-20246 Hamburg

Frau Prof. Dr. med. MAREIKE KESSLER
Institut für Radiologische Diagnostik
Klinikum Großhadern
Ludwig-Maximilians-Universität München
Marchioninistr. 15
D-81377 München

Dr. med. Dipl.-Phys. PETER KNESEWITSCH
Klinik und Poliklinik für Nuklearmedizin
Ludwig-Maximilians-Universität
Marchioninistr. 15
D-81377 München

Dr. SECONDO LASTORIA
Aiuto Medicina Nucleare
Fondazione „Giovanni Pascale“
Istituto Nazionale per lo Studio e la Cura dei Tumori
Via Mariano Semmola
I-80131 Neapel

Dr. PIETRO MUTO
Aiuto Medicina Nucleare
Fondazione „Giovanni Pascale“
Istituto Nazionale per lo Studio e la Cura dei Tumori
Via Mariano Semmola
I-80131 Neapel

Dr. med. HOLGER PALMEDO
Klinik und Poliklinik für Nuklearmedizin
Universität Bonn
Sigmund-Freud-Str. 25
D-53105 Bonn

Dr. SERGIO PICCOLO
Aiuto Medicina Nucleare
Fondazione „Giovanni Pascale“
Istituto Nazionale per lo Studio e la Cura dei Tumori
Via Mariano Semmola
I-80131 Neapel

Dr. MARCO SALVATORE
Centro per lo Studio della Medicina Nucleare
CNR e Istituto di Scienze Radiologiche
Università „Federico II“
Via Pansini 5
I-80131 Neapel

Priv.-Doz. Dr. med. ANTON SCHARL
Klinik und Poliklinik für Frauenheilkunde und
Geburtshilfe
Universität zu Köln
Joseph-Stelzmann-Str. 9
D-50937 Köln

Dr. med. Klemens Scheidhauer
Klinik und Poliklinik für Nuklearmedizin
Universität zu Köln
Joseph-Stelzmann-Str. 9
D-50937 Köln

Prof. Dr. med. Markus Schwaiger
Nuklearmedizinische Klinik und Poliklinik
Klinikum rechts der Isar
Technische Universität München
Ismaningerstr. 22
D-81675 München

Priv.-Doz. Dr. med. Harald L. Sommer
I. Frauenklinik
Klinikum Innenstadt
Ludwig-Maximilians-Universität
Maistr. 11
D-80337 München

Priv.-Doz. Dr. med. Axel Stäbler
Institut für Radiologische Diagnostik
Klinikum Großhadern
Ludwig-Maximilians-Universität München
Marchioninistr. 15
D-81377 München

Dr. med. Reinhold Tiling
Klinik und Poliklinik für Nuklearmedizin
Ludwig-Maximilians-Universität
Marchioninistr. 15
D-81377 München

Dr. med. Harry Vogt
Nuklearmedizinische Klinik
Zentralklinikum Augsburg
Stenglinstr. 2
D-86156 Augsburg

Frau Dipl.-Chem. Dr. rer. hum. biol. Heike Wolf
Klinik für Nuklearmedizin der Christian-Albrechts-Universität
Arnold-Heller-Str. 9
D-24105 Kiel

Kapitel 1

Klinische Aspekte 1

H. Sommer

1.1 Primärtumor und Tumorrezidiv

1.1.1 Epidemiologie

Mit jährlich über 700 000 Neuerkrankungen weltweit ist Brustkrebs die häufigste bösartige Erkrankung bei Frauen. Bei den Krebserkrankungen steht Brustkrebs in den Industrieländern an erster Stelle, in den Entwicklungsländern nach Zervix- oder Magenkrebs an zweiter Stelle (Smith u. Giusti 1996). 1996 erkrankten in den USA über 184 000 Frauen neu an Mammakarzinomen, etwa 44 000 starben an ihrer Erkrankung (American Cancer Society 1997).

Die nach Smith u. Giusti modifizierte Tabelle 1.1 zeigt die altersspezifische Inzidenz und Mortalität des Mammakarzinoms bei weißen und schwarzen Amerikanerinnen, Tabelle 1.2 verschiedene isolierte Risikofaktoren (Smith u. Giusti 1996).

Die Entwicklung der Mammakarzinominzidenz in den USA zeigte in den letzten 50 Jahren 3 Phasen:

- Zwischen 1940 und 1982 gab es einen ständigen Anstieg von jährlich 1%.
- Zwischen 1982 und 1987 stieg die Inzidenz um jährlich etwa 4%.
- Zwischen 1987 und 1996 stabilisierte sich die jährliche Inzidenz auf etwa 110 Neuerkrankungen pro 100 000 Frauen.

Der sprunghafte Inzidenzanstieg ab 1982 dürfte auf die intensivierten Früherkennungsmaßnahmen zurückzuführen sein.

Tabelle 1.1. Alterspezifische Inzidenz und Mortalität des Mammakarzinoms bei schwarzen und weißen Amerikanerinnen in den Jahren 1988–1992. (Nach Smith u. Giusti 1996)

Altersgruppe (Jahre)	Inzidenz je 100 000		Mortalität je 100 000	
	Schwarze	Weiße	Schwarze	Weiße
10–14	0,0	0,2	0,0	0,0
15–19	0,0	0,2	0,0	0,0
20–24	0,9	1,9	0,1	0,3
25–29	7,1	10,7	1,0	2,5
30–34	24,4	31,7	4,3	7,9
35–39	63,4	66,6	11,1	20,1
40–44	125,2	138,0	22,1	34,4
45–49	202,2	182,9	35,8	51,9
50–54	241,6	213,8	52,6	71,2
55–59	286,8	253,9	69,8	85,2
60–64	359,4	283,8	87,6	96,3
65–69	430,8	336,3	104,2	107,1
70–74	467,9	350,5	120,6	116,5
75–79	501,3	371,7	136,9	127,1
80–84	491,1	387,2	158,0	150,8
85+	442,2	356,0	195,5	191,4

Tabelle 1.2. Isolierte Risikofaktoren für das Mammakarzinom. (Nach Smith u. Giusti 1996)

Risikofaktor	Vergleichsgruppe	Relatives Risiko [%]
Alter (ausgewählte Gruppen)	25–29 Jahre	
40–44 Jahre		16
50–54 Jahre		28
60–64 Jahre		44
70–74 Jahre		56
Westliches Land	Japan	5
Familiengeschichte mit Brustkrebs	Keine betroffenen Verwandten 1. Grades	
Eine betroffene Verwandte 1. Grades		1,4–3
Zwei oder mehr betroffene Verwandte 1. Grades		4–6
Frühes Alter (30 Jahre) bei Erkrankung der Verwandten	Spätes Alter (50 Jahre)	2,6
Alter bei Menarche		
11 Jahre	16 Jahre	1,3
Alter bei 1. Geburt	<20 Jahre	
20–24 Jahre		1,3
25–29 Jahre		1,6
≥30 Jahre, Nullipara		1,9
Alter bei Menopause	45–55 Jahre	
>55 Jahre		1,5
<45 Jahre		0,7
Prämenopausale		0,4
Ovarektomie	Keine Ovarektomie	
Brusterkrankungen	Keine Biopsie	
Jegliche gutartigen Erkrankungen		1,5
Proliferative Erkrankungen		2
Atypische Hyperplasie		2–4
Dichtes Parenchym bei Mammographie	<5% dichte Regionen	
5–25%		1,7
25–45%		2,5
45–65%		3,8
>65%		4,3
Vorausgegangenes kontralaterales Mammakarzinom	Kein vorausgegangenes Mammakarzinom	5
Strahlenexposition 1 Gy	Keine Strahlenexposition	3
Alkohol, 2 Drinks/Tag	Nichttrinker	1,7

In Deutschland gibt es flächendeckende Krebsregister nur in Hamburg, im Saarland und bis 1990 in der ehemaligen DDR. Die kumulative Inzidenz, d. h. die Wahrscheinlichkeit, am Mammakarzinom zu erkranken, beträgt bei der für Deutschland anzunehmenden Inzidenz von 100 pro 100 000 Frauen ohne Berücksichtigung konkurrierender Risiken bis zum 90. Lebensjahr 11%. Dies ist jedoch eine fiktive Größe. Mit Berücksichtigung der konkurrierenden Risiken beträgt die Erkrankungsrate etwa 8%, d. h. etwa jede 13. Frau erkrankt gegenwärtig in Deutschland im Laufe ihres Lebens an Brustkrebs (Hölzel et al. 1996a). Nach dem Tumorregister des Saarlandes ist in Deutschland von etwa 46.000 Neuerkrankungen pro Jahr auszugehen. In der klinischen Statistik liegt mit fast 50% aller absolut Betroffenen der Altersgipfel für das Mammakarzinom zwischen dem 45. und 60. Lebensjahr. Bei Hochrechnung auf 100 000 Frauen nimmt aber die Inzidenz mit dem Alter stetig

Tabelle 1.3. Altersverteilung beim Mammakarzinom in München 1992–1993. (Nach Hölzel et al. 1996a)

Jahre	Absolut n = 1011	Relativ [%]	Kumulativ [%]	Jährlich je 100 000	Zum Vergleich: Saarland (1990) je 100 000
15–20	0	0,0	0,0	0,0	3,7
20–25	1	0,1	0,1	1,1	2,5
25–30	2	0,2	0,3	1,6	8,8
30–35	15	1,5	1,8	14,2	23,9
35–40	28	2,8	4,6	31,8	54,3
40–45	60	5,9	10,5	65,8	104,5
45–50	126	12,5	23,0	139,0	154,1
50–55	165	16,3	39,3	160,6	132,8
55–60	132	13,1	52,3	169,8	163,2
60–65	90	8,9	61,2	140,9	200,5
65–70	124	12,3	73,5	185,0	229,0
70–75	106	10,5	84,0	174,2	276,0
75–80	69	6,8	90,8	137,3	199,7
80–85	69	6,8	97,6	154,9	292,9
>85	24	2,4	100,0	78,2	345,9

zu, d. h. die Frauen über 80 Jahre haben die höchste Inzidenz. Tabelle 1.3 zeigt exemplarisch für München die Altersverteilung der Mammakarzinome bei 1.011 Frauen im Zeitraum von 1992 bis 1993 (Hölzel et al. 1996a).

◆ Ist eine Prophylaxe des Mammakarzinoms möglich?

Die aus Tabelle 1.2 zu entnehmenden relativen Risikofaktoren sind statistisch errechnet und helfen, das individuelle Risiko einer Frau zu bestimmen. Diese Risikofaktoren sind feststehende, nicht beeinflußbare Daten der Anamnese. Unbestritten ist die Rolle endogener und exogener Hormone, insbesondere der Estrogene. Während die endogenen Hormonspiegel physiologisch in Menge und Dauer festliegen, ist ihre Beeinflussung durch Ernährung, Alkohol, Lebensstil, Stillverhalten u. a. noch unklar. Ebenso in der Diskussion ist das eventuelle Risiko der hormonellen Substitutionstherapie mit Estrogenen. Die Nurses' Health Study konnte als rein epidemiologische Studie in dieser Frage nicht zur Klärung beitragen (Colditz et al. 1995).

Ein Fortschritt ist, daß bei Nachweis tumorassoziierter Gene an mögliche prophylaktische Strategien beim erblichen Mammakarzinom gedacht wird. 5–10% aller Mammakarzinome haben eine erbliche Grundlage. Genetische Erkrankungen mit einem erhöhten Risiko für Brustkrebs sind neben dem hereditären organspezifischen Mammakarzinom und dem Mamma-/Ovarialkarzinom-Syndrom unter anderem auch das Li-Fraumeni-Syndrom, das Lynch-Syndrom (Typ 2) und die Ataxia teleangiectasia. Die diesen Erkrankungen zugrunde liegenden Gene bzw. Gendefekte sind identifiziert oder lokalisiert worden (BRCA-1, BRCA-2, TP53, hMSH2, ATM). Das hereditäre organspezifische Mammakarzinom und das Mamma-/Ovarialkarzinom-Syndrom beruhen auf Mutationen in dem kürzlich identifizierten BRCA-1-Gen auf 17q21 und dem durch Genkoppelungsanalysen lokalisierten BRCA-2-Gen auf 13q12-13.

In künftigen Untersuchungen muß für diese Hochrisikopatientinnen (Mutationsträgerinnen) geklärt werden, welche Formen der präventiven Diagnostik und prophylaktischen Therapie (Operation oder Hormontherapie) gewählt werden sollten. Ebenso ist z. Z. unklar, welche operativen Therapiemöglichkeiten (Brusterhaltung vs. Ablatio) bei erkrankten Mutationsträgerinnen durchgeführt werden müssen (Kiechle 1996; Beckmann et al. 1997). Die experimentellen Möglichkeiten der Gentherapie sind beim Mammakarzinom für die Praxis noch nicht relevant.

Prognose des Mammakarzinoms

In der Literatur werden zahlreiche Prognosefaktoren genannt, wobei ständig weitere Faktoren evaluiert werden (Jänicke et al. 1996). Der Tumorzellnachweis im Knochenmark hat sich nach Studien unserer eigenen Arbeitsgruppe an der I. Universitäts-Frauenklinik München (Janni et al. 1997) und der Heidelberger Arbeitsgruppe (Diel et al. 1994) als repräsentativ für die Metastasierungsfähigkeit etabliert.

Bewährt haben sich die Risikoeinteilungen der 5. Internationalen Konsensuskonferenz am 4. 3. 1995 in St. Gallen, die den Lymphknotenstatus und die Tumorcharakteristik berücksichtigen. Patientinnen mit Lymphknotenbefall haben mit ansteigender Zahl der betroffenen Lymphknoten eine zunehmend ungünstigere Prognose. Die Risikodefinition bei tumorfreien Lymphknoten (mindestes 10 Lymphknoten entfernt) ist Tabelle 1.4 zu entnehmen. Für die Praxis ergibt sich die Abschätzung der Überlebenswahrscheinlichkeit aus dem Tumorstadium. Für die Mammakarzinompatientin hilfreich ist die Erfahrung, daß selbst bei weit fortgeschrittenen Tumorstadien, sogar bei Rezidiven und Metastasierung, noch ein Überleben von vielen Jahren erreicht werden kann, wie Tabelle 1.5 zeigt (Mammakarzinom-Manual Tumorzentrum München 1996).

Tabelle 1.4. Risikodefinitionen beim Mammakarzinom ohne Befall axillärer Lymphknoten

Risiko	Definition
Minimal oder niedrig (Minimal/Low Risk)	Fokal invasiver Tumor, entdeckt durch Mammographie oder bei einer Operation wegen einer benignen Erkrankung oder eines In-situ-Karzinoms Histologischer Typ: tubulär, kolloidal, papillär Tumordurchmesser <1 cm und estrogen- und/oder progesteronrezeptorpositiv und histologischer Malignitätsgrad G1
Mittel (Good Risk)	Tumordurchmesser 1–2 cm und estrogen- und/oder progesteronrezeptorpositiv und histologischer Malignitätsgrad G1 oder G2
Hoch (High Risk)	Alle Tumoren mit mindestens einem der folgenden Kriterien: Tumordurchmesser >2 cm Estrogen- und progesteronrezeptornegativ Histologischer Malignitätsgrad G3

Tabelle 1.5. Überlebenswahrscheinlichkeit in Abhängigkeit von der Tumorsituation. (Nach Mammakarzinom-Manual, Tumorzentrum München 1996)

Ausgewählte Patientengruppe (aus dem Tumorregister München)	Überlebenswahrscheinlichkeit[a] (%)	
	5 Jahre	10 Jahre
Alle Patientinnen	82 (75)	71 (59)
Mit Stadium T1 N0 M0	98 (92)	93 (78)
Mit Stadium T2 N0 M0	91 (84)	81 (67)
Mit Stadium T2 N1 M0	73 (68)	66 (55)
Mit Stadium T4 N1 M0	50 (42)	26 (18)
Mit Metastasen[b] (ab Zeitpunkt der ersten Metastasierung)	32 (28)	19 (15)
Mit Lokalrezidiv (ab Zeitpunkt Lokalrezidiv als 1. Progression)	51 (45)	30 (24)

[a] Angegeben ist die relative (=brustkrebsbedingte) Überlebenswahrscheinlichkeit, die zusammen mit der Überlebenswahrscheinlichkeit der Durchschnittsbevölkerung die in Klammern stehende tatsächliche zu beobachtende Überlebenswahrscheinlichkeit ergibt.
[b] Unabhängig, ob bei Primärdiagnose metastasiert (5% der Patientinnen) oder nach einem tumorfreien Intervall.

1.1.2 Klassische Diagnosewege

Von den jährlich über 400 neu an Mammakarzinomen erkrankten Patientinnen, die sich in der Onkologischen Ambulanz der I. Universitäts-Frauenklinik München zur Primärtherapie oder zu einer adjuvanten Therapie vorstellen, hat die Mehrzahl das Karzinom selbst entdeckt. Nach einer Selbstentdekkung kommt es nur in Einzelfällen zu patientenbedingten Verschleppungen der Diagnose, denn die Frauen haben durch Medienberichte und im Umfeld aufgetretene Erkrankungen bereits ein "Bewußtsein für Brustkrebs". Solange die Screening-Mammographie mit der Entdeckung präinvasiver und kleinster Tumoren in Deutschland noch keine Kassenleistung ist, wird die klinische Untersuchung weiterhin an erster Stelle stehen. Selbstverständlich muß auch die Mammographie immer durch eine klinische Untersuchung ergänzt werden, denn in 5–10% der Mammakarzinome ergibt die Mammographie keinen malignomverdächtigen Befund, insbesondere bei dichten Mammae junger Frauen und fibrozystischen Veränderungen (Eidtmann et al. 1995).

◆ Körperliche Untersuchung

Die Brust ist für eine Frau das wichtigste Symbol ihrer Weiblichkeit. Dieser hohe symbolische Stellenwert ist relativ altersunabhängig, variiert von Frau zu Frau und muß bei allen diagnostischen und therapeutischen Maßnahmen respektiert werden. Voraussetzung für die körperliche Untersuchung sind ein vertrauenserweckendes Ambiente, gute Lichtverhältnisse, Ruhe und die vollständige Entkleidung des Oberkörpers. Die beste Zeit für eine Routineuntersuchung ist nach der Periodenblutung, wenn die Mammae weniger empfindlich und gespannt sind. Folgendes Procedere hat sich bewährt:

- Inspektion in unterschiedlichen Positionen:
  - Arme locker seitlich,
  - Arme über den Kopf gestreckt,
  - Hände in die Hüften gestemmt und Pektoralismuskulatur angespannt,
  - Oberkörper im Sitzen locker nach vorne gebeugt und Arme nach vorne hängend.
- Untersuchung der Lymphknoten:
  Zunächst werden die supra- und infraklavikulären Lymphknoten abgetastet. Bei entspannter Pektoralismuskulatur wird danach mit den gesamten Fingerspitzen die Axilla ausgetastet. Jeder Lymphknoten über 5 mm Durchmesser ist suspekt und muß registriert und ggf. weiter abgeklärt werden.
- Palpation der Mammae:
  Als günstigste Untersuchungsposition hat sich die Rückenlage auf einer festen Unterlage erwiesen. Die verbreitetste Technik ist das zirkuläre Abtasten von der Mamille mit immer größer werdenden Kreisen bis zum Brustansatz. Mit dieser Methode werden alle Areale der Mammae erfaßt. Auch vertikal strichförmiges Abtasten oder radiales, auf die Mamille gerichtetes Palpieren ist möglich.

Während der körperlichen Untersuchung sollte man die Zeit nutzen, um auf die obligate monatliche Selbstuntersuchung durch die Patientin hinzuweisen und diese zu erklären.

◆ Invasive Diagnostik

Durch eine optimale Abfolge der modernen bildgebenden Verfahren (s. auch Kap. 2 und 3) und ihre Interpretation durch erfahrene mammaspezialisierte Diagnostiker gelingt es an Zentren, invasive Karzinome zu 95% nachzuweisen (Forsat u. Forsat 1996). Voraussetzung für die Einleitung einer Tumortherapie ist allerdings der mikroskopische Malignitätsbeweis durch Zytologie bzw. Histologie, da Klinik und bildgebende Diagnostik allein hierfür nicht ausreichen. In der Abklärungskaskade sollte die diagnostische offene Biopsie (DE), unpassend auch noch als "Probeexzision" (PE) bezeichnet, als Ultima ratio an letzter Stelle stehen.

Obwohl bildgesteuerte perkutane Stanzbiopsien eine diagnostische Sicherheit von knapp unter 100% bringen (Liberman et al. 1995), für die Patientinnen wenig belastend sind und ohne kosmetische Folgen bleiben, werden diese Möglichkeiten nicht ausgeschöpft. Ebenso dürfen vorschnelle operative Maßnahmen eine gezielte Mammadiagnostik nicht überspringen. Leider gibt es keine Statistik über die Vielzahl überflüssiger offener Biopsien – meistens ist dies nur an den Narben der Betroffenen ersichtlich.

Bei klinischem Befund sind ohne bildgebende Hilfe die Feinnadelaspiration und die Feinnadelbiopsie möglich (s. auch Kap. 2). Bei Haut- und Subkutanbefunden hat sich der Einsatz der Hautstanze, die mit einem Durchmesser von 2–6 mm eingesetzt wird, exzellent bewährt. Man erhält für histologische

Untersuchungen einen Stanzzylinder, wobei außer einer Lokalanästhesie und einem Druckverband kein weiterer Aufwand nötig ist. Demgegenüber ist die diagnostische Exstirpation an chirurgische Gesetzmäßigkeiten gebunden.

Bei der Mammachirurgie sollte der Operateur bedenken:

- Aus kosmetischen Gründen ist es wichtig, bei der Schnittführung neben der Tumorlokalisation die Langer-Hautlinien zu berücksichtigen (Forster 1996).
- Die Lokalanästhesie hat zwar große Vorteile, z. B. auch die Möglichkeit der Kommunikation mit der Patientin während des Eingriffs, sie kann aber das notwendige chirurgische Vorgehen auch behindern.
- Prognostisch wirkt es sich ungünstig aus, einen Tumor primär nicht weit genug allseits im Gesunden (mindestes 5 mm tumorfreier Rand) zu exstirpieren oder durch den Tumor zu schneiden.
- Voraussetzungen für die Entfernung im Gesunden sind insbesondere bei klinisch okkulten Herden eine präoperative Markierung, z. B. mit Methylenblau, verschiedenen Nadeln, Kohlenstaubpartikeln, und unbedingt die intraoperative Präparatradiographie.
- Das gesamte unfixierte, aber markierte Operationspräparat muß sofort gekühlt zur Vorbereitung der Hormonrezeptoranalyse und Beurteilung der Schnittränder (evtl. Nachresektion) in das histologische Labor gebracht werden.

1.1.3
Pathomorphologie und aktuelle Klassifikation

Vergleichende autoradiographische, experimentelle und histopathologische Untersuchungen haben gezeigt, daß die kleinen und peripheren Segmente des Drüsenbaums der Mamma Ausgangsort der meisten Mammakarzinome sind. Diese terminalen duktulolobulären Segmente sind die Endstrecken des Gangsystems, zum einen mit den Drüsenläppchen als Terrain der lobulären Karzinome und zum anderen mit den schmalen intra- und extralobulären Gangsegmenten, in die die Histopathogenese der duktalen Karzinome projiziert wird (Bässler 1995).

Das duktal-invasive Karzinom ist mit 65–80% der häufigste Tumortyp. Es ist definiert als ein Tumor, der nicht in eine der anderen Kategorien paßt und deshalb als "not otherwise specified" bezeichnet wird. Die verbleibenden Tumortypen sind im wesentlichen das lobuläre, muzinöse, medulläre, tubuläre und papilläre Karzinom und weitere seltene Sonderformen. Das lobuläre Karzinom tritt derzeit in einer Inzidenz von etwa 10–15% auf. Der Morbus Paget der Mamille ist die intraepidermale Manifestation eines meist präinvasiven duktalen Mammakarzinoms.

Das inflammatorische Mammakarzinom ist kein histologischer Subtyp, sondern vorwiegend ein gering differenziertes duktal-invasives Karzinom mit Lymph- und Hämangiosis (Arnholdt et al. 1996).

Die nichtinvasiven Karzinome (duktales Carcinoma in situ, DCIS, und lobuläres Carcinoma in situ, LCIS), unterscheiden sich im diagnostischen Procedere bis zur diagnostischen Exstirpation nicht von den invasiven.

Neben der histopathologischen Einteilung erwartet der Kliniker vom Pathologen weitere unerläßliche diagnostische Aussagen (Bässler 1995) über:

- das Tumorgrading mit Einteilung in 4 Gruppen unter Angabe einer Scoresumme aus einzelnen Kriterien;
- den Lymphknotenstatus nach Untersuchung von mindestens 10 axillären Lymphknoten bei Dissektion der Level I, II und ggf. III;
- den Hormonrezeptorstatus mit immunhistochemischem Score oder fmol-Angabe der biochemischen Analyse;
- die pTNM-Klassifikation.

Neben diesen klassischen Prognosefaktoren können fakultativ weitere metrisch, immun- und biochemisch gewonnene Daten hinzugezogen werden wie Tumorzellnachweis im Knochenmark, Tumorzellkinetik, Zellproliferation, Tumorprogression, Onkogene, tumorassoziierte Proteasen etc.

Für den klinischen Alltag gilt das überall realisierbare und auch international akzeptierte, auf Tabelle 1.6 dargestellte TNM-System als Basis für Therapie und Prognose.

1.1.4 Therapie

Operation des primären Mammakarzinoms

Die radikale Operationstechnik des Mammakarzinoms wurde in der 2. Hälfte des 19. Jahrhunderts entwickelt (More, Billroth, Halsted, Urban). Erst nach Respektierung des systemischen Charakters der Erkrankung ab 1965 kam es unter Fisher in den USA und Veronesi in Mailand zu einer Kehrtwendung in der Chirurgie des Mammakarzinoms (Bastert u. Costa 1995). Seit 30 Jahren haben sich die Prinzipien der sicheren lokalen Tumorkontrolle nach dem Grundsatz "so viel wie nötig, so wenig wie möglich" in Verbindung mit adjuvanten Maßnahmen wir Strahlen-, Hormon- und Chemotherapie bewährt.

Ein für das Selbstwertgefühl der Betroffenen wichtiges brusterhaltendes Vorgehen ist möglich, wenn entsprechend der Relation Tumorgröße/Brustgröße bei sicherer Tumorentfernung im Gesunden ein gutes kosmetisches Gesamtergebnis erreicht werden kann und wenn die Betroffene diese organerhaltende Operation wünscht.

Die axilläre Lymphonodektomie ist gegenwärtig Bestandteil sowohl der brusterhaltenden wie auch der ablativen Operationsverfahren. Da der Lymphknotenstatus der bedeutendste Prognosefaktor ist, hat diese nicht unproblematische Operation in erster Linie diagnostische Bedeutung. Durch prospektive Studien muß geklärt werden, ob andere Prognosefaktoren (z. B. Knochenmarkbefall) die Ausräumung der axillären Lymphknoten evtl. ersetzen können, wenn sie klinisch frei erscheinen.

Tabelle 1.6. pTNM-Klassifikation des Mammakarzinoms. (Nach Hermanek 1992)

pT – Primärtumor		
pTX		Primärtumor kann nicht beurteilt werden
pT0		Kein Anhalt für Primärtumor
pTis		Carcinoma in situ: intraduktales ober lobuläres Carcinoma in situ oder Morbus Paget der Mamille ohne nachweisbaren Tumor
Anmerkung: Der Morbus Paget kombiniert mit einem nachweisbaren Tumor wird entsprechend der Größe des Tumors klassifiziert.		
PT1		Tumor ≤2 cm in größter Ausdehnung
	pT1a	≤0,5 cm in größter Ausdehnung
	pT1b	>0,5 cm, aber nicht >1 cm in größter Ausdehnung
	pT1c	>1 cm, aber nicht >2 cm in größter Ausdehnung
pT2		Tumor >2 cm, aber nicht >5 cm in größter Ausdehnung
pT3		Tumor >5 cm in größter Ausdehnung
pT4		Tumor jeder Größe mit direkter Ausdehnung auf Brustwand oder Haut
Anmerkung: Die Brustwand schließt die Rippen, die interkostalen Muskeln und den vorderen Serratusmuskel mit ein, nicht aber die Pektoralismuskulatur.		
	pT4a	Mit Ausdehnung auf die Brustwand
	pT4b	Mit Ödem (einschließlich Apfelsinenhaut), Ulzeration der Brusthaut oder Satellitenmetastasen der Haut der gleichen Brust
	pT4c	Kriterien 4a und 4b gemeinsam
	pT4d	Entzündliches (inflammatorisches) Karzinom
pN – Regionäre Lymphknoten		
pNX		Regionäre Lymphknoten können nicht beurteilt werden (zur Untersuchung nicht entnommen oder früher entfernt)
pN0		Keine regionären Lymphknotenmetastasen
pN1		Metastasen in beweglichen ipsilateralen axillären Lymphknoten
	pN1a	Nur Mikrometastasen (keine >0,2 cm)
	pN1b	Metastasen in Lymphknoten, zumindest eine >0,2 cm
	i	Metastasen in 1–3 Lymphknoten, eine >0,2 cm, aber alle <2 cm
	ii	Metastasen in 4 oder mehr Lymphknoten, eine >0,2 cm, aber alle <2 cm
	iii	Ausdehnung der Metastasen über die Lymphknotenkapsel hinaus (alle <2 cm in größter Ausdehnung)
	iv	Metastasen in Lymphknoten ≥2 cm in größter Ausdehnung
pN2		Metastasen in ipsilateralen axillären Lymphknoten, untereinander oder an andere Strukturen fixiert
pN3		Metastasen in Lymphknoten entlang der A. mammaria interna
pM – Fernmetastasen		
pMX		Vorliegen von Fernmetastasen kann nicht beurteilt werden
pM0		Keine Fernmetastasen
pM1		Fernmetastasen
Fakultativ kann unterschieden werden zwischen:		
	pM1a	Metastasen nur in supraklavikulären Lymphknoten (ipsi- und/oder kontralateral)
	pM1b	Andere Fernmetastasen

Die *brusterhaltende Operation* (BEO), d. h. die diagnostische Tumorektomie (DE) und die Axillaausräumung, kann einzeitig erfolgen, wenn die Schnellschnittanalyse der DE eindeutig ein Malignom nachweist. Beim geringsten Zweifel an der Schnellschnittuntersuchung oder wenn die Patientin eine weitere Aufklärung oder Beratung (z. B. Vor- und Nachteile der BEO) wünscht, sollte zweizeitig operiert werden. Eine BEO verbietet sich bei Multizentrizität, bei exzessiver intraduktaler Komponente, bei Lymphangiosis carcinomatosa bis zum Schnittrand und bei fehlender Zustimmung zur postoperativen Radiatio. Auch wenn das Lokalrezidivrisiko bei sehr jungen Frauen hoch ist, so ist das keine Kontraindikation zur BEO, denn das Schicksal dieser Frauen entscheidet sich nicht lokal, sondern durch frühe Metastasierung.

Die *modifiziert-radikale Mastektomie* (Patey 1947) unter Erhalt der gesamten Muskulatur wird bei etwa 30% der Patientinnen erforderlich. Diese Operation hat im Gegensatz zu der nur ausnahmsweise bei Muskelinfiltration indizierten radikalen Mastektomie (Rotter-Halsted 1894) keine funktionellen Auswirkungen zur Folge.

Brustrekonstruktionen mit autologem oder heterologem Material sind in vielen Variationen möglich und aus psychologischer Sicht sicherlich zu begrüßen; nach rein onkologischen Gesichtspunkten und Erfahrungen sind Rekonstruktionen jedoch nicht ganz unproblematisch.

Radiatio beim Mammakarzinom

Das Konzept der brusterhaltenden Therapie (BET) beinhaltet nach der BEO obligat die adjuvante Strahlentherapie der Restbrust mit einer Dosierung von 50 Gy. In konventioneller Fraktionierung kontrolliert diese Dosis die trotz R0-Resektion verbliebenen mikroskopischen Tumorreste bei 80% der Patientinnen. So kann die Rate der intramammären Rezidive von 30–40% ohne Radiatio nach 5–10 Jahren auf 5–10% gesenkt werden (Dunst 1995). Zwischen verbesserter lokaler Kontrolle und Gesamtüberlebenszeit gibt es einen eindeutigen positiven Zusammenhang (Sauer u. Strnad 1995). Die Radiotherapie nach BEO hat ihre unstrittige Berechtigung als Standardbehandlung, da zusätzlich bestrahlte Patientinnen seltener wegen Lokalrezidiven mastektomiert werden müssen und die psychologischen und wirtschaftlichen Belastungen durch die Verminderung der Lokalrezidivrate geringer sind. Eine Boostbestrahlung halten wir nur bei nicht ausreichend tumorfreien Resektionsrändern für nötig.

Eine Strahlentherapie der regionären Lymphknoten ist bei Befall indiziert, eine Ausnahme stellt nur die bereits durch adäquate Operation sanierte Axilla dar.

Chemotherapie des Mammakarzinoms

Das Mammakarzinom gilt als chemosensibel – die Chemotherapie ist daher Bestandteil vieler Therapieschemata (Bastert u. Costa 1996).

Durch die primäre ("neoadjuvante") Chemotherapie kann ein großer Tumor infolge eines Down-Staging operabel werden und beispielsweise die BET möglich machen. Ebenso ist die primäre Chemotherapie seit etwa 20 Jahren beim inflammatorischen Mammakarzinom etabliert. Die ehemals besonders schlechte Prognose des inflammatorischen Karzinoms konnte durch die Intensivierung der Chemotherapie bis zur Hochdosischemotherapie mit anschließender autologer Knochenmarktransplantation oder hämatopoetischer Stammzellreinfusion grundlegend geändert werden (Possinger et al. 1995).

Die adjuvante Chemotherapie im Rahmen der Primärbehandlung ist bei ungünstigen Prognosefaktoren zur Sanierung potentieller okkulter Fernmetastasen indiziert. Umfangreiche Metaanalysen haben den Vorteil dieser adjuvanten Therapie bewiesen; allerdings bleibt es problematisch, das individuelle Risiko und den Nutzen für die jeweilige Patientin zu bestimmen. Bislang ist immer noch unklar, welche Chemotherapie (CMF, anthrazyklinhaltige Chemotherapien, Taxane, Gemcitabine, Navelbine, Topotecan) bzw. welche hormonablativen Maßnahmen am effektivsten sind (Bastert et al. 1996).

◆ Hormontherapie des Mammakarzinoms

Da in der Ätiologie des Mammakarzinoms Hormone eine Schlüsselstellung aufweisen, wird auch ihr therapeutischer Einsatz in vielen Variationen seit über 100 Jahren praktiziert. Von der anfänglichen Ovarektomie ex juvantibus (Beatson 1896) ist man jetzt zu einer spezialisierten individuellen Therapie übergegangen, die abhängig vom Estrogen- und Progesteronstatus des Tumors, vom Menopausenstatus der Patientin und von der TNM-Situation ist. Die angestrebte Hemmung des endogenen Estrogens kann durch folgende Methoden erzielt werden:

- Antagonisierung des Estrogens durch Bindung von Antiestrogenen (z. B. Tamoxifen, Fareston) an Estrogenrezeptoren.
- Reversible Hemmung der ovariellen Estrogenproduktion durch Gonadotropin-Releasinghormon-Analoga (z. B. Zoladex-Gyn, Enantone).
- Hemmung der Aromatase und Verhinderung der Umwandlung von Androgenen in Estrogen (z. B. durch Lentaron, Arimidex, Femara).
- Bindung an den Progesteronrezeptor und Hemmung des Hypophysenvorderlappens durch Feedback-Mechanismen (Gestagene und Derivate). Antigestagene sind in Deutschland nicht zugelassen.
- Irreversible ablative Hormontherapien durch Ovarektomie, Radiomenolyse, Adrenalektomie, Hypophysektomie. Adrenalektomie und Hypophysektomie sind jedoch wegen der erheblichen Morbidität heute obsolet.

Die Indikation zur adjuvanten Medikation nach Mammakarzinom darf nur nach einem ausführlichen Beratungsgespräch ("informed consent") gestellt werden. Wegen den im Vergleich zur Chemotherapie geringeren Nebenwirkungen ist die Entscheidung für eine Hormontherapie leichter. Ein klassisches Beispiel für eine wirksame und fast nebenwirkungsfreie Hormontherapie bei rezeptorpositiven, lymphknotenpositiven postmenopausalen Frauen ist die Verabreichung von Tamoxifen in einer Dosierung von 20 mg pro Tag über einen Zeitraum von bis zu 5 Jahren. Bei einer länger als 5 Jahre dauernden Medikation werden die Überlebensraten schlechter (Fisher 1997). In einigen Studien wird Tamoxifen auch bei Risikopatientinnen zur Prävention eines Mammakarzinoms eingesetzt (Powles 1992).

1.1.5 Follow-up

Ohne katamnestische Ergebnisse wäre der gegenwärtige Standard in der Diagnostik und Primärtherapie nicht denkbar. Nach Operation und Abschluß der adjuvanten Chemo- und/oder Strahlentherapie wird die Patientin in die Nachsorge übernommen, zu der auch Hormontherapien gehören. Die Nachsorge sollte mindestens 10 Jahre dauern, besser aber lebenslang. Dabei geht die eigentliche Nachsorge lückenlos in ein Früherkennungs- und Vorsorgeprogramm über. Apparative Methoden wie Röntgen der Thoraxorgane, Skelettszintigraphie, Abdomensonographie oder Laboruntersuchungen bringen keinen Nutzen für die ehemals Krebskranke (Kath u. Höffken 1995; Krämer et al. 1996; Sommer 1995). Lediglich die Mammographie, die Mammasonographie und ggf. die Dopplersonographie haben als bildgebende Verfahren einen traditionellen, nicht ersetzbaren festen Stellenwert im Nachsorgekonzept (Philpotts et al. 1996; Jardines et al. 1993; Homer 1997; Delorme 1997).

Die Lead time (Zeitintervall zwischen Anstieg der Tumormarker und Metastasenmanifestation) liegt zwischen einem und 26 Monaten, im Median für CA 15-3 und CEA bei 6–8 Monaten. Deshalb ist der prädiktive Wert der Marker für die Indikation zu einer Sekundärtherapie minimal, auch wenn er für die spätere Manifestation eines erneuten Tumorgeschehens etwa 80% beträgt.

Die Erhebung einer aktuellen Zwischenanamnese deckt bereits die Mehrzahl von Rezidiven bzw. Metastasen auf. In Verbindung mit einer subtilen klinischen Untersuchung können so 90% aller Tumorreaktivierungen entdeckt werden. Die frühzeitige Feststellung einer Reaktivierung durch apparative Untersuchungen im asymptomatischen Stadium liegt gerade bei 1,8% (Sütterlin et al. 1996). Gegenwärtig ist es illusionär, durch Rezidivfrüherkennung höhere Heilungsraten oder eine Verlängerung der Überlebenszeit zu erreichen.

1.1.6 Lokalrezidive

Wurde der Tumor im Gesunden entfernt und die Vollständigkeit der Entfernung durch Präparatradiographie, histopathologische Untersuchung und postoperative Mammographie dokumentiert, so ist ein In-Brust-Rezidiv in den ersten 12–18 Monaten ungewöhnlich (Heywang-Köbrunner u. Schreer 1996).

In unserem eigenen Krankengut ist das In-Brust-Rezidiv nach BET in den ersten 3 posttherapeutischen Jahren eine Rarität. Wenn das Rezidiv klinisch und/oder durch Bildgebung nachgewiesen wurde, ist ein komplettes Restaging unumgänglich, um eine Generalisierung auszuschließen.

Bei fehlender Metastasierung kann ohne Prognoseverschlechterung allein chirurgisch vorgegangen werden:

- einfache Mastektomie nach vorausgegangener BET;
- nach länger zurückliegender Primärtherapie und kleinem Tumor evtl. nochmals brusterhaltende Therapie möglich;
- nach primärer Mastektomie lokale Tumorexzision im Gesunden und lokale Nachbestrahlung mit einer Dosis von ca. 50 Gy.

Eine systemische Therapie bringt hierbei keinen Vorteil.

1.2 Regionäre Lymphknoten

Die bereits in Kap. 1.1 angesprochene Lymphknotenproblematik erfordert eine zusammenfassende Darstellung, da sie eine hohe Wertigkeit aufweist und kontrovers diskutiert wird.

Anders als ursprünglich angenommen, ist die lymphogene Ausbreitung des Mammakarzinoms ein Indikator für eine generalisierte, systemische Tumorausbreitung und nicht Ausdruck des lokalen oder zentrifugalen Tumorwachstums. Erneute Tumormanifestationen, Behandlungsversagen und Überlebensraten stehen in direktem Zusammenhang mit dem axillären Lymphknotenstatus. Dabei ist die Zahl der positiven Lymphknoten (LK) wichtiger als ihr Level in der Axilla oder die Gesamtzahl der bei der Axilladissektion gefundenen LK. Prognostisch ist natürlich ein Befall des Levels III im Apex der Axilla ungünstiger als des Levels I.

Bei der pathologisch-anatomischen Begutachtung der entfernten LK können zu 9–33% okkulte und Mikrometastasen unentdeckt bleiben (Perez-Mesa 1995). Daher sollte der Kliniker den Befund des Pathologen kritisch einordnen können, wenn er die systemische Therapie ausschließlich hiervon abhängig macht.

Axilläre Lymphknoten

Lymphknoten erster Ordnung befinden sich am lateralen Pektoralisrand, in der Axilla, infraklavikulär und parasternal entlang der Mammaria-interna-Gefäße.

Da der konventionellen Diagnostik bisher nur die Axilla gut zugänglich ist, wird ein Lymphknotenbefall meist mit einem Axillabefall gleichgesetzt. Leider werden auch von erfahrenen Ärzten bei der klinischen Untersuchung der Axilla in etwa einem Drittel der Fälle sowohl falsch-positive als auch falsch-negative Befunde erhoben.

Die sonographische Axilladiagnostik ist in der erforderlichen Qualität noch nicht allgemein verfügbar, und es fehlen zusätzlich prospektive Studien. Die generelle Axilladissektion als gegenwärtiger Goldstandard kann nur in Frage gestellt werden, wenn

- sich keine systemischen therapeutischen Konsequenzen aus dem histopathologischen Befund im konkreten Fall ergeben (ältere Patientinnen),
- die adjuvante systemische Therapie unabhängig vom axillären Status indiziert ist (z. B. bei Tumorzellen im Knochenmark),
- bildgebende Verfahren mit hinreichender Sicherheit zumindest makroskopischen Tumorbefall anzeigen.

Die Strahlentherapie der Axilla ist eine äquieffektive, schonende und kostengünstige Alternative zur Operation (Dunst 1995). Da bei rund 50% der invasiven Karzinome positive LK in der Axilla gefunden werden, ist – unabhängig von der primär wichtigen diagnostisch-prognostischen Analyse der Axilla – eine Tumortherapie der Axilla obligat.

Rotter-Lymphknoten

Die interpektoralen LK liegen entlang der thorakoakromialen Gefäße zwischen den Mm. pectoralis major und minor. Bei tumorfreien axillären LK sind sie selten (0,5%) betroffen und haben wahrscheinlich keine eigenständige prognostische Bedeutung. Diese LK-Gruppe wird daher nur bei der radikalen Mastektomie mit entfernt.

Parasternale Lymphknoten

Aktuelle Angaben über die Inzidenz des parasternalen LK-Befalls sind nicht vefügbar, da entsprechende operative Serien mit systematischer Dissektion Jahrzehnte zurückliegen.

Entsprechend der anatomischen Situation ergibt sich mutatis mutandis die Parallele zur Axilla: Bei der häufigsten (50%) Lokalisation des Mammakarzinoms im oberen äußeren Quadranten ist die bevorzugte Lymphknotenstation erster Ordnung die Axilla. Bei der seltenen (6%) Lokalisation im unteren inneren Quadranten, die auch die schlechteste Prognose aufweist, ist der Lymphabfluß mehr parasternal zu suchen. Bei den übrigen Lokalisationen unten außen, oben innen und zentral (jeweils 12–16%) ist je nach der Charakteristik des Primärtumors ein im Einzelfall nicht sicher vorhersagbares Befallsmuster möglich. Bei mediozentralem Tumorsitz und ab 4 axillären LK-Metastasen ist in 50–70% der Fälle mit einem parasternalen Befall zu rechnen (Bässler 1983). Ein okkulter Befall ist wahrscheinlich wesentlich häufiger.

Die parasternale LK-Problematik wird unterschätzt, weil zum einen allein die axillären LK als Prognoseparameter evaluiert sind, zum anderen sich nur selten parasternale Lymphknotenrezidive finden und nicht zuletzt, weil eine bildgebende Diagnostik noch nicht verfügbar ist. Die operative oder radiotherapeutische Behandlung der parasternalen LK bringt jedoch einen Überlebensvorteil (Dunst 1995). Dabei werden die LK im 1.–3. ICR ipsilateral mit modernen Techniken bestrahlt, um eine Sanierung der LK zu gewährleisten und die Strahlenbelastung des Herzens zu minimieren. Für den Einschluß der kontralateralen parasternalen LK gibt es keine klinischen Belege, allenfalls Argumente für eine Verbindung zwischen beiden Seiten.

Die Indikation zur parasternalen Bestrahlung sollte der Strahlentherapeut individuell nach Konsultation mit dem Operateur und dem Pathologen stellen.

1.3 Fernmetastasen

Metastasierende Mammakarzinome sind inkurabel, der Median der Lebenserwartung ist kleiner als 2 Jahre. Unter dieser Prämisse sind aggressive, die Lebensqualität reduzierende Chemotherapien nur in Sonderfällen akzeptabel. Bei Patientinnen, deren Malignome hormonsensibel sind, sollte bei fehlender High-risk-Metastasierung, insbesondere in der Postmenopause, mit einer Hormontherapie begonnen werden.

1.3.1
Lymphogene Fernmetastasierung

Im Vergleich zu den nodal positiven Mammakarzinomen besteht bei der lymphogenen Metastasierung eine systemische Ausbreitung über die regionären Lymphstationen hinaus.

Bei ausgedehnter axillärer oder meist nicht nachweisbarer retrosternaler Metastasierung wird die Supra(Infra-)klavikularregion als nächste Station erfaßt. Eine okkulte Mikrometastasierung stellt dabei als Mindestbefund den Übergang zur lymphogenen Metastasierung dar. Auf einen Befall der Supraklavikularregion wird im Rahmen des primären Staging geschlossen. Die therapeutische Einbeziehung dieser Region erfolgt dann auch im Rahmen der adjuvanten Radiotherapie. Rezidive in dieser Region führen zu einer extrem schweren Beeinträchtigung der Lebensqualität.

Die intrathorakale Ausbreitung ist bei 57–77% der Patientinnen mit metastasiertem Mammakarzinom festzustellen und kann sich als pulmonale lymphonoduläre, lymphangische oder pleurale Affektion zeigen (Isaacs 1996). Wegen der unspezifischen Symptome wird die lymphangische Karzinose nur bei 20% der Patientinnen vor ihrem Tod diagnostiziert. Das klinische Erscheinungsbild der pulmonalen Lymphangiosis beinhaltet Dyspnoe, unproduktiven Husten und Hypoxämie sowie evtl. zusätzlich das Auftreten von Fieber, Gewichtsverlust, Zyanose, Tachypnoe und pleuritischen Thoraxschmerzen.

Differentialdiagnostisch müssen infektiöse Ursachen, ein Lungenödem, medikamentöse oder radiogene Schädigungen sowie thrombotische und nichtthrombotische Lungenembolien ausgeschlossen werden. Die Prognose der lymphangischen Karzinose ist mit Überlebenszeiten von weniger als 6 Monaten schlecht (Isaacs 1996). Da es sich um nicht eindeutig meßbare Tumormanifestationen handelt, werden diese Patientinnen von den meisten klinischen Studien ausgeschlossen. In Case reports und Studien mit kleinen Fallzahlen zeigte sich, daß Patientinnen mit lymphangischer Lungenerkrankung, Pleurabefall und diffusen Lebermetastasen eine schlechtere Prognose hatten als jene mit nodulären Lungenmetastasen oder Knochenmetastasen. Von einer Chemotherapie mit CMF oder Vincristin, Doxorubicin und 5-Fluorouracil hatte die erstere Gruppe einen geringeren Benefit als die zweite Gruppe.

1.3.2
Hämatogene Metastasierung

Skelett, Leber und Lunge sind die bevorzugten Metastasenlokalisationen.

Skelettmetastasen

Knochenmetastasen können völlig asymptomatisch sein oder sich auch akut vital bedrohlich manifestieren (Wirbelkörperfrakturen), da sie vorwiegend osteolytischen Charakter haben, seltener osteolytisch-osteoblastisch oder rein osteoblastisch sind. Betroffen sind vorwiegend das Becken, die Lenden- und die Brustwirbelsäule, gefolgt von den Rippen, den langen Röhrenknochen und der Halswirbelsäule. Neben der systemischen Therapie mit Bisphosphonaten zur Osteoklastenhemmung und verschiedenen Chemotherapien bringt lokal die symptomatische Strahlentherapie mit Dosen von 36 Gy einen langfristigen Effekt bezüglich Schmerzen und einer eventuellen Frakturgefahr. Patientinnen mit alleinigen Knochenmetastasen können so noch viele Jahre leben.

Eine nuklearmedizinische Behandlungsmöglichkeit ist die palliative Schmerztherapie mit ^{89}Sr oder ^{186}Re, das infolge des erhöhten Knochenstoffwechsels von Metastasen stärker aufgenommen wird als von normalem Knochengewebe.

Eine Knochenmarkkarzinose zeigt sich durch das alleinige Symptom der Anämie. Zur Differenzierung anderer Ursachen für eine Anämie ist eine Knochenmarkbiopsie notwendig, durch die bei 30–60% der Patientinnen mit metastasiertem Mammakarzinom eine Knochenmarkbeteiligung nachgewiesen werden kann. Die endokrine Therapie (bei rezeptorpositiven Tumoren) und die Chemotherapie sind palliativ wirksam.

Lebermetastasen

Lebermetastasen sind lange symptomfrei und werden meist durch Zufall im Rahmen eines Restaging entdeckt. Eine chirurgische Resektion ist selten möglich und bringt der Patientin in der Regel keinen Nutzen. Auch hier sollte man sich an die Prinzipien der Palliation halten, d. h. die geplante Therapie darf keine größere Beeinträchtigung der Lebensqualität bringen als die Symptomatik durch den Tumor selbst.

Lungenmetastasen

Lungenherde, die zu 80% Adenokarzinome sind, können grundsätzlich auch primäre pulmonale Malignome sein. Eine Tumorresektion kann nach histologischer Klärung mitunter auch videothorakoskopisch erfolgen. Systemische Therapien wirken nur kurzzeitig palliativ und lindern evtl. die pulmonale Symptomatik.

Hirnmetastasen

Hirnmetastasen finden sich bei über 20% der Autopsien von an Mammakarzinomen erkrankten Patientinnen (Glass u. Foley 1996). Die Häufigkeit von Hirnmetastasen wird in klinischen Studien unterschiedlich mit 6–40% angegeben.

Diese prognostisch fatale Lokalisation zeigt sich vor allem bei fortgeschrittenen Krankheitsstadien und jüngeren Frauen bis 5 Jahre nach der Menopause. Bei heftigen Cephalalgien, Bewußtseinsstörungen, neurologischen Ausfällen und Anfällen muß nach Sicherung durch Computertomographie

(CT) oder Magnetresonanztomographie (MRT) notfallmäßig der Hirndruck entlastet werden (Mannitol-Infusion, Kortikoide, Antikonvulsiva), bevor mit einer Ganzhirnbestrahlung bis 40 Gy begonnen wird. Eine stereotaktische Bestrahlung oder chirurgische Therapie sind bei isolierten kleinen Herden nur selten möglich.

Tabelle 1.7 (Bastert u. Costa 1996) faßt die Therapiemöglichkeiten bei den unterschiedlichen Metastasenlokalisationen zusammen. Insgesamt ist die Effizienz der Nachsorge, gemessen an den sekundären Therapiemaßnahmen, für die Betroffenen leider sehr viel geringer als erwartet. Doch stellen diese Sekundärtherapien im komplexen Betreuungskonzept nur einen Teil des Follow-up dar.

1.4 Problematik aus Sicht des Klinikers

Trotz aller Fortschritte in den letzten 3 Jahrzehnten kann die gegenwärtige Situation bei der primären, sekundären und tertiären Prävention des Mammakarzinoms nicht befriedigen. Zur Zeit leben in Deutschland etwa 350 000 Frauen mit der Diagnose Brustkrebs.

Bei solch einer Massenerkrankung stehen neben der noch nicht realen Ausschaltung von Risikofaktoren vor allem allgemein akzeptable Methoden der Früherkennung im Vordergrund. Der gegenwärtige Goldstandard, die Mammographie, ist aber nicht unbedingt die Methode der Zukunft. Auch befriedigt die derzeitige Standardoperation mit diagnostischer Tumorexstirpation und axillärer Lymphonodektomie nicht, obwohl dieses organerhaltende Verfahren einen großen Fortschritt gegenüber der früheren radikalen Mastektomie darstellt. Nur durch die axilläre Lymphonodektomie mit einer operativen Komplikationsrate von bis zu 19% (insbesondere Lymphödeme) ist es möglich, den Lymphknotenbefall als derzeit wichtigsten prognostischen Faktor für die Gefahr einer Generalisierung festzustellen (Bastert et al. 1996).

Der Lymphknotenstatus als Disseminationsmarker kann in Zukunft evtl. durch den Tumorzellnachweis im Knochenmark oder durch neue bildgebende Verfahren ersetzt werden. Präoperativ sollte so bereits das mögliche Tumorstadium verifiziert und die unverzichtbare multimodale Therapie unter Beteiligung verschiedener Fachdisziplinen geplant werden können.

Nachdem sich zum Zeitpunkt der Primärdiagnose bereits bis zu 70% aller Mammakarzinome durch okkulte Mikrometastasen im Stadium der Generalisation befinden, ist für die betroffenen Patientinnen die übliche lokoregionale Therapie nicht erfolgversprechend. Andererseits bedarf die systemische Therapie einer Indikation, wenn der Nutzen durch prospektive randomisierte Studien nicht bereits bekannt ist.

Der Wunsch des Klinikers bei der Primärdiagnose ist daher:

- Charakteristik des Primärherdes mit Größe, Lokalisation und Dignität,
- Nachweis bzw. Ausschluß eines Befalls der regionären Lymphstationen mit möglichst hoher Sensitivität,

Tabelle 1.7. Therapie des metastasierenden Mammakarzinoms nach Manifestation der Metastasierung. (Nach Bastert u. Costa 1996)

Manifestation der Metastasierung	Inzidenz [%]	Lokale Therapie	Systemische Therapie	Supportive Therapie
Gehirn	16–23	Bestrahlung (bei solitären Metastasen: Operation erwägen)	Chemotherapie	Dexamethason Antikonvulsiva
Meningeosis carcinomatosa	8–10	Bestrahlung (Ganzhirn bzw. symptomatisches Segment des Rückenmarks	Chemotherapie intraventrikulär oder intrathekal	Dexamethason (ausschleichend)
Rückenmark (Kompression)	5–10	Bestrahlung Laminektomie		Dexamethason (ausschleichend)
Retrobulbär/ okulär	40–70	Bestrahlung		
Pathologische Frakturen	11	Operation (Prothesen, Platten)	Biphosphonate	
Plexus brachialis	3	Bestrahlung	Chemotherapie	
Maligne Ergüsse	50			
Pleura		Pleurodese (sklerosierende Agentien: Bleomycin, Tetracycline, Talkum Corynebacterium parvum)		
Aszites		Intraperitoneale sklerosierende Agentien (Bleomycin, TNF), peritoneovenöse Shunts	Chemotherapie	Diuretika (Spironolacton)
Perikard		Perikardiocentese (Tetracyclin) oder Perikardiotomie		
Leber	60–70	Intraarterielle Chemotherapie (A. hepatica) evtl. Bestrahlung (nach Versagen der Chemotherapie)	Chemotherapie	
Hyperkalzämie	10–15		Biphosphonate i. v. Furosemid + NaCl-Infusion Phosphate (p. o.) Calcitonin	
Knochenmark (Myelophthisis)	12–50		Tamoxifen GnRH-Agonisten (?) Overektomie Chemotherapie	G-CSF Transfusion Thrombozytenkonzentrate

- Kontrolle der Organsysteme mit bevorzugter Metastasierung zum primären Ausschluß einer Metastasierung und zur Erstellung eines Basisbefundes für das Follow-up.

Eine verläßliche bildgebende Diagnostik könnte so den für die Patientin belastenden und folgenreichen operativen Eingriff ähnlich reduzieren, wie dies beim Übergang von der generellen Ablatio mammae zur brusterhaltenden Therapie vor 30 Jahren bereits möglich war. Auch zur frühzeitigen Beurteilung des Tumorresponse und zum Therapiemonitoring im Rahmen einer primären (neoadjuvanten) Chemotherapie ist es wünschenswert, ein verläßliches bildgebendes Verfahren zur Verfügung zu haben.

Bei der Nachsorge symptomfreier Patientinnen bringen die klassischen bildgebenden Verfahren der Betroffenen keinen Benefit. Eine Ausnahme sind die Mammographie und ggf. die Mammasonographie. Andererseits ist es für den Nachsorgearzt unbefriedigend, das Auftreten von Symptomen abzuwarten. Bei frühzeitiger Entdeckung spezieller Lokalisationen könnte im Hinblick auf kurative Ansätze die Erfahrung, daß ein metastasiertes Mammakarzinom unheilbar ist, vielleicht relativiert werden.

Kapitel 2

Radiologische Diagnostik 2

M. Kessler und A. Stäbler

2.1 Primärtumor und Tumorrezidiv

M. KESSLER

2.1.1 Mammographie

Indikationen

Indikationen zur Mammographie sind die Diagnostik bei klinisch symptomatischen Frauen und die Vorsorge (Screening) bei klinisch asymptomatischen Frauen zur Früherkennung des Mammakarzinoms. Nach der klinischen Inspektion und Palpation ist als Basisuntersuchung bei tastbarem Tumor, Hauteinziehung, Sekretion etc. zur Diagnostik des Mammakarzinoms grundsätzlich eine Mammographie indiziert. Eine Ausnahme bilden Frauen unter 30 Jahren mit klinischem Befund, der sonographisch abgeklärt werden kann. Auch bei jungen Frauen wird aber die mammographische Dokumentation beider Mammae im Seitenvergleich in einer Ebene (Schrägaufnahmen) empfohlen, z. B. um Mikroverkalkungen und damit ein Karzinom auszuschließen.

Im Rahmen der Vorsorge wird zur Früherkennung des Mammakarzinoms eine Basisuntersuchung um das 35. Lebensjahr empfohlen. Verlaufskontrollen sollten ab dem 40. Lebensjahr in 2jährigen, bei Risikopatientinnen bzw. ab dem 50. Lebensjahr in einjährigen Abständen erfolgen. Risikopatientinnen sind Frauen, die an einer Brust am Mammakarzinom erkrankt sind, bei denen histologisch eine atypische proliferierende Mastopathie gesichert wurde und bei denen eine positive Familienanamnese bekannt ist (weibliche Angehörige in direkter Linie: Mutter, Schwester).

In der Nachsorge nach einer brusterhaltenden Therapie ist in den ersten 2 Jahren nach Therapieabschluß die halbjährliche mammographische Verlaufsbeurteilung der erkrankten Brust indiziert, um Rezidive frühzeitig zu erkennen.

Technik

Voraussetzungen zur Durchführung einer Mammographie sind ein speziell für die Mammographie konzipiertes Röntgengerät sowie die Verwendung geeigneter Film-Folien-Systeme.

Röntgengerät, Röntgenröhre

Aufgrund der geringen Absorptionsunterschiede in der Brust sind für die Mammographie nur Röntgenanoden geeignet, die eine energiearme weiche Strahlung (25–32 kV) emittieren, so daß ein hoher Kontrast erzielt wird. Abgesehen von den früher ausschließlich verwendeten Molybdänanoden werden inzwischen auch Wolfram- und Rhodiumanoden, zumeist als Doppelanoden (Molybdän/Wolfram; Molybdän/Rhodium), eingesetzt. Bei niedriger Spannung und entsprechender Filterung der Strahlung mit Molybdän- bzw. Rhodiumfiltern ist eine Anpassung des Strahlenspektrums an die Dicke und Dichte der Brust und damit eine Optimierung des Kontrasts möglich (sog. selektive Filtertechnik).

Zur Erzielung einer hohen Auflösung und damit einer optimalen Detailerkennbarkeit ist für den Fokus eine Kantenabmessung von <0,4 bei Übersichtsaufnahmen und <0,1 bei Vergrößerungsaufnahmen vorgeschrieben. Gefordert wird eine Auflösung von 14–18 Linienpaaren/mm. Neben der geometrischen Unschärfe, die durch die Fokusgröße und den Fokus-Film-Abstand (>60 cm) vorgegeben ist, ist die Auflösung zusätzlich abhängig von der Bewegungsunschärfe des aufzunehmenden Objekts (s. Kompression).

Die Exposition der Aufnahmen erfolgt über eine Belichtungsautomatik: Mit Hilfe einer Meßkammer werden entsprechend der Dicke und Dichte der Brust die optimale Spannung, das Anodenmaterial und die Filterung automatisch gewählt. Die Belichtungszeit und damit die erforderliche Strahlendosis wird auf eine mittlere optische Filmdichte von 1,2–1,6 eingestellt. Ausschlaggebend für eine optimale Belichtung ist deshalb die sorgfältige Positionierung der Meßkammer. Unter besonderen Voraussetzungen (z. B. Silikonplastik) können die Aufnahmeparameter frei gewählt werden.

Zur Eliminierung der in der Brust entstehenden, kontrastmindernden Streustrahlung wird bei Übersichtsaufnahmen ein bewegtes Streustrahlenraster verwendet. Wegen des erhöhten Objekt-Film-Abstands („air gap") und der engen Einblendung des Nutzstrahlenbündels wird bei Vergrößerungsaufnahmen auf das Raster verzichtet.

Film-Folien-System

Zur Bildaufzeichnung werden hochauflösende Film-Folien-Kombinationen verwendet. Für Folien ist die Empfindlichkeitsklasse 12 vorgeschrieben. Die Emulsion der einseitig beschichteten Filme bestimmt ihre Gradationskurve, die ein Maß für den darstellbaren Objekt- und Kontrastumfang ist. Beide beeinflussen sich wechselseitig. Ein hoher Kontrastumfang hat einen geringen Objektumfang zur Folge und umgekehrt, d. h. bei hohem Kontrastumfang werden besonders transparente Areale (Fettgewebe) und sehr dichte Areale (Tumoren) schlechter abgebildet als bei geringerem Kontrastumfang.

Die Filmverarbeitung beeinflußt entscheidend die Qualität des Mammogramms. Die Zusammensetzung der Entwickler- und Fixierlösung, die Entwicklungszeit und -temperatur müssen optimal aufeinander abgestimmt werden. Neben der regelmäßigen Abnahmeprüfung des Gerätes sind daher im Rahmen der vom Gesetzgeber vorgeschriebenen Qualitätskontrollen der Kontrast, die Empfindlichkeit und der Grundschleier des Systems täglich zu überprüfen.

Einstelltechnik

Standard ist die Abbildung einer Brust in 2 Ebenen, im kraniokaudalen und im schrägen (mediolateral oblique 30–60°) Strahlengang. Die mediolaterale Ebene

(90°) wurde zugunsten der Schrägaufnahme verlassen, da mit letzterer die brustwandnahen Strukturen und der axilläre Drüsenausläufer besser zu erfassen sind. Als Zusatzaufnahme sind zur Abklärung eines klinisch bzw. mammographisch auffälligen Befundes folgende weitere Projektionen möglich:

- mediolateral 90°, z. B. vor Lokalisation,
- lateromedial bzw. lateromedial oblique, z. B. bei Befund in den medialen Quadranten,
- exzentrisch außen/innen gedrehte kraniokaudale Aufnahme, z. B. bei Läsion im äußeren lateralen Drüsenausläufer bzw. brustwandnaher Läsion medial,
- „cleavage view“ z. B. bei brustwandnaher medialer Läsion,
- tangentiale Aufnahme, z. B. bei subkutaner Läsion,
- Kompressionsaufnahme, z. B. Summationseffekt.

Beim Nachweis von Verkalkungen empfiehlt sich die zusätzliche Vergrößerung (Faktor ~1,7) durch einen Mikrofokus (≤0,1) bei vergrößertem Objekt-Film-Abstand.

Für die Durchführung sämtlicher Aufnahmen ist eine ausreichende Kompression der Brust erforderlich, die als unangenehm bzw. schmerzhaft empfunden wird. Die Kompression wird von den Frauen besser toleriert, wenn eine ausführliche Aufklärung darüber erfolgt, daß sich durch diesen Kompressionsdruck

- Bewegungsunschärfen reduzieren und damit eine bessere Detailerkennbarkeit (z. B. von Mikrokalk) erzielt wird,
- der Kontrast vergrößert und daher in dichtem Drüsengewebe kleinere pathologische Läsionen früher nachweisbar sind,
- die resultierende Strahlendosis bei Kompression der Brust von 6 auf 5 cm um die Hälfte reduziert.

Strahlenbelastung

Laut Röntgenverordnung darf bei einer durchschnittlichen Brust mit einer Kompressionsdicke von 6 cm in Filmebene die Dosis von 350 μGy nicht überschritten werden. Bei einer Mammographie in 2 Ebenen wird durchschnittlich eine mittlere Parenchymdosis von 2,5 mGy/Brust appliziert. Gegenüber den in den 70er Jahren verwendeten hochauflösenden folienlosen Materialprüffilmen wurde die Dosisbelastung damit um einen Faktor von mehr als 10 verringert.

Die Strahlensensibilität des Drüsenparenchyms ist altersabhängig und wird mit zunehmender Involution geringer. Sie ist bei jungen Frauen größer als bei Frauen über 40 Jahre. Wird dies berücksichtigt und dem gegenübergestellt, daß etwa jede 10. Frau im Laufe ihres Lebens an einem Mammakarzinom erkrankt, so erhöht sich bei jährlicher mammographischer Untersuchung ab dem 40. Lebensjahr das Risiko, am Mammakarzinom zu erkranken, durch die Strahlenbelastung von 10% auf 10,02%, d. h. 100.000 zu erwartenden Karzinomen stehen 200 zusätzliche gegenüber. Diesem Risiko steht eine Reduktion der Mortalität des Mammakarzinoms von mindestens

30% gegenüber. Neuere Untersuchungen belegen, daß dies durch die Qualitätsverbesserung der Mammographie auch für Frauen unter 50 Jahren gilt.

Diagnostik

Normalbefund

Im Mammogramm sind im wesentlichen Binde- und Fettgewebe zu unterscheiden. Drüsenparenchym und Milchgänge sind in der Regel vom umgebenden Bindegewebe nicht zu differenzieren. Der Bindegewebsgehalt bestimmt dabei generell die röntgenologische Dichte der Brust. Er ist abhängig vom Alter und Hormonstatus der Frau. Bei der jungen, geschlechtsreifen Frau ist er am größten, so daß ihre Brust wenig strahlentransparent und nur eingeschränkt mammographisch beurteilbar ist. Mit zunehmendem Alter der Frau tritt eine Fettgewebsinvolution des Drüsenkörpers ein; die Mamma ist strahlentransparent, und pathologische Prozesse sind frühzeitig abzugrenzen. Neben hormonabhängigen, intraindividuellen Schwankungen der Dichte (Menarche bis Menopause, Menstruation) bestehen zusätzlich erhebliche interindividuelle und konstitutionelle Unterschiede in der Größe und Dichte der Brust.

Der bindegewebige Stützapparat des Drüsenparenchyms, das Corpus fibrosum, durchzieht in feinen Septen bogenförmig die Brust und ist mit den Cooper-Ligamenten in der Kutis verankert. Das im Bindegewebe eingebettete Drüsenparenchym stellt sich als gleichmäßig dichte, flächige Verschattungen dar. Je nach Alter der Frau und Größe der Brust ist es von ovalären, strahlentransparenten Fettlobuli durchsetzt. Der Seitenvergleich beider Mammae zeigt zumeist eine Symmetrie in der Anordnung von strahlendichtem Drüsen- und strahlentransparentem Fettgewebe, die Altersinvolution kann jedoch gelegentlich asymmetrisch erfolgen. Kutis und Mamille sind aufgrund der aufnahmetechnischen Besonderheiten bei röntgendichten Mammae meist nur unter dem Grellicht erkennbar. Sie bilden sich als gleichmäßig scharfe Konturen ab. Gefäße durchziehen die Brust als bandförmige Strukturen, Venen breiter als Arterien. Letztere weisen mehr Verzweigungen und, unabhängig vom Alter, häufig eine bandförmige Arteriosklerose auf (Abb. 2.1).

Mastopathie

Abgesehen von den altersphysiologischen Veränderungen treten bei etwa 70% aller Frauen ab dem 30. Lebensjahr zunehmend regressive und proliferative Umbauvorgänge am Drüsenkörper auf. Beide können unabhängig voneinander oder gemeinsam, herdförmig oder diffus, ein- oder beidseitig vorkommen, so daß mammographisch ein außerordentlich vielfältiges und damit teilweise schwer interpretierbares Röntgenbild resultiert.

Abb. 2.1 a–c. Normaler Drüsenkörper. **a** Dichter bindegewebs- und parenchymreicher jugendlicher Drüsenkörper; **b** partiell aufgelockerter Drüsenkörper mit retromamillär noch mäßig dichtem Parenchym; **c** involutierter fettreicher Drüsenkörper in der Menopause

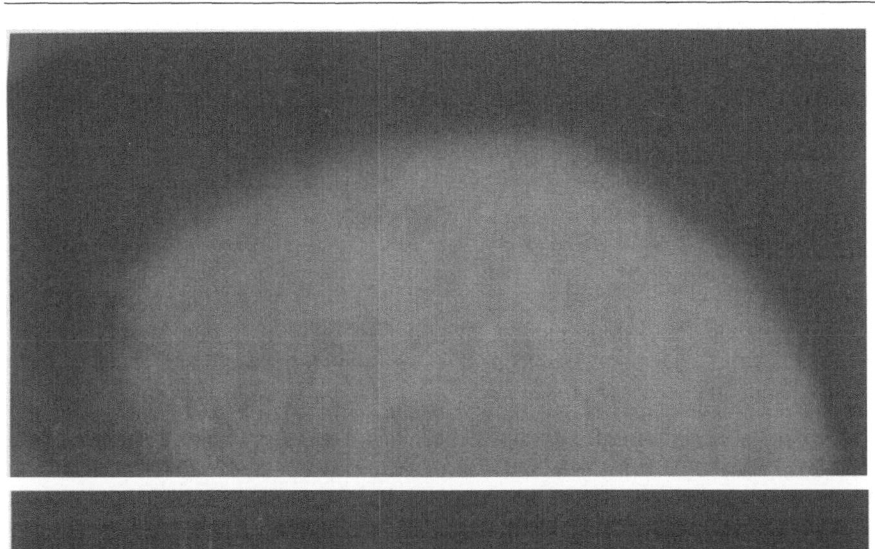
a

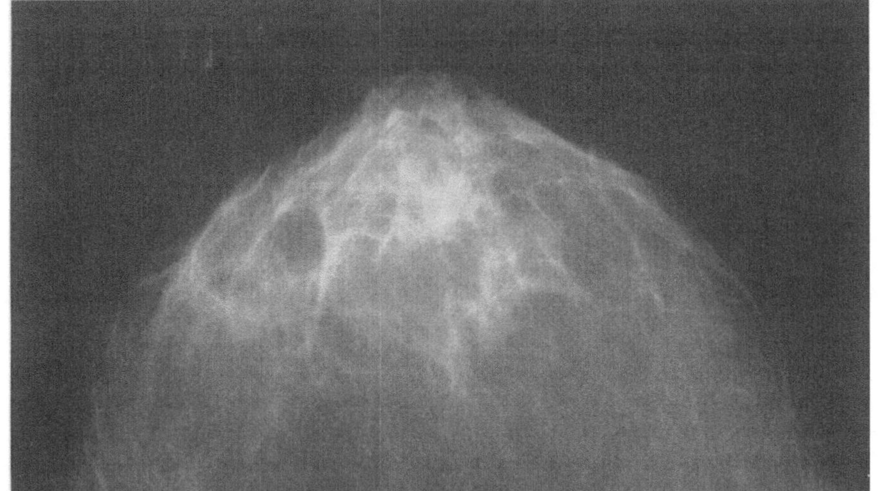
b

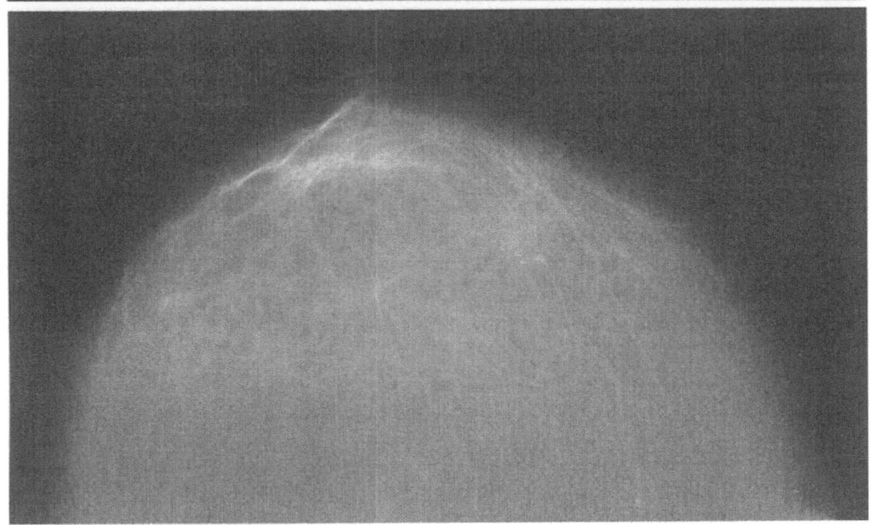
c

Im Röntgenbild nur bedingt zu unterscheiden sind:

- Die überwiegend fibröse Mastopathie mit einer streifigen Zeichnungsvermehrung.
- Die überwiegend zystische Mastopathie mit umschriebener Erweiterung der Milchgänge bzw. der terminalen Endstücke der Drüsenlobuli. Sie führt zu multiplen rundlichen, relativ glattrandigen Verschattungen unterschiedlicher Größe. Neben kleinen, wenige Millimeter großen zystischen Veränderungen können solche von mehreren Zentimetern Durchmesser auftreten.
- Die überwiegend adenomatöse Mastopathie infolge einer Hyperplasie der Drüsenlobuli. Sie äußert sich in einer unscharfen, fleckförmigen Umstrukturierung des Drüsenkörpers.

Abgesehen hiervon gibt es spezielle mastopathische Veränderungen, wie etwa die sklerosierende Adenose, bei der die Myoepithelien der Drüsenläppchen proliferieren und häufig gruppenständige Verkalkungen auftreten.

Verkalkungen kommen jedoch bei allen Formen der Mastopathie vor und erschweren zusätzlich zu den strukturellen Veränderungen des Parenchyms die Differentialdiagnose gegenüber Karzinomen. Für eine mastopathische Genese von Verkalkungen spricht multilokuläres Auftreten in beiden Mammae. Weitere Kriterien für eine benigne Mastopathie sind eine rundliche Form und geringe Dichte der Verkalkungen. Sie sind größer als bei malignen Prozessen. Typisch für eine Mastopathie ist im seitlichen Mammogramm eine halbmondförmige Absinterung von Kalkmilch in Mikrozysten, sog. Teetassen. Es gibt aber eine Vielzahl von Verkalkungen, die nicht eindeutig von denen beim Karzinom zu unterscheiden sind und daher der weiteren bioptischen Abklärung bedürfen.

Unabhängig davon ist eine Beurteilung des Risikos der Mastopathie bezüglich der Karzinomentstehung mammographisch nicht möglich. In etwa 25% der Fälle besteht ein gering erhöhtes, in 5% ein deutlich erhöhtes Risiko einer malignen Entartung. Die Beurteilung des individuellen Risikos setzt jedoch die histologische Untersuchung voraus (Abb. 2.2).

Benigne Tumoren

Zysten

Der häufigste Tumor der Brust ist die Zyste, die solitär oder multipel mit einer Prädilektion im 4. und 5. Lebensdezennium auftritt. Die Größe der Zysten kann mehrere Zentimeter betragen. Mammographisch bilden sich Zysten als rundliche oder ovale, auch polyzyklische Verschattungen ab. Aufgrund des expansiven Wachstums kann ein Aufhellungssaum durch Kompression des benachbarten Fettgewebes resultieren (sog. Halo), andererseits kann benachbartes Drüsengewebe durch Summation eine unscharfe Randkontur vortäuschen. Form und Dichte einer Zyste sind abhängig von ihrem Füllungszustand: Prallgefüllte Zysten sind rund und strahlendicht, während mäßig gefüllte Zysten eher oval und strahlentransparenter sind. Durch die

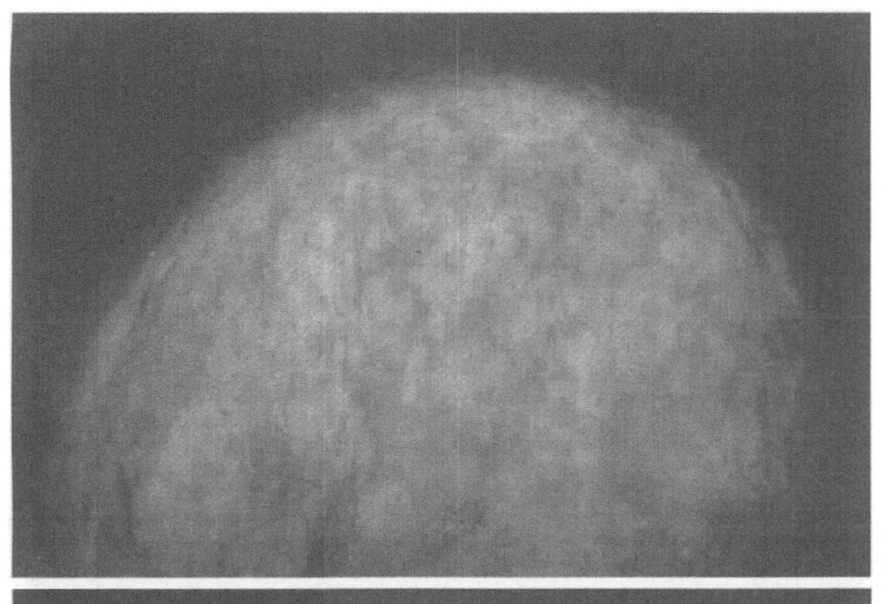

a

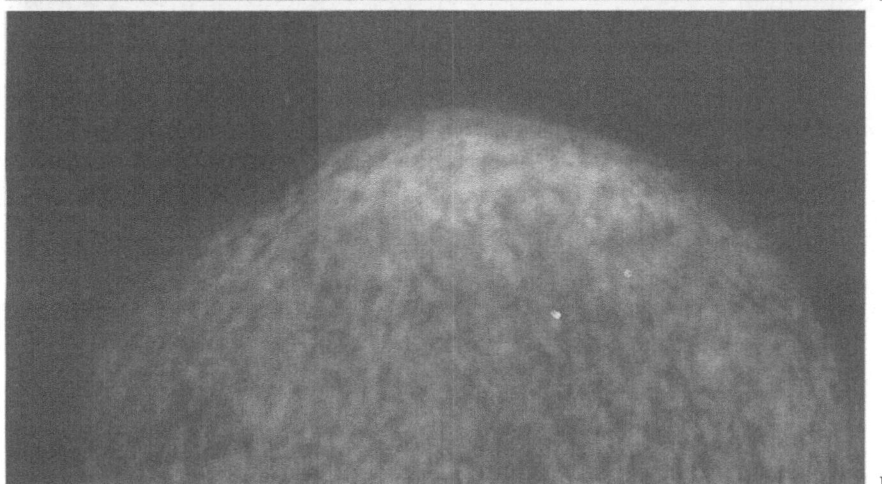

b

Abb. 2.2 a, b. Mastopathie. **a** Grobknotige fibrozystische/adenomatöse Mastopathie, **b** kleinknotige Adenose

Kompression kann bei unvollständig gefüllten Zysten einseitig ein Verdämmern der Verschattung auftreten, so daß eine unscharfe Randkontur vorgetäuscht wird (s. Pneumozystographie, Sonographie) (Abb. 2.3).

Fibroadenome

Der zweithäufigste benigne Tumor ist das Fibroadenom, dessen Prädilektionsalter zwischen 15 und 30 Jahren liegt. Durch die Mammographie werden

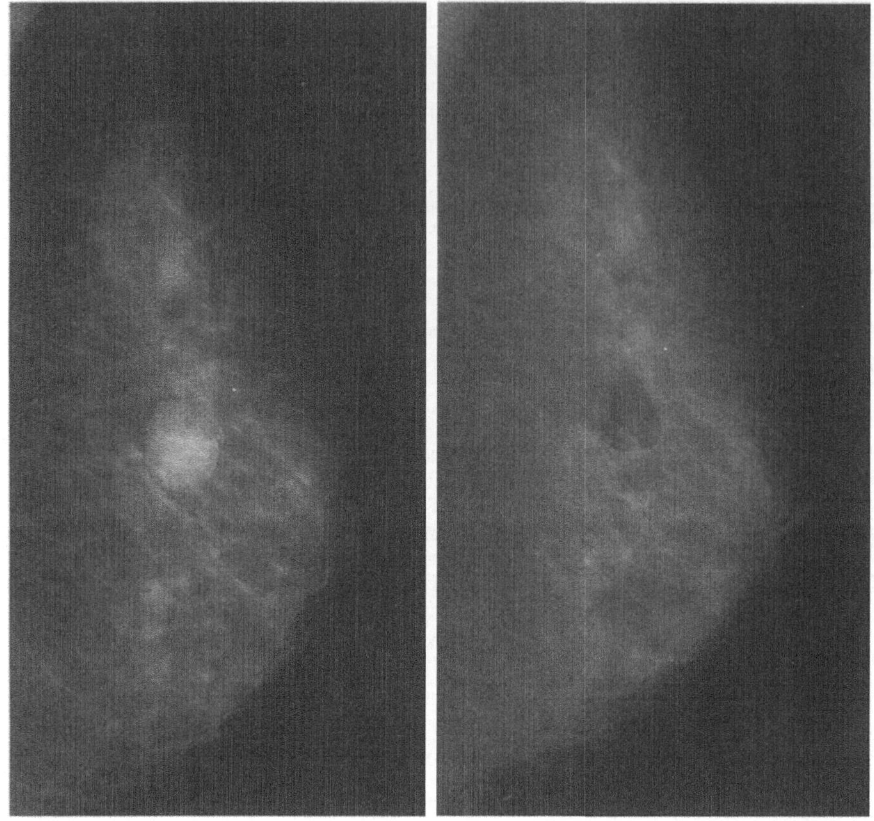

Abb. 2.3 a, b. Mammazyste. a Glatt begrenzte Raumforderung mit Halo retromamillär; b nach Punktion und Pneumozystographie glattrandige Aufhellung

jedoch häufig bei der klinischen Untersuchung bis dahin unbemerkte Fibroadenome als Zufallsbefund auch bei älteren Frauen nachgewiesen.

Fibroadenome sind einem Alterungsprozeß unterworfen. Die zellreichen Fibroadenome junger Frauen sind rundlich oder oval, glatt begrenzt und durch ihr expansives Wachstum von einem Halo umgeben. Durchschnittlich beträgt die Größe 3 cm. Aufgrund ihrer soliden Konsistenz sind sie meist strahlendichter als Zysten. Durch unterschiedliche Wachstumstendenz können sie im weiteren Verlauf eine polyzyklische, gelappte Form annehmen. Schließlich tritt eine zunehmende Fibrosierung bzw. myxoide Degeneration ein. Die Randkontur wird unregelmäßiger, es treten grobschollige popkornartige oder schalenförmige Verkalkungen auf (Abb. 2.4).

Eine *Sonderform* ist das benigne juvenile Riesenfibroadenom, das überwiegend in der Adoleszenz als stark proliferierender, rasch wachsender monströser Tumor auffällt.

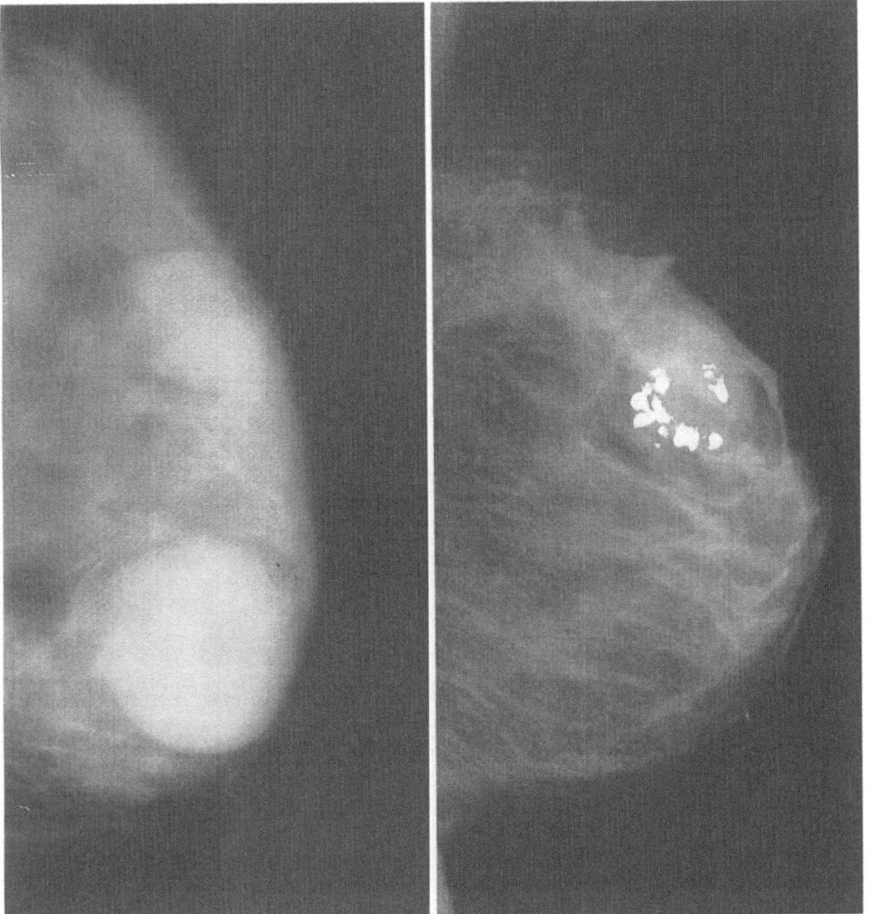

Abb. 2.4 a, b. Fibroadenome. a Zellreiche Fibroadenome, 2 teils glattrandige, teils lobulierte Raumforderungen mit Halo. b Regressiv verändertes, teils unscharf begrenztes Fibroadenom mit grobscholligen Verkalkungen

Papillome

Papillome führen klinisch häufig zu einer Mamillensekretion. Da sie im Nativmammogramm selten zu diagnostizieren sind, muß zu ihrem Nachweis eine Galaktographie durchgeführt werden. Größere Papillome, die sich im Mammogramm abbilden, sind morphologisch von Fibroadenomen nicht zu unterscheiden. Sie können wie diese grobschollige Verkalkungen ausbilden.

Lipome

Echte Lipome der Brust sind selten. Die mammographische Diagnose eines Lipoms setzt einen in seiner Strahlentransparenz mit dem Fettgewebe identischen, ovalären bzw. runden Tumor voraus, der allseits von einer glattrandigen bindegewebigen Kapsel umgeben ist.

Adenofibrolipome (Hamartome)

Adenofibrolipome sind Mischtumoren, die neben Fettgewebe auch Drüsen- und Bindegewebe enthalten. Sie sind von einer glattrandigen Bindegewebskapsel umgeben. Ihre Transparenz ist abhängig von der überwiegenden Gewebekomponente. Dichte und Struktur der abgekapselten Tumoren sind in etwa mit der des benachbarten Parenchyms vergleichbar. Das mammographische Bild ist meist charakteristisch.

Lymphknoten

Intramammäre Lymphknoten sind häufig und bevorzugt im axillären Ausläufer des Drüsenkörpers lokalisiert. Ihre Größe beträgt selten mehr als 1 cm. Aufgrund ihrer bohnenförmigen Konfiguration mit einer Einkerbung am Hilus und einer zentralen lipomatösen Aufhellung bereiten sie selten differentialdiagnostische Schwierigkeiten.

Andere benigne Erkrankungen

Entzündungen, Abszesse

Entzündliche Prozesse (Mastitis, Abszeß) lassen sich, insbesondere wenn sie außerhalb der Gravidität und Laktation auftreten, nur eingeschränkt von inflammatorischen Karzinomen unterscheiden. Differentialdiagnostisch richtungsweisend sind in erster Linie die Anamnese und der klinische Befund. Diskrete Entzündungen haben häufig kein mammographisches Korrelat. Bei ausgeprägteren Entzündungen kann sich im Seitenvergleich eine unscharf begrenzte flächige Asymmetrie ergeben. Die Subkutis zeigt eine verwaschene Zeichnungsvermehrung, die Kutis ist verdickt. Abgekapselte Abszesse können im Mammogramm als rundliche oder polyzyklische Verschattungen nachgewiesen werden, wobei die Randkontur häufig unregelmäßig und mäßig scharf begrenzt ist.

Als *Sonderform* einer abakteriellen Mastitits tritt die Plasmazellmastitis bei einem Sekretstau in den Milchgängen auf. Klinisch können eine blutige Sekretion und eine zunehmende Mamillenretraktion bestehen. Diese äußert sich mammographisch in einer retromamillären, dreiecksförmigen Fibrose. Im übrigen sind die bei der Plasmazellmastitis auftretenden periduktalen, zur Mamille ausgerichteten lanzettförmigen Verkalkungen pathognomonisch. Als Hinweis auf ihre periduktale Lokalisation haben sie häufig eine zentrale Aufhellung.

Tumoren unklarer Dignität

Cystosarcoma phylloides

Das Cystosarcoma phylloides tritt als fibroepithelialer Tumor mit einer Prädilektion um das 40. Lebensjahr auf. Es finden sich Übergänge vom benignen zum semimalignen, lokal rezidivierenden bis zum malignen, metastasierenden Tumor. Die rasch wachsenden Tumoren sind im Mammogramm morphologisch mit dem Fibroadenom identisch. Die Diagnose ist meist wegen der raschen Progredienz und der Größe der Tumoren klinisch zu vermuten. Ob es sich um einen benignen, semimalignen oder malignen Phylloidestumor handelt, ist aber nur histologisch aufgrund der Mitoserate zu unterscheiden.

Maligne Tumoren

Karzinome

Bei der mammographischen Diagnostik des Karzinoms werden primäre und sekundäre Malignitätskriterien beurteilt. Primäre Malignitätskriterien sind der Mikrokalk, der Tumorschatten und die Asymmetrie. Die sekundären Malignitätskriterien wie eine Haut- bzw. Mamillenverdickung oder -retraktion sowie Gefäßerweiterungen sind für die Diagnostik eher von untergeordneter Bedeutung.

90% der mammographisch diagnostizierten In-situ-Karzinome werden aufgrund von Mikroverkalkungen erkannt. Bei den invasiven Karzinomen lassen sich bei etwa 60% Verkalkungen nachweisen. Daher haben Mikroverkalkungen in der mammographischen Karzinomdiagnostik einen hohen Stellenwert. Malignitätsverdächtige Verkalkungen sind verglichen mit denen bei Mastopathie kleiner und von unterschiedlicher Größe, Dichte und Form (polymorph). Sie treten in Gruppen, seltener vereinzelt und flächig angeordnet auf. Charakteristisch für das duktale Komedokarzinom sind sog. Linien- und Astformen, die nekrotisch verkalkten Tumorzellen im Milchgangsystem mit seinen Aufzweigungen entsprechen. Aufgrund des anatomischen Verlaufs ist außerdem eine dreiecksförmige Anordnung der Verkalkungen mit Spitze zur Mamille zu beobachten. Neben amorphen Nekroseverkalkungen kommen bei mikropapillär/kribriformen Karzinomen aber auch granulär strukturierte, intrazelluläre Verkalkungen vor (Abb. 2.5).

Bereits bei In-situ-Karzinomen können Verschattungen auftreten. Sie sind jedoch uncharakteristisch und von der Mastopathie nicht zu differenzieren. Invasive Karzinome bilden je nach der Relation von zellulären Bausteinen und Stroma morphologisch unterschiedliche Tumorformen aus. Diese gibt nur bedingt Hinweise auf das zugrundeliegende histopathologische Substrat. Sternförmig konfigurierte Tumoren mit zentralem Tumorschatten und streifigen Ausläufern sind bei szirrhösen und tubulären Karzinomen zu finden, polyzyklisch, unregelmäßig gelappte Tumoren mit unscharfer Randkontur bzw. feinen Spiculae bei soliden Karzinomen. Selten sind glattrandige, rundliche Tumoren (medulläre, muzinöse und papilläre Karzinome). Am häufigsten ist die flächig unscharf begrenzte Tumorverschattung (duktale und lobuläre Karzinome) (Abb. 2.6).

Der Asymmetrie als Tumorkriterium kommt diagnostisch eine unterschiedliche Bedeutung zu: Einerseits wird die Asymmetrie ohne klinisches Korrelat als nicht malignitätsverdächtig angesehen, andererseits ist sie das am häufigsten fehlinterpretierte Karzinomkriterium.

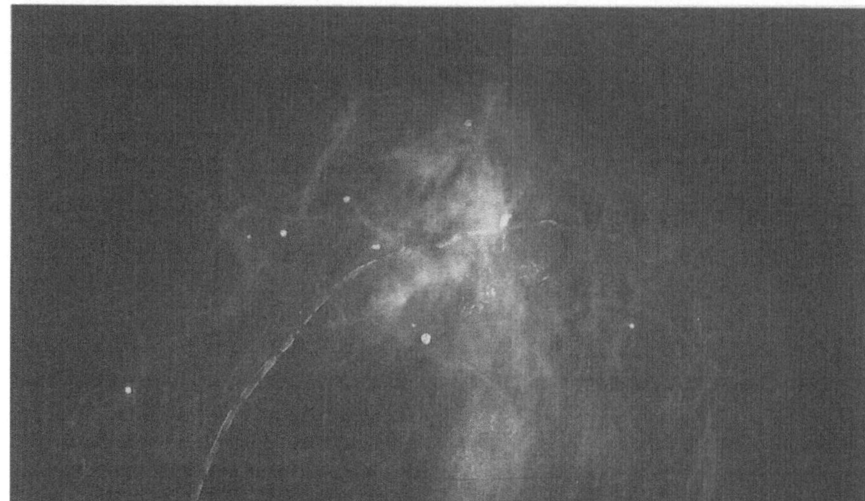

a

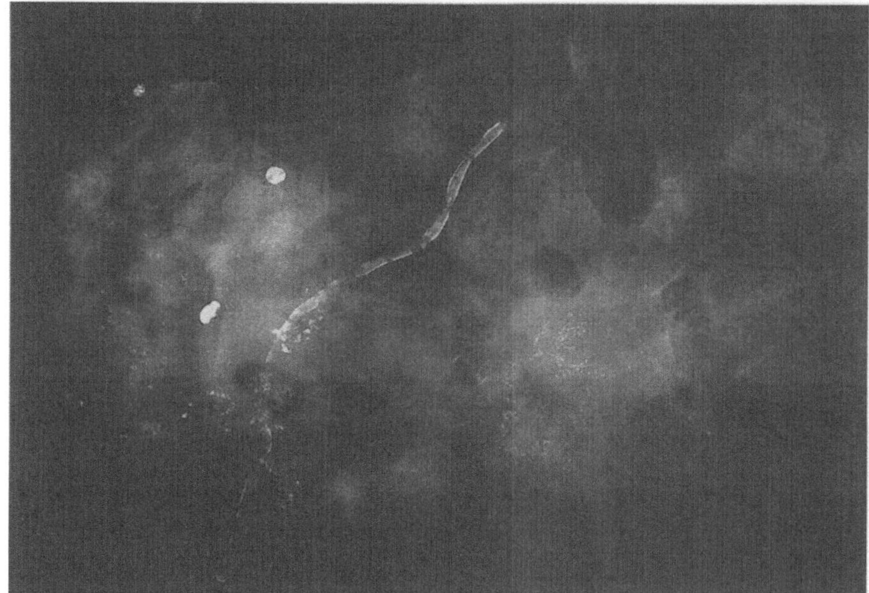

b

Abb. 2.5 a, b. Karzinom. **a** Ausgedehnte gruppenförmig angeordnete polymorphe Verkalkungen bei einem duktal-invasiven Karzinom. **b** Präparatradiographie. Multiple ungleich große, unregelmäßig geformte, teils granuläre, teils linien- und astförmige Verkalkungen. Daneben arteriosklerotische bandförmige sowie liponekrotische rundliche Verkalkungen mit zentraler Aufhellung

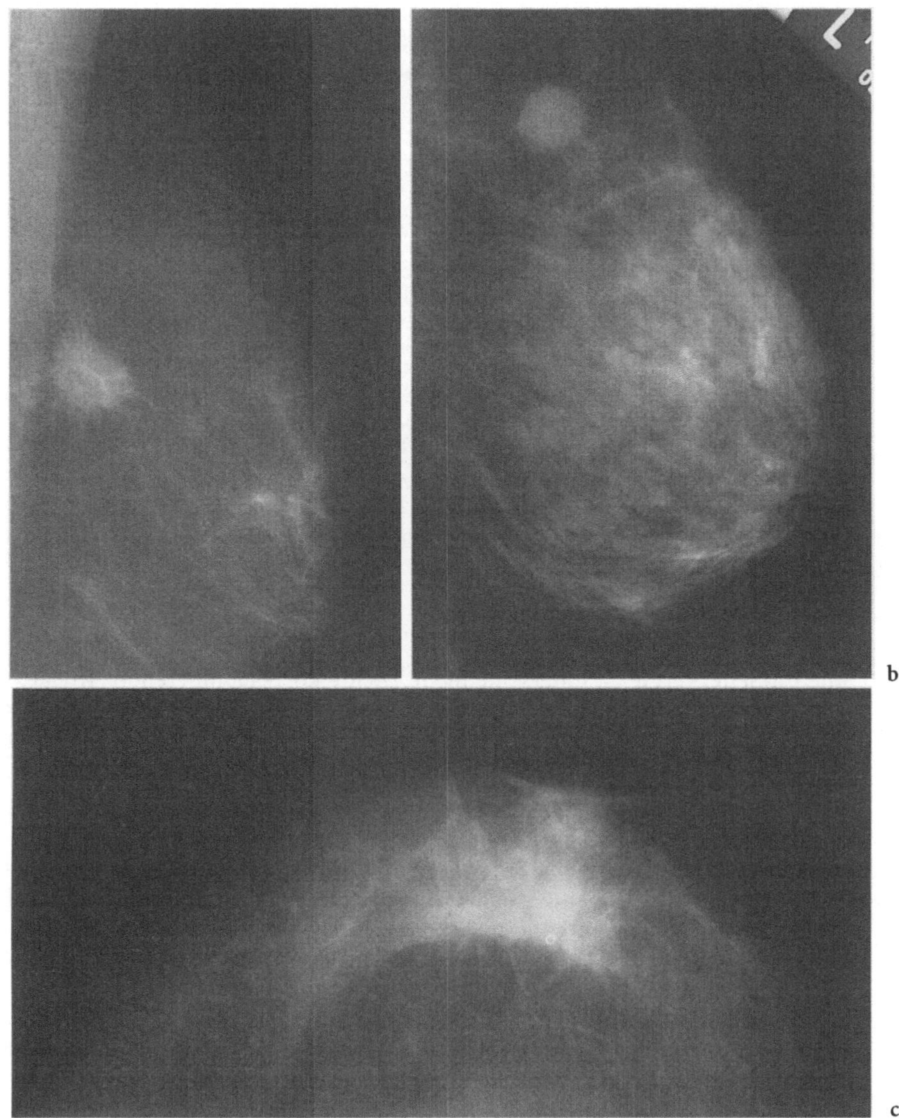

Abb. 2.6 a–d. Karzinome. **a** Sternförmiges szirrhöses Karzinom; **b** rundliches, unscharf begrenztes medulläres Karzinom; **c** flächig invasiv-duktales Karzinom; **d** mehrere unregelmäßige Strukturverdichtungen außen bei einem multifokalen lobulär-invasiven Karzinom, 5.5.36

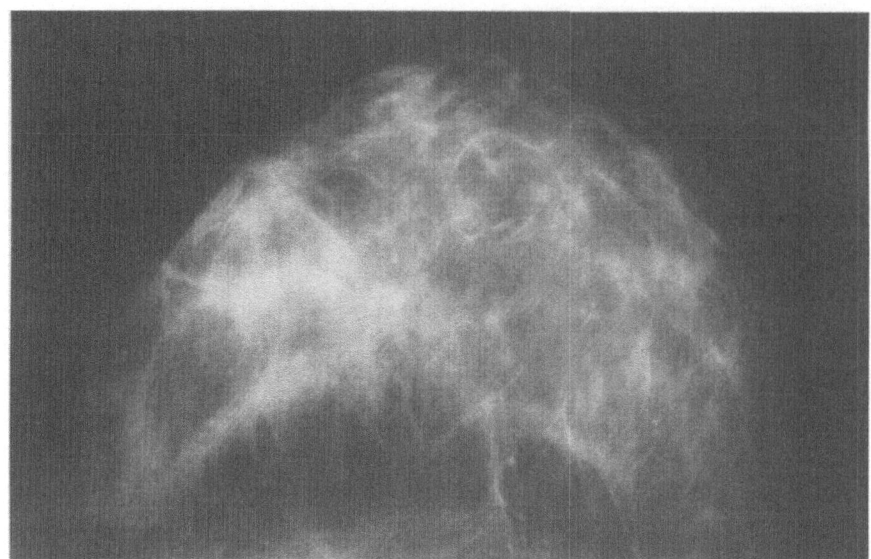

Abb. 2.6 d

Als Asymmetrien sind zu nennen:

- die im Seitenvergleich unterschiedliche Dichte korrespondierender Areale,
- die umschriebene Gangerweiterung und
- die umschriebene Strukturunregelmäßigkeit bzw. -zerstörung.

Abgesehen von selteneren, speziellen histologischen Differenzierungen, z. B. medullären und muzinösen Karzinomen, ist mit über etwa 60% die Mehrzahl der Karzinome duktalen Ursprungs („not otherwise specified"). Etwa 20% der Karzinome entstehen lobulär. Duktale Karzinome treten zu etwa 30% plurifokal, zu 20% bilateral auf, lobuläre Karzinome dagegen zu 80% plurifokal und zu 30% bilateral. Während über 50% der duktal-invasiven Karzinome Mikrokalk aufweisen, ist dies bei lobulären nur zu 5% der Fall. Verkalkungen lobulärer Karzinome sind darüber hinaus häufig rundlich und gleichmäßig groß. Im übrigen neigen lobuläre Karzinome dazu, sich rasenartig, in flachen Zellreihen um die Lobuli und Milchgänge auszubreiten, so daß kein nennenswerter Transparenzunterschied zu beobachten ist. Aus diesem Grund entgehen lobuläre Karzinome häufiger dem Nachweis als duktale Karzinome.

Als spezielle Form ist das inflammatorische Karzinom zu nennen. Entgegen der rasch progredienten Klinik, die der der Mastitis gleicht, ist häufig kein umschriebener Tumorschatten nachzuweisen. Durch Thrombosierung der Lymphbahnen mit Tumorzellen findet sich eine retikuläre Zeichnungsvermehrung des Parenchyms und der Subkutis, die Kutis ist verdickt.

Beim Morbus Paget der Mamille müssen intraduktale Mikroverkalkungen als Hinweis auf weitere intramammäre Tumorherde ausgeschlossen werden.

Bei fettreichem Drüsenkörper sind Tumorschatten bzw. Asymmetrien früh nachweisbar. Treten keine Verkalkungen auf, können in dichtem mastopathischem Gewebe jedoch auch große Tumoren dem Nachweis entgehen, wenn ihre Dichte mit der des Drüsenkörpers identisch ist. Der Dichteunterschied zum benachbarten Parenchym ist dabei um so größer, je höher der Bindegewebsgehalt des Tumors ist. In mastopathischen Mammae ist insbesondere die Diagnose multifokaler oder multizentrischer Karzinomherde erschwert.

Rezidive

Intramammäre Rezidive nach brusterhaltender Therapie sind mammographisch frühzeitig zu diagnostizieren, wenn in der Nachsorge in den ersten 2 Jahren nach Abschluß der Therapie eine konsequente halbjährliche Verlaufskontrolle durchgeführt wird. Rezidive treten überwiegend im ehemaligen Tumorbett, seltener in einem anderen Quadranten auf. Das Neuauftreten gruppierter Verkalkungen ist ein Hinweis auf ein Rezidiv. Differentialdiagnostisch muß Narbenkalk und verkalktes Nahtmaterial in Betracht gezogen werden. Desgleichen sind eine im Verlauf zunehmende Transparenzminderung im Narbenbereich, das Neuauftreten bzw. die Vergrößerung einer vorhandenen Verschattung sowie die zunehmende Retraktion benachbarter Strukturen verdächtig auf ein Rezidiv.

Andere maligne Tumoren

Andere maligne Tumoren fallen gegenüber dem primären Mammakarzinom prozentual kaum ins Gewicht. In der Reihenfolge ihrer Häufigkeit handelt es sich um sekundäre Metastasen anderer Tumoren, um Sarkome (Histiozytom, Angiofibrolipo- und Leiosarkome) und um Lymphome. Auch bei Lymphomen ist der sekundäre Befall häufiger als der primäre. Die genannten Tumoren bilden sich überwiegend als rundliche oder ovale strahlendichte Verschattungen mit mehr oder weniger glatt begrenzter Randkontur ab. In Kenntnis der Grunderkrankung sind multiple Rundherde in beiden Mammae typisch für Metastasen und bereiten kaum differentialdiagnostische Schwierigkeiten, wohingegen die Artdiagnose von Sarkomen und Lymphomen meist erst histologisch gestellt wird.

Postoperative Veränderungen

Serome, Hämatome

Postoperative Serome sind im Mammogramm morphologisch nicht von Zysten zu unterscheiden. Die Artdiagnose ist aufgrund der Anamnese zu vermuten. Die weitere Abklärung erfolgt sonographisch.

Frische Einblutungen haben im Mammogramm häufig kein Korrelat. Erst bei größeren Einblutungen findet sich eine unscharf begrenzte, uncharakteristische Transparenzverminderung. Die Kutis kann verdickt sein und die Subkutis eine verwaschene Strukturierung zeigen. Ältere abgekapselte Hämatome bilden sich als Rundherde ab. Sie sind von einer glattrandigen Kapsel umgeben, die schalenförmig verkalken kann. Auch bei Hämatomen wird zur Differentialdiagnose die Sonographie eingesetzt.

Narben

Frische postoperative Narben dokumentieren sich als unscharf begrenzte Transparenzminderungen. Im weiteren Verlauf resultiert eine streifig-sternförmige Verschattung; meist fehlt ein zentraler Kernschatten. Darüber hinaus ist für Narben eine unterschiedliche Konfiguration in der kraniokaudalen und schrägen Projektion typisch. Ältere Narben bilden häufig dystrophe Verkalkungen aus. Sie sind überwiegend linienförmig, aber größer und dichter als Verkalkungen von Karzinomen. Liegt gleichzeitig eine Retraktion und Verdickung der Kutis vor, ist die Zuordnung der Veränderung zu einer Narbe meistens möglich.

Nach einer brusterhaltenden Therapie sind die morphologischen Veränderungen sehr viel ausgeprägter als nach einer Biopsie. Zusätzlich zur intramammären Narbe und Retraktion der Kutis tritt eine strahlenbedingte Erweiterung der Lymphbahnen auf, die zu einer streifigen Zeichnungsvermehrung der gesamten Brust führt. Die Subkutis der gesamten Brust ist verwaschen und die gesamte Kutis verdickt. Bei unkompliziertem Verlauf fibrosiert die intramammäre Narbe zunehmend. Auch die radiogenen Veränderungen sind innerhalb von 1–2 Jahren rückläufig. Auf Dauer kann jedoch im Seitenvergleich eine deutliche, streifige Zeichnungsvermehrung der gesamten Brust bestehen bleiben.

Aufgrund der stärkeren Traumatisierung bei brusterhaltender Therapie entstehen im Tumorbett häufig Ölzysten. Diese bilden sich als zentrale Aufhellung im Narbenbereich ab und haben eine bindegewebige Kapsel. Im weiteren Verlauf kann diese randständig, schalen- oder fleckförmig verkalken. Darüber hinaus finden sich nach brusterhaltender Therapie häufiger als nach Biopsie dystrophe Narbenverkalkungen.

Narbengranulome haben im Gegensatz zu Ölzysten eine geringere Strahlentransparenz als das benachbarte Drüsengewebe. Sie bilden sich als glatt begrenzte Rundherde ab.

Mammaplastik

Zu unterscheiden sind die Vergrößerungs- bzw. Aufbauplastik und der Aufbau mit Eigengewebe oder Silikon. Die Vergrößerung mit Eigengewebe wird wegen der häufig folgenden Abstoßung und Verkalkung des Implantats selten durchgeführt. Bei einer Vergrößerung durch ein Silikonimplantat kann bei entsprechender Aufnahmetechnik mit Reposition des Implantats nach dorsal eine ausreichende mammographische Darstellung des Drüsenkörpers erzielt werden. Bei der Rekonstruktion mit myokutanem Verschiebelappen ist mammographisch ebenfalls eine gute Dokumentation möglich. Fett- und Muskelgewebe sind von narbig-fibrotischen Strukturen durchzogen und gut zu beurteilen. Bei der Silikonaufbauplastik ist hingegen eine ausreichende Abbildung mit der Mammographie nicht mehr möglich, so daß primär andere Untersuchungsverfahren wie die Sonographie oder die MRT eingesetzt werden sollten.

◆ Interventionelle Maßnahmen

Pneumozystographie

Bei mammographischem Verdacht auf eine Zyste kann die Punktion und Luftinsufflation (Pneumozystographie) unterbleiben, wenn klinisch keine Beschwerden bestehen und sonographisch alle Kriterien für eine Zyste erfüllt sind (s. Kap. 2.1.2). Sind sonographisch Binnenechos nachweisbar, kann zusätzlich zur Punktion und zytologischen Untersuchung des Aspirats eine Pneumozystographie zur Beurteilung der Zystenwand durchgeführt werden. Bei sonographischem Nachweis einer intrazystischen soliden Raumforderung ist auf die Punktion und Pneumozystographie zu verzichten und primär eine Probebiopsie vorzunehmen. In Analogie zur Zyste werden bei entsprechendem sonographischem Verdacht auch Serome, Hämatome oder Abszesse zur Diagnosesicherung punktiert.

Als Komplikationen können bei der Punktion Einblutungen, seltener Infektionen auftreten. Ein Pneumothorax kann dadurch vermieden werden, daß die Punktion parallel zur Brustwand durchgeführt wird.

Galaktographie

Die Galaktographie ist indiziert bei jeder neu aufgetretenen, insbesondere einseitigen, trüben oder blutigen Sekretion und bei suspekter Zytologie des Mamillensekrets. Nach Abnahme einer Sekretzytologie sowie der Desinfektion und Anästhesie der Mamille mit einem Oberflächenanästhetikum wird der sezernierende Milchgang mit einer Kanüle sondiert und jodhaltiges, nichtionisches Kontrastmittel injiziert. In der anschließend angefertigten Mammographie in 2 Ebenen (mediolateral und kraniokaudal) werden Gangerweiterungen und zystische Veränderungen im Rahmen der Mastopathie nachweisbar. Bei einem intraduktalen Prozeß (Papillom, Karzinom) sind Füllungsdefekte, Gangabbrüche und prästenotische Dilatationen zu erkennen. Die Differentialdiagnose zwischen Papillom und Karzinom ist galaktographisch nur mit Einschränkungen möglich. Eingedicktes Sekret oder Blutkoagel können ebenfalls Füllungsdefekte und Gangabbrüche verursachen. Da nur 1% aller Karzinome ausschließlich galaktographisch diagnostiziert wird, ist der Stellenwert der Untersuchung für die Diagnose des Mammakarzinoms von untergeordneter Bedeutung. Die Galaktographie sollte jedoch zum Nachweis intraduktaler Prozesse bei jeder Sekretion, die operativ abgeklärt wird, zur präoperativen Operationsplanung durchgeführt werden.

Lokalisation, Stereotaxie, Feinnadelpunktion, Stanzbiopsie

Zur präoperativen Markierung mammographisch suspekter Befunde eignen sich Farbstoffe (Patentblau) oder Kohlesuspensionen, die mit jodhaltigem Kontrastmittel vermischt werden. Darüber hinaus gibt es spezielle Markierungsdrähte, die mit einem Widerhaken im Gewebe verankert werden können.

Bei der Freihandmarkierung wird im Nativmammogramm (mediolaterale und kraniokaudale Ebene) die Lokalisation des Befundes in bezug auf die

Mamille abgemessen und in entsprechender Position eine Punktionsnadel plaziert. Anschließend erfolgt die Dokumentation der Nadellage in 2 Ebenen. Bei korrekter Lage wird die Farbstofflösung oder eine Markierungsnadel appliziert und eine erneute Röntgendokumentation in 2 Ebenen vorgenommen. Das operativ entnommene Präparat wird intraoperativ geröntgt (Präparatradiographie), um die vollständige Entfernung des suspekten Befundes zu gewährleisten. Drei bis 6 Monate nach der Biopsie sollte eine Röntgenkontrolle der operierten Brust zur Dokumentation von Narben erfolgen, so daß im weiteren Verlauf differentialdiagnostische Schwierigkeiten bei der Unterscheidung von Narbe und Karzinom bzw. Rezidiv vermieden werden.

Für die Lokalisation gibt es Lokalisationshilfen, z. B. einen Lochtubus, dessen Lochraster auf der Brust abgebildet wird und der ein exaktes Plazieren der Lokalisationsnadel ermöglicht.

Zunehmend setzt sich aber auch die stereotaktische Lokalisation mammographisch suspekter Läsionen durch. Hierzu stehen spezielle Vorrichtungen zur Verfügung. Das Prinzip beruht auf der mammographischen Projektion eines suspekten Befundes aus verschiedenen Winkelgraden und der computergestützten Errechnung der Tiefe (z-Achse) der Läsion aus der x- und y-Koordinate. Entsprechend dem ermittelten Wert wird nach vorheriger Desinfektion, Oberflächenanästhesie und Stichinzision der Markierungsdraht über eine Punktionskanüle plaziert. Auch bei der Stereotaxie müssen abschließend eine Dokumentation in 2 Ebenen und eine intraoperative Präparatradiographie erfolgen.

Mit der Stereotaxie ist darüber hinaus die Feinnadelpunktion oder Stanzbiopsie nichtpalpabler Läsionen möglich. Wegen der größeren Aussagekraft wird zunehmend die Stanzbiopsie bevorzugt, da sie statt eines losen Zellverbandes zur zytologischen Untersuchung einen zusammenhängenden Gewebezylinder zur histologischen Untersuchung liefert. Der Vorgang erfolgt analog zur Lokalisation. Nach Ermittlung der Koordinaten wird mit einer Biopsiepistole eine Tru-cut-Nadel (14–18 gg) appliziert. Um ein zuverlässiges Ergebnis zu erzielen, wird eine mehrfache Durchführung der Stanzbiopsie empfohlen.

Fehllokalisationen treten auf durch Patientenbewegungen bei der Untersuchung, durch eine Nadeldeviation oder bei einer brustwandnahen Lokalisation pathologischer Veränderungen. Aus denselben Gründen kann auch bei der Stanzbiopsie ein falsches Ergebnis resultieren.

Feinnadelpunktion und Stanzbiopsie sind speziell bei flächigen Prozessen oder Verkalkungen kritisch zu bewerten.

2.1.2 Sonographie

Indikationen

Indikationen zur Sonographie sind:

- der positive Tastbefund bei Frauen unter 30 Jahren,
- der positive Tastbefund bei Frauen über 30 Jahren mit negativem Mammogramm und

- die Unterscheidung mammographisch nachgewiesener suspekter Veränderungen in liquide bzw. solide Läsionen.

Die Differentialdiagnose solider Veränderungen in benigne und maligne ist sonographisch nur mit Einschränkungen möglich, so daß je nach klinisch-mammographischem Befund eine weitere bioptische Abklärung notwendig ist.

Ein sonographisches Screening bei asymptomatischen Frauen mit dichtem Drüsenkörper zum Ausschluß mammographisch okkulter Karzinome wird nach wie vor nicht empfohlen. Dies ist damit zu begründen, daß die Ergebnisse der Sonographie vom Untersucher abhängig sind, die Zahl der falsch-positiven Befunde hoch ist und eine reproduzierbare, vollständige Dokumentation beider Mammae zu Vergleichszwecken nicht möglich ist. Automatisierte Geräte mit standardisierter, schichtweiser Abbildung stehen nicht zur Verfügung.

◆ Technik

Ultraschallgerät

Technische Voraussetzung zur Durchführung einer Mammasonographie ist ein Schallkopf mit einer Mindestfrequenz von 5 MHz. Als optimal werden 7,5 MHz angesehen. Für die Abklärung umschriebener pathologischer Veränderungen stehen inzwischen höherfrequente Schallköpfe bis 13 MHz zur Verfügung. Linearscanner sind aufgrund ihrer Abbildungseigenschaften Sektorscannern vorzuziehen.

Die Auflösung hängt von der Frequenz des Schallkopfes ab und nimmt mit dieser zu. Die axiale Auflösung in Schallrichtung beträgt unter theoretischen Bedingungen bei einem 7,5-MHz-Schallkopf 0,1 mm. Die laterale Auflösung, d. h. die Auflösung senkrecht zur Schallrichtung (Breite des Schallimpulses), ist geringer als die axiale. Durch elektronische Fokussierung ist sie bei modernen Schallköpfen der Tiefenlokalisation eines Befundes anzugleichen. Zur Verbesserung der Auflösung im Nahfeld ist in neueren Schallköpfen eine Vorlaufstrecke integriert, so daß subkutane Veränderungen ohne zusätzliche Vorlaufstrecke (z. B. Wasserbad) abzubilden sind.

Die Schallfrequenz ist gleichzeitig ein Maß für die Eindringtiefe. Vorgeschrieben ist eine Eindringtiefe von 5 cm. Dies entspricht bei Rückenlage der Patientin der durch Eigenkompression erzeugten Dicke einer durchschnittlichen Brust. Bei höherfrequenten Schallköpfen nimmt die Eindringtiefe deutlich ab, so daß brustwandnahe Abschnitte häufig nicht ausreichend darstellbar sind. Generell wird die Schalldämpfung mit zunehmendem Abstand von der Schallquelle durch einen Tiefenausgleich kompensiert. Dabei beträgt die auszugleichende Schalldämpfung bei einem 7,5-MHz-Schallkopf pro cm etwa 50%. Gefordert wird des weiteren ein Schallfenster mit einer Kantenlänge von 5 cm, um eine ausreichende Abbildung benachbarter, miteinander vergleichbarer Parenchymabschnitte zu ermöglichen.

Die Wiedergabe erfolgt in Grauwerten, entsprechend der unterschiedlichen Absorption, Reflexion und Refraktion von Geweben verschiedener akustischer Impedanz. Moderne Geräte geben 16–256 Graustufen wieder.

Da bei malignen Tumoren aufgrund humoraler Faktoren eine Gefäßneubildung erfolgt, werden zunehmend Ultraschallverfahren eingesetzt, die Flußmessungen des Blutstromes auswerten. Neben der Doppler-Sonographie steht die Power-Doppler-Sonographie (Flußdichte von Blutzellaggregaten) zur Verfügung.

Inzwischen werden Ultraschall-Kontrastmittel (z. B. Levovist) appliziert, um die Perfusion eines pathologischen Prozesses besser beurteilen zu können. In der Routinediagnostik haben diese Verfahren jedoch vorerst eine untergeordnete Bedeutung.

Untersuchungstechnik

Die Untersuchung erfolgt in Rückenlage bei eleviertem Arm. Zur Untersuchung der äußeren Quadranten wird die Patientin zur kontralateralen Seite angehoben, um eine Eigenkompression der Brust zur Thoraxwand hin mit geringstmöglicher und gleichmäßiger Dicke der Brust zu erzielen. Die Untersuchung kann in transversaler bzw. sagittaler Schnittrichtung oder radiär zur Mamille erfolgen, wobei die radiäre Schnittführung bevorzugt wird, da sie sich am anatomischen Verlauf der Milchgänge orientiert. Umschriebene pathologische Läsionen sind in 2 Ebenen zu untersuchen und auf ihre Komprimierbarkeit und Mobilität zu überprüfen.

Wie unter „Indikationen" aufgeführt, ist die Dokumentation der Ultraschalluntersuchung nicht standardisiert; es gibt keine gültigen Richtlinien, wie ein Normalbefund zu dokumentieren ist. Pathologische Läsionen sollten in 2 Ebenen dokumentiert werden.

◆ Diagnostik

Normalbefund

In Analogie zur Mammographie ist das Ultraschallbild der normalen Brust großen intra- und interindividuellen Variationen unterworfen. Grundsätzlich bildet sich Fettgewebe echoarm, Drüsen- bzw. Bindegewebe echoreich ab. Bei jugendlichem bindegewebsreichem Drüsenkörper resultiert daher ein echoreiches Ultraschallbild. Subkutan und präpektoral ist echoarmes Fettgewebe abgrenzbar. Dieses wird von den bandförmigen echodichten Cooper-Ligamenten durchzogen. Die Haut bildet eine gleichmäßig echodichte äußere Begrenzung. Des weiteren sind an der Brustwand der M. pectoralis und die Fascia praepectoralis darstellbar. Mit höherfrequenten Schallköpfen lassen sich im Retromamillärbereich regelmäßig tubuläre Strukturen, den Sinus lactiferi entsprechend, nachweisen. Periphere Milchgänge sind normalerweise nicht zu erkennen. Mit zunehmender Fettgewebsinvolution wird echoarmes Fettgewebe in Form ovalärer Lobuli zwischen das echoreiche Parenchym interponiert. Um Fettgewebe von echoarmen Tumoren unterscheiden zu können, ist die Untersuchung in 2 Ebenen mit Kompression notwendig. Desgleichen muß bei Schallauslöschung an den Cooper-Ligamenten durch Drehen des Schallkopfes eine Neoplasie ausgeschlossen werden. Bei abgeschlossener

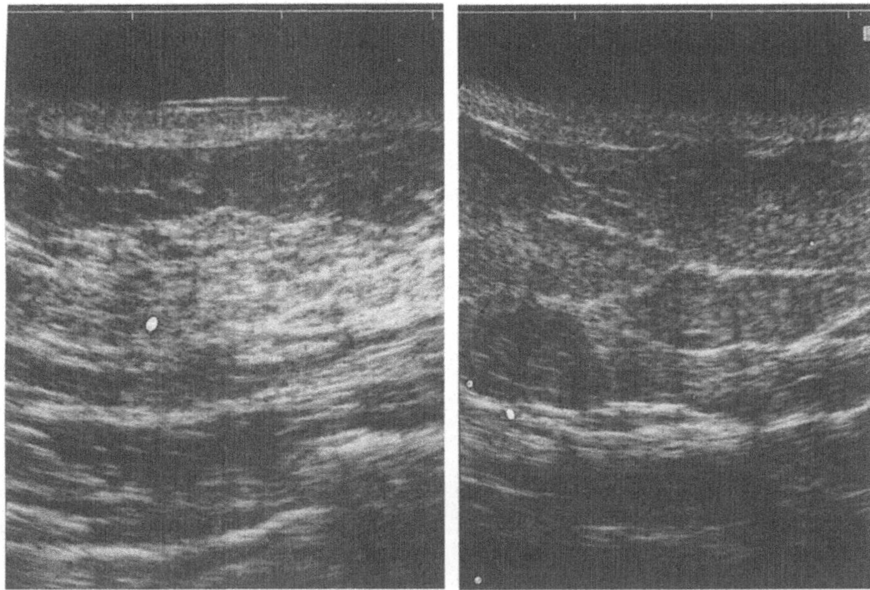

a b

Abb. 2.7 a, b. Sonographie bei normalem Drüsenkörper. **a** Echodichter bindegewebs- und parenchymreicher Drüsenkörper mit subkutan bandförmig angeordnetem echoarmem Fettgewebe; **b** im Vergleich: lobulierter, echoarmer fettreicher Drüsenkörper

Involution resultiert ein gleichmäßig echoarmer Drüsenkörper, der von den echodichten bandförmigen Septen des Corpus fibrosum durchzogen wird (Abb. 2.7).

Da die Mehrzahl der Karzinome echoarm ist, werden die Voraussetzungen für ihren Nachweis mit abnehmender Echogenität des Drüsenkörpers ungünstiger. Sie sind also am günstigsten bei jungen, am ungünstigsten bei älteren Frauen. Hieraus resultiert der additive Einsatz des Ultraschalls bei jungen Frauen mit positivem Tastbefund und negativem Mammogramm.

Mastopathie

Der regressive bzw. hyperplastische Umbau durch die Mastopathie führt auch im Sonogramm zu einer Umstrukturierung der Echotextur des Drüsenkörpers. Wiederum ist eine Aussage über das histologische Substrat nur begrenzt und vorwiegend bei zystischer Mastopathie möglich.

Die fibrozystische Mastopathie führt zu tubulären Gangerweiterungen, die sich als doppeltkonturierte lineare Strukturen abbilden. Kleinere Zysten können ab einer Größe von 3–5 mm mit höherfrequenten Schallköpfen nachgewiesen werden. Demgegenüber führt der hyperplastische Umbau zur Ausbildung solitärer oder multipler echoarmer, unregelmäßig konfigurierte Läsionen, die zusätzlich eine Schallabschwächung bis zur Schallauslöschung verursachen können; deshalb kann je nach Ausprägung der Veränderungen der Nachweis bzw. die Differentialdiagnose von Karzinomen nur noch einge-

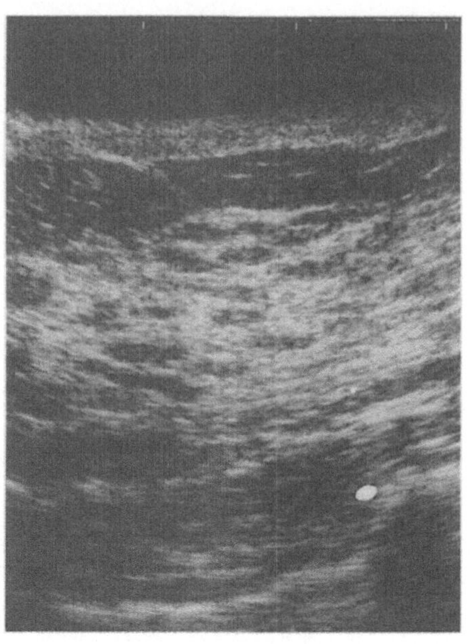

Abb. 2.8. Mastopathie. Bandförmige Milchgangsaufweitung und kleinere Zysten bei fibrozystischer Mastopathie

schränkt möglich sein. Die fibröse Mastopathie verursacht in ausgeprägten Fällen eine komplette Schallauslöschung am Corpus fibrosum, so daß tiefergelegene Strukturen sonographisch nicht mehr beurteilbar sind (Abb. 2.8). Mit höherfrequenten Schallköpfen bis 13 MHz sind inzwischen Mikroverkalkungen als echodichte Reflexe darstellbar. Eine weitere Differenzierung, wie sie mit der Mammographie zumindest teilweise möglich ist, gelingt sonographisch nicht.

Benigne Tumoren

Zysten

Die Sonographie ist die Methode der Wahl zum Nachweis bzw. Ausschluß von Zysten. Sonographisch sind Zysten oval bzw. rund, glattwandig begrenzt und scharf konturiert. Dorsal der Zyste besteht eine sog. Pseudoschallverstärkung im Vergleich zu benachbartem Gewebe, da die Schallwellen in der Zystenflüssigkeit keine wesentliche Abschwächung erfahren. An den lateralen Rändern kann durch Refraktion ein dorsaler Schallschatten resultieren. Zysten sind kompressibel und mobil (Abb. 2.9).

Zystenkonglomerate können polyzyklisch gelappt und septiert sein. Binnenechos finden sich bei Zelldetritus in der Zystenflüssigkeit, z. B. nach vorheriger Einblutung oder bei Retentionszysten mit sekundär entzündlichen Veränderungen.

Sind die eingangs genannten „klassischen„ sonographischen Kriterien der Zyste erfüllt, kann bei symptomlosen Patientinnen auf eine Punktion verzichtet werden. Bei komplizierten Zysten, d. h. solchen mit Binnenechos, muß

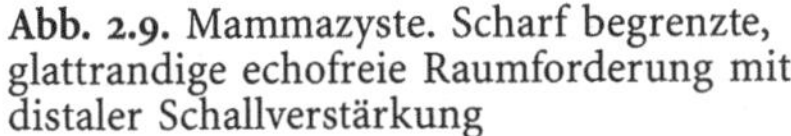

Abb. 2.9. Mammazyste. Scharf begrenzte, glattrandige echofreie Raumforderung mit distaler Schallverstärkung

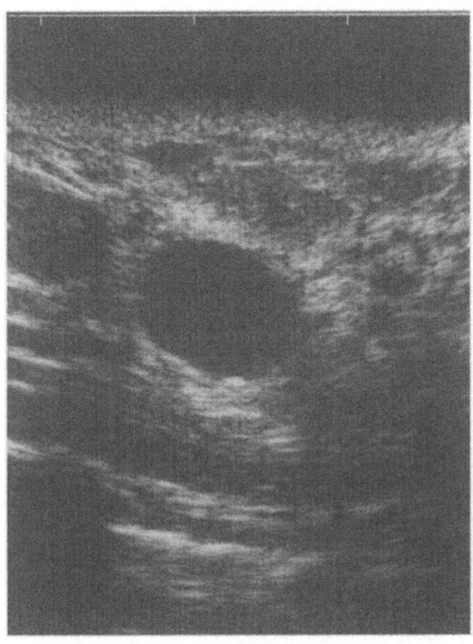

eine zytologische Untersuchung des durch Punktion gewonnenen Aspirates erfolgen. Bei Nachweis eines intrazystischen soliden Prozesses ist die Probeexzision ohne vorherige Punktion indiziert.

Fibroadenome

Die bei der Mammographie beschriebenen Alterungsvorgänge des Fibroadenoms sind auch sonographisch nachzuvollziehen. Beim zellreichen Fibroadenom der jungen Frau ist sonographisch ein ovaler, selten runde, glattrandiger und im Vergleich zum benachbarten Parenchym homogen echoärmerer Tumor abzubilden. Die Längsachse verläuft parallel zur Kutis. Der Tumor ist kompressibel und mobil. Zellreiche juvenile Fibroadenome haben zumeist eine dorsale Schallverstärkung (Abb. 2.10).

Im weiteren Verlauf resultiert durch unterschiedliche Proliferationstendenz ein polyzyklisch gelappter Tumor. Mit zunehmender Regression werden die Randkonturen unregelmäßiger. Die Binnenechos werden inhomogener. Es tritt eine zunehmende Schallabschwächung bis hin zur Schallauslöschung ein. Die im Mammogramm pathognomonischen popkornartigen Verkalkungen bilden sich als echodichte Reflexe mit dorsaler Schallauslöschung ab. Da das sonographische Bild nicht verkalkter regressiver Fibroadenome dem nodulärer Karzinome, wie dem medullären oder muzinösen, ähnelt, ist speziell bei höherem Alter der Patientin eine bioptische Abklärung notwendig.

Abgesehen von der Größe bestehen beim juvenilen Riesenfibroadenom sonomorphologisch keine Unterschiede zum zellreichen juvenilen Fibroadenom.

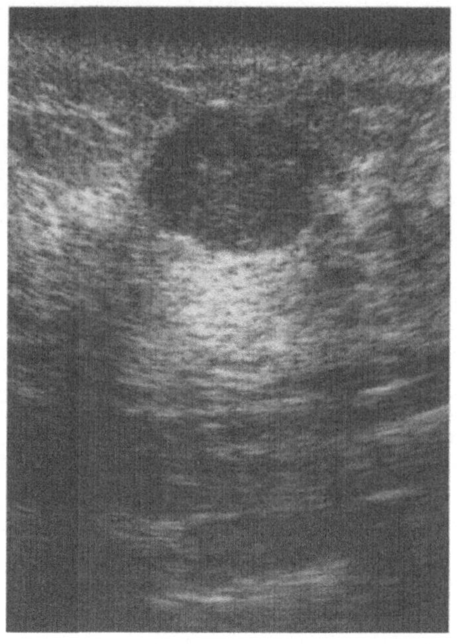

Abb. 2.10. Zellreiches Fibroadenom. Lobulierte, relativ glattrandige, gering inhomogene echoarme Raumforderung mit diskreter distaler Schallverstärkung

Papillome

Mit höherfrequenten Schallköpfen können in den größeren retromamillären Milchgängen Papillome als polypöse echoarme Tumoren nachgewiesen werden. Eine Unterscheidung von intraduktalen Proliferationen anderer Genese ist sonographisch nicht möglich. Größere intrazystische Papillome stellen sich innerhalb echofreier, glattrandiger Zysten als polypöse echoarme Wandauflagerung dar und bedürfen der weiteren histologischen Abklärung. Im übrigen sind größere Papillome sonographisch zellreichen Fibroadenomen vergleichbar.

Lipome

Echte Lipome bilden sich sonographisch als glattrandige Tumoren mit einer echodichten Bindegewebskapsel ab. Die Binnenechos sind homogen und echoreicher als das benachbarte Parenchym. Lipome sind mobil und kompressibel.

Adenofibrolipome

Sonographisch werden Adenofibrolipome als glattrandige, von einer echodichten Kapsel umgebene ovale Raumforderungen abgebildet. Sie sind mobil und kompressibel. Die Echogenität variiert, je nach der Zusammensetzung aus Drüsen-, Brust- und Fettgewebe.

Lymphknoten

Sofern die zumeist kleinen intramammären Lymphknoten sonographisch nachweisbar werden, bilden sie sich als ovale, glattrandige und echoarme Raumforderungen mit einer zentralen echodichten Zone ab.

Andere benigne Erkrankungen

Entzündungen, Abszesse

Diffuse Entzündungen haben ein uncharakteristisches sonographisches Bild. Neben einer Verbreiterung der Kutis zeigt die Subkutis zumeist eine erhöhte Echogenität. Das Parenchym ist, je nachdem ob die zelluläre Infiltration oder ein begleitendes Ödem überwiegen, echoreicher oder echoärmer. Gelegentlich kommt es zu einer Schallabschwächung.

Bei Abkapselung und Einschmelzung des entzündlichen Prozesses werden die Binnenechos inhomogener, zentral entsteht eine echofreie Zone. Randständig bildet sich eine ungleichmäßig dicke echodichte Kapsel aus.

Tumoren unklarer Dignität

Cystosarcoma phylloides

Das Cystosarcoma phylloides bildet sich sonographisch als meist glattrandiger ovaler, auch polyzyklischer Tumor ab. Selten ist als Hinweis auf Malignität die Randkontur unscharf. Die Tumoren können homogene, aber auch inhomogene Binnenechos aufweisen. Pseudozystische echofreie Areale weisen sonomorphologisch auf die Genese des Tumors hin. Eine Zuordnung zum Malignitätsgrad ist sonographisch nicht möglich.

Maligne Tumoren

Karzinome

Ein dem Mikrokalk des duktalen Karzinoms im Mammogramm entsprechendes pathologisches Substrat im Sonogramm ist nicht gegeben. Allenfalls resultieren bei duktalen In-situ-Karzinomen umschriebene echoarme Strukturveränderungen und Gangerweiterungen, die von den strukturellen Veränderungen bei der Mastopathie nicht zu differenzieren sind. Lobuläre In-situ-Karzinome lassen sich gelegentlich aufgrund einer umschriebenen echoarmen, glattrandigen Raumforderung nachweisen. Der Befund ist sonomorphologisch identisch mit dem beim Fibroadenom.

Mehr als 90% der invasiven Karzinome stellen sich echoarm, inhomogen und unregelmäßig begrenzt dar. Je nach Bindegewebsgehalt haben sie eine dorsale Schallabschwächung bzw. komplette Schallauslöschung. Als Zeichen für Infiltrationen des benachbarten Gewebes findet sich ein echodichter unscharfer Randsaum. Als Begleiterscheinung sind die benachbarten Milchgänge häufig erweitert. Im Gegensatz zu benignen soliden Tumoren ist die Längsachse von Karzinomen meist senkrecht zur Kutis ausgerichtet. Karzinome sind im allgemeinen nicht kompressibel und nicht mobil. Abgesehen hiervon finden sich auch rundliche, glatt begrenzte oder homogene und echoreiche Karzinome. Desgleichen kann statt der dorsalen Schallabschwächung eine Schallverstärkung zu beobachten sein, so daß letztlich die Differentialdiagnose gegenüber benignen Tumoren nur mit Vorbehalten möglich ist.

Der Nachweis einer Asymmetrie als Hinweis auf einen malignen Prozeß ist durch die sonographische Untersuchung korrespondierender Regionen beider Mammae nur mit Einschränkungen möglich.

Bei invasiven Karzinomen gelingt die Zuordnung zur histologischen Differenzierung sonographisch nur mit Vorbehalten. Duktale und lobuläre invasive Karzinome zeigen überwiegend das anfangs beschriebene charakteristische Bild. In frühinvasiven Stadien kann als diskreter Hinweis auf ein Karzinom lediglich eine im Vergleich zum nicht infiltrierten Parenchym zerstörte Architektur des Gewebes auffallen. Die Schallabschwächung variiert und hängt vom Bindegewebsgehalt des Tumors ab; bei szirrhösen Karzinomen ist sie am stärksten ausgeprägt. Solide, überwiegend aber medulläre und muzinöse Karzinome bilden statt dessen Rundherde mit relativ glatter Randkontur und dorsaler Schallverstärkung. Während medulläre Karzinome sehr echoarm sind und sich daher schwer von Zysten differenzieren lassen, sind insbesondere stark verschleimende muzinöse Karzinome auffallend echoreich. Allerdings sind insgesamt nur knapp 10% aller Karzinome echoreicher als das benachbarte Gewebe. Kompressibilität und Mobilität sind bei den letztgenannten Tumoren nur eingeschränkt als differentialdiagnostisches Kriterium zu werten (Abb. 2.11).

Das sonographische Substrat inflammatorischer Karzinome ist dem entzündlicher Veränderungen der Brust ähnlich. Die Kutis ist verdickt, der Subkutanraum echoreich. Erweiterte Lymphbahnen sind als tubuläre Strukturen nachweisbar. Das karzinomatös infiltrierte Gewebe bildet sich als unregelmäßig begrenzte echoarme, seltener echoreiche Zone ab.

Da die Beurteilung der Echogenität in Relation zum benachbarten Drüsenkörper erfolgt, sind echoarme Karzinome in echodichtem Parenchym frühzeitig zu entdecken. In fettreichem echoarmem Gewebe können kleine Tumorherde jedoch dem Nachweis entgehen. Desgleichen sind multifokale bzw. multizentrische Tumorherde gerade bei mastopathischen Mammae häufig nicht zu diagnostizieren.

Rezidive

Das sonomorphologische Erscheinungsbild von Rezidiven nach brusterhaltender Therapie ist dem des Primärtumors ähnlich. Wegen der operativen und strahlenbedingten Veränderungen sind jedoch sowohl der sonographische Nachweis als auch die Differentialdiagnose von Rezidiven schwierig.

Andere maligne Tumoren

Sekundär maligne Tumoren bzw. Sarkome bilden sich meist als rundliche bzw. ovale Raumforderungen ab. Metastasen sind überwiegend echoarm, wo-

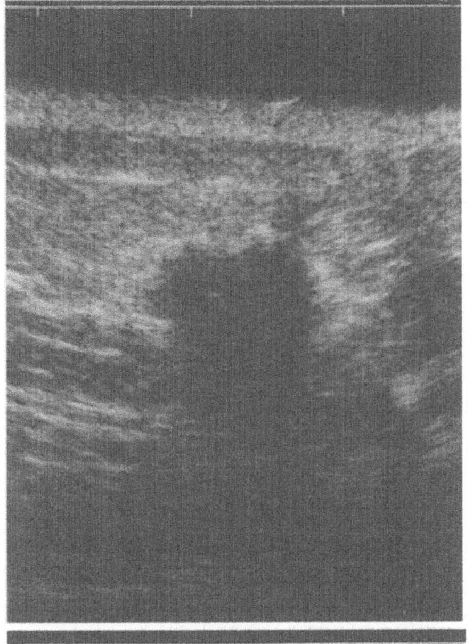

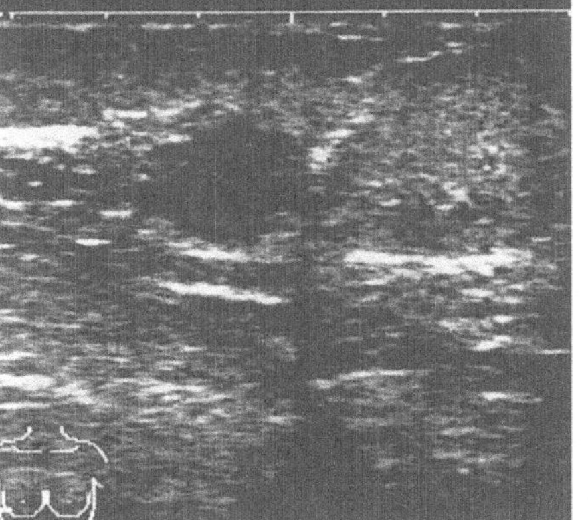

Abb. 2.11 a, b. Karzinome. **a** Unregelmäßig begrenzte echoarme Raumforderung mit echodichtem Randsaum und Schallauslöschung bei einem szirrhösen Karzinom; **b** unregelmäßig begrenzte echoarme Raumforderung ohne wesentliche Schallabschwächung bei einem soliden Karzinom

hingegen Sarkome bei hohem Zellgehalt echoreich sein können. Die Differentialdiagnose gegenüber anderen Tumoren ist, außer bei multiplen Metastasen in Kenntnis der Anamnese, sonographisch nur begrenzt möglich.

Postoperative Veränderungen

Serome, Hämatome

Serome bilden sich sonomorphologisch ähnlich wie Zysten als glattrandige, ovale bzw. rundliche Raumforderungen mit dorsaler Schallverstärkung ab. Zelluläre Abbauprodukte in der Seromflüssigkeit äußern sich als Binnenechos.

Frische Einblutungen können im Sonogramm unscharf begrenzte Areale erhöhter oder aber auch verminderter Echodichte erzeugen. Bei Ausbildung abgekapselter Hämatome wird eine glattrandige Raumforderung nachweisbar, die durch Abbau der Blutbestandteile häufig echoreicher als das benachbarte Parenchym ist.

Narben

Typischerweise verursacht die postoperative oder posttraumatische Narbe im Sonogramm eine Hautverdickung mit dorsaler Schallabschwächung. Die Schallabschwächung bzw. -auslöschung kann jedoch auch an tieferliegenden Strukturen beginnen. Des weiteren kann eine uncharakteristische Zerstörung der sonomorphologischen Architektur des Drüsenkörpers resultieren, so daß die differentialdiagnostische Unterscheidung von Narbe und Karzinom problematisch ist.

Nach brusterhaltender Therapie werden zusätzlich zur Narbenbildung im Tumorbett infolge der Radiatio eine diffuse Verdickung der Kutis, eine vermehrte Echogenität der Subkutis und eine diffuse Schallabschwächung des Drüsenkörpers beobachtet. Die erweiterten Lymphbahnen werden als bandförmige Strukturen erkennbar. Bei Verlaufskontrollen im Rahmen der Nachsorge tritt eine Rückbildung der Veränderungen ein.

Ölzysten

Bei stärkerer Traumatisierung entstehen im Tumor Ölzysten. Sie bilden sich als ovaläre Raumforderungen ab. Die Binnenechos sind im Vergleich zum benachbarten Drüsenkörper dichter, häufig jedoch inhomogen. Es besteht ein echoarmer Randsaum. Mit zunehmender Wandverkalkung der Ölzyste zeigt sich eine echodichte Reflexzone mit dorsaler Schallauslöschung.

Plastiken

Wegen der guten Schalltransmission sind Vergrößerungs- und Aufbauplastiken sonographisch gut zu untersuchen. Sie bilden sich als allseits von einer Kapsel umgebenen echofreie Gebilde ab. Tritt infolge einer Ruptur der Plastik Silikon aus, kann dieses in Form echoarmer Strukturen im Drüsenparenchym nachweisbar werden. Desgleichen treten Fältelungen der Kapsel auf, die jedoch kein Beweis für eine Ruptur sind.

Im Vergleich zur MRT ist die Sonographie bei der Ruptur der Mammaplastik weniger aussagekräftig, so daß sie im allgemeinen nur zur Abklärung neu aufgetretener Palpationsbefunde bei Mammaplastiken empfohlen wird. Da kleinere Granulome bzw. Silikonome nicht von Karzinomen zu unterscheiden sind, ist für die Diagnostik bei der Silikonplastik die KM-MRT zu bevorzugen.

◆ Interventionelle Maßnahmen

Sonographisch können umschriebene pathologische Läsionen gezielt lokalisiert und punktiert werden. Die häufigste Maßnahme ist die Punktion sonographisch nachgewiesener Zysten, die bei Auftreten von Binnenechos einer weiteren Abklärung zugeführt werden müssen. Zunehmend werden sonographisch gezielte Feinnadelpunktionen bzw. Stanzbiopsien solider Prozesse durchgeführt.

Zur sonographischen Lokalisation einer soliden Läsion kann analog zur mammographischen Lokalisation eine Farbstoff- bzw. Drahtmarkierung vorgenommen werden. Für die Mehrzahl der im Handel befindlichen Schallköpfe sind hierfür Punktionshilfen erhältlich, die eine Ortung des Befundes unter verschiedenen Winkelgraden ermöglichen. Sind solche Vorrichtungen nicht vorhanden, wird nach Desinfektion und Stichinzision die fixierte Läsion mit dem Schallkopf dargestellt und lateral vom Schallkopf mit einer Punktionsnadel eingegangen. Das Vorschieben der Nadel bis zum Tumor erfolgt unter sonographischer Beobachtung und wird abschließend dokumentiert. Die Nadel ist als echodichte linienförmige Struktur bei Bewegungen des Gewebes erkennbar. Grundsätzlich sollte die Punktion tangential zur Thoraxwand erfolgen, um einen Pneumothorax zu vermeiden.

2.1.3 Thermographie

Mit der Thermographie ist eine maximale Sensitivität und Spezifität von 50% zu erzielen. Aus diesem Grund ist sie *obsolet* und sollte nicht mehr in der Diagnostik von Erkrankungen der Brust eingesetzt werden.

2.1.4 Computertomographie

In Anbetracht anderer zur Verfügung stehender bildgebender Verfahren wie der Sonographie und der Magnetresonanztomographie (MRT) und auch wegen der vergleichsweise hohen Strahlenbelastung ist der Einsatz der Computertomographie (CT) in der Primärdiagnostik des Mammakarzinoms nicht sinnvoll. Gelegentlich wird jedoch im Rahmen einer CT ein pathologischer Prozeß der Mamma als Nebenbefund entdeckt, der der weiteren mammographischen und sonographischen Diagnostik zugeführt werden muß.

Grundsätzlich ist analog zur MRT nach Applikation eines jodhaltigen Kontrastmittel ein Enhancement bei Karzinomen, geringer ausgeprägt auch bei Fibroadenomen und Mastopathien zu beobachten, wenngleich mit der MRT eine bessere Unterscheidung von Weichteilkontrasten als mit der CT möglich ist. Gelegentlich wird als Alternative zur MRT die CT empfohlen, z. B. wenn Kontraindikationen zur MRT (z. B. Herzschrittmacher) oder aber eine Klaustrophobie vorliegen. Die Mehrzahl aller Fragestellungen ist jedoch mit der Mammographie und Sonographie bereits ausreichend zu untersuchen. Eine CT der Mamma ist hauptsächlich zur Bestrahlungsplanung, ggf. auch zur Abklärung von Brustwandinfiltrationen beim Mammakarzinom oder aber zur Dokumentation bei Chemoperfusion von Mammakarzinomen erforderlich.

2.1.5 Magnetresonanztomographie

Indikationen

Indikationen zur Magnetresonanztomographie (MRT) sind:

- die Differentialdiagnose zwischen Narbe und Karzinom nach vorangegangener Probeexzision,
- die Differentialdiagnose zwischen Narbe und Rezidiv nach brusterhaltender Therapie und
- die Silikonplastik.

Darüber hinaus wird die MRT präoperativ bei Karzinomen zum Nachweis bzw. Ausschluß multizentrischer oder multifokaler Tumorherde und zur Tumorsuche bei Lymphknotenmetastasen eines Mammakarzinoms empfohlen, wenn mit anderen bildgebenden Verfahren kein Primärtumor zu lokalisieren ist.

Keine Indikation zur MRT ist der dichte mastopathische Drüsenkörper, da mit einem hohen Prozentsatz an falsch-positiven Befunden zu rechnen ist. Aus demselben Grund ist die MRT bei Hormonsubstitution nicht indiziert. Vorerst gilt auch die positive Familienanamnese nicht als Indikation zur MRT.

Technik

Apparative Voraussetzungen

Zur Durchführung einer MR-Mammographie ist eine Feldstärke von 0,5–1,5 Tesla erforderlich. Ergebnisse bei niedrigeren Feldstärken liegen bislang nicht vor. Die Untersuchung wird mit speziellen Oberflächenspulen durchgeführt, mit der beide Mammae gleichzeitig abzubilden sind.

Untersuchungstechnik

Wegen der größeren Kontrastmittel-Sensitivität werden überwiegend schnelle 3D-Gradientenechosequenzen eingesetzt (z. B. FLASH 3D, TR = 12–14 ms, TE = 5–7 ms, FA = 25°). Sie sind fettunterdrückenden Sequenzen vorzuziehen, da bei letzteren Feldinhomogenitäten die Auswertung beeinträchtigen können. Mit T2-gewichteten Nativsequenzen sind Zysten optimal abzubilden. Sie werden jedoch im wesentlichen zur besseren artdiagnostischen Differenzierung solider Prozesse eingesetzt. Für die Abklärung von Prothesenlecks ist die Nativ-MRT ausreichend. Als Pulssequenzen werden T2-gewichtete Sequenzen mit oder ohne Wassersättigung, die selektive Anregung von Silikon (sog. „silicon only") oder T1-gewichtete Sequenzen mit oder ohne Fettsättigung empfohlen.

Die Untersuchung kann in transversaler, sagittaler oder koronarer Schichtung erfolgen. Die Schichtdicke soll <5 mm betragen. Zum Nachweis multifokaler bzw. multizentrischer Tumorherde werden Schichtdicken von 2 mm empfohlen.

Als paramagnetisches Kontrastmittel (KM) wird Gadolinium-DTPA in einer Dosierung von 0,1–0,2 mmol/kg KG verabreicht. Für die dynamische Untersuchung sind eine Messung vor und mindestens 2 Messungen innerhalb der ersten 5 min nach KM-Applikation vorgeschrieben.

Für die Auswertung empfehlen sich eine standardisierte Fenstereinstellung sowie eine standardisierte Reihenfolge bei der Abbildung der Schichten vor und nach KM-Gabe. Die routinemäßige Anfertigung von Subtraktionsbildern vor und nach KM-Applikation erleichtert das Auffinden fokaler KM-Anreicherungen. Bewegungsartefakte können dabei allerdings die Subtraktion speziell bei geringerer Schichtdicke beeinträchtigen.

Ausschlußkriterien für die MRT sind Herzschrittmacher, spezielle Herzklappen sowie zerebrale Gefäßclips. Selten treten allergische Reaktionen auf das KM auf. Die Untersuchung sollte zwischen dem 5. und 15. Tag des Menstruationszyklus vorgenommen werden. Bei Hormonsubstitution ist der Aussagewert der MRT eingeschränkt.

◆ Diagnostik

Normalbefund

Bei T1-gewichteten Gradientenechosequenzen bildet sich das Fettgewebe der Brust signalreich, das normale Drüsengewebe signalarm ab. Nach KM-Applikation nimmt normales Drüsengewebe ebenso wie Fettgewebe kaum KM auf. Gefäße werden als signalreiche rundliche bzw. bandförmige Strukturen nachweisbar. Bei etwa 50% der Applikationen nimmt die Mamille KM auf. Hormonabhängig kann in der 2. Hälfte des Zyklus bzw. bei älteren Frauen infolge einer Hormonsubstitution eine diffuse oder multifokale KM-Anreicherung auftreten (Abb. 2.12).

Mastopathie

Die Mehrzahl mastopathischer Veränderungen nimmt bei der MRT kein oder nur in geringem Maße KM auf. Bei etwa 30% der Mastopathien ist jedoch eine diffuse, multifokale oder aber fokale KM-Anreicherung zu beobachten. Erfolgt diese frühzeitig und intensiv, so ist MR-tomographisch der Ausschluß einer Neoplasie bzw. die Differentialdiagnose zwischen Mastopathie und Karzinom nicht möglich. Eine Zuordnung zum histologischen Substrat der Mastopathie, d. h. zu regressiven oder aber hyperplastischen Veränderungen, gelingt dabei ebensowenig wie eine Bewertung des individuellen Risikos, an einem Karzinom zu erkranken. Allerdings nimmt die sklerosierende Adenose häufiger als andere Mastopathieformen KM auf und verursacht hierdurch differentialdiagnostische Probleme (Abb. 2.13).

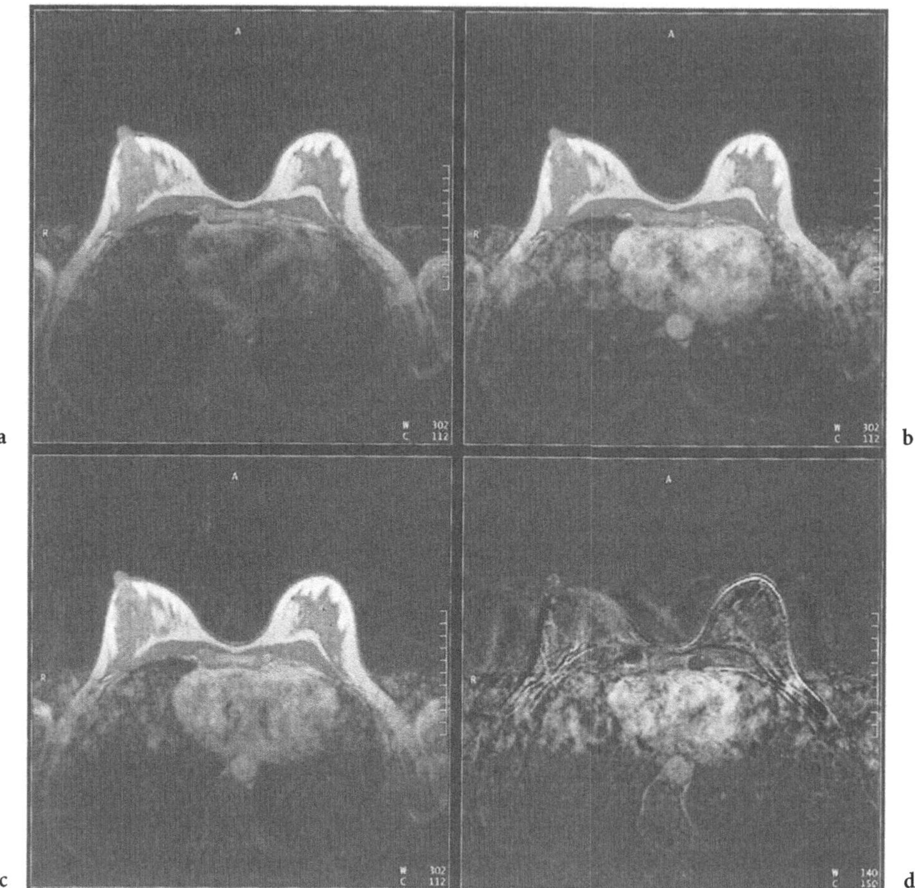

Abb. 2.12a–d. MRT eines normalen Drüsenkörpers. **a–c** Signalreiches helles Fettgewebe und signalärmeres dunkles Parenchym. Bei der dynamischen Untersuchung vor (**a**), 1 min nach (**b**) sowie 5 min nach KM-Gabe (**c**) kaum KM-Aufnahme. In der Subtraktion (**d**) lediglich die KM-gefüllten Gefäße signalreich

Benigne Tumoren

Zysten

Der Nachweis bzw. Ausschluß von Zysten ist keine Indikation zur MRT. Zysten stellen sich jedoch in vielen Fällen als Nebenbefund dar. Bei T2-gewichteten Nativsequenzen haben die glattrandigen Tumoren eine sehr hohe Signalintensität. Im T1-gewichteten Nativbild ist die Signalintensität gering. Blande Zysten nehmen kein KM auf. Spannungszysten bzw. sekundär entzündlich veränderte Zysten können ein deutliches KM-Enhancement der Zystenwand aufweisen. Auch intrazystische Papillome bzw. Karzinome werden durch ihre KM-Aufnahme in der signalarmen Zystenflüssigkeit deutlicher erkennbar (Abb. 2.14).

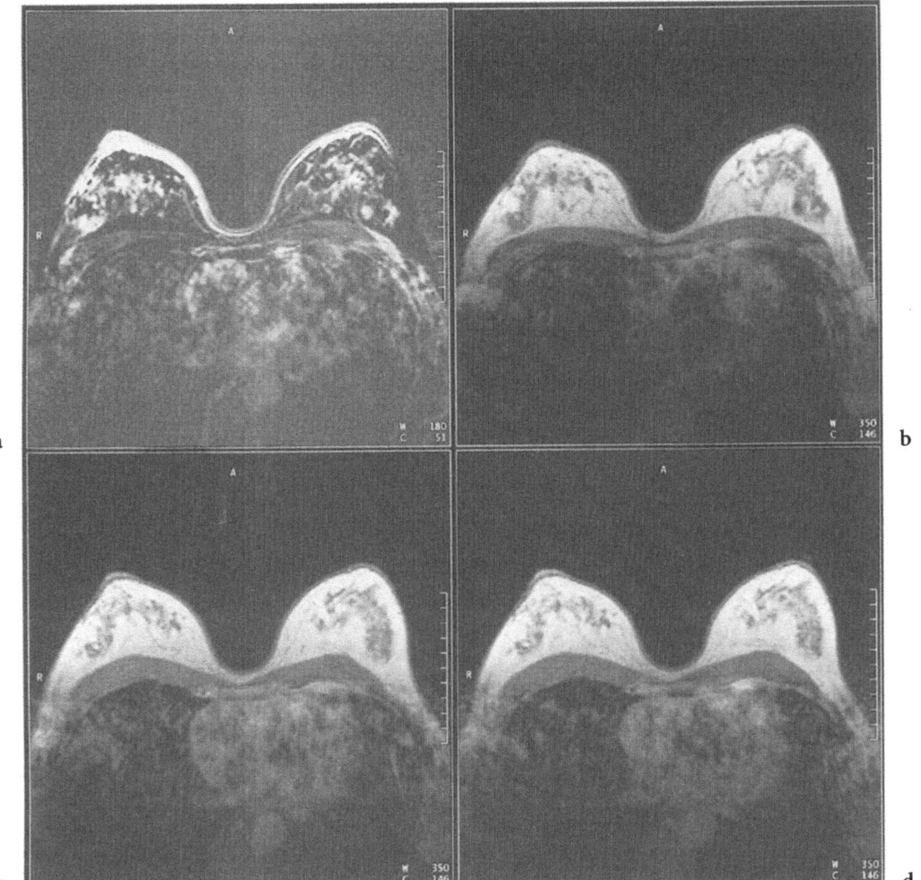

Abb. 2.13a–d. MRT bei Mastopathie. In der Subtraktion (a) multifokale fleckige KM-Anreicherungen. In der dynamischen Untersuchung vor, (b) 1 und (c) 5 min (d) nach KM-Gabe erfolgt diese jedoch protrahiert und nur wenig intensiv

Fibroadenome

Fibroadenome zeigen abhängig vom histologischen Aufbau eine unterschiedliche Signalintensität. Bei nativen T1-gewichteten Sequenzen sind Fibroadenome signalarm. Im T2-gewichteten Nativbild bilden sich jugendliche zellreiche Fibroadenome aufgrund des hohen Wassergehaltes als relativ signalreiche, glatt begrenzte ovale bzw. runde Tumoren ab. Nach KM-Applikation nimmt die Signalintensität mäßig intensiv und protrahiert zu. Bei mukoider Degeneration kann das Enhancement aber auch frühzeitig und intensiv, vergleichbar dem von Karzinomen, ausfallen. Ältere regressiv veränderte Fibroadenome haben hingegen auch bei T2-Wichtung nur eine geringe Signalintensität und nehmen bei der dynamischen Untersuchung kaum KM auf.

Morphologisch ist die Randkontur bei jugendlichen zellreichen Fibroadenomen glatt und wird bei regressiv veränderten Fibroadenomen unregelmä-

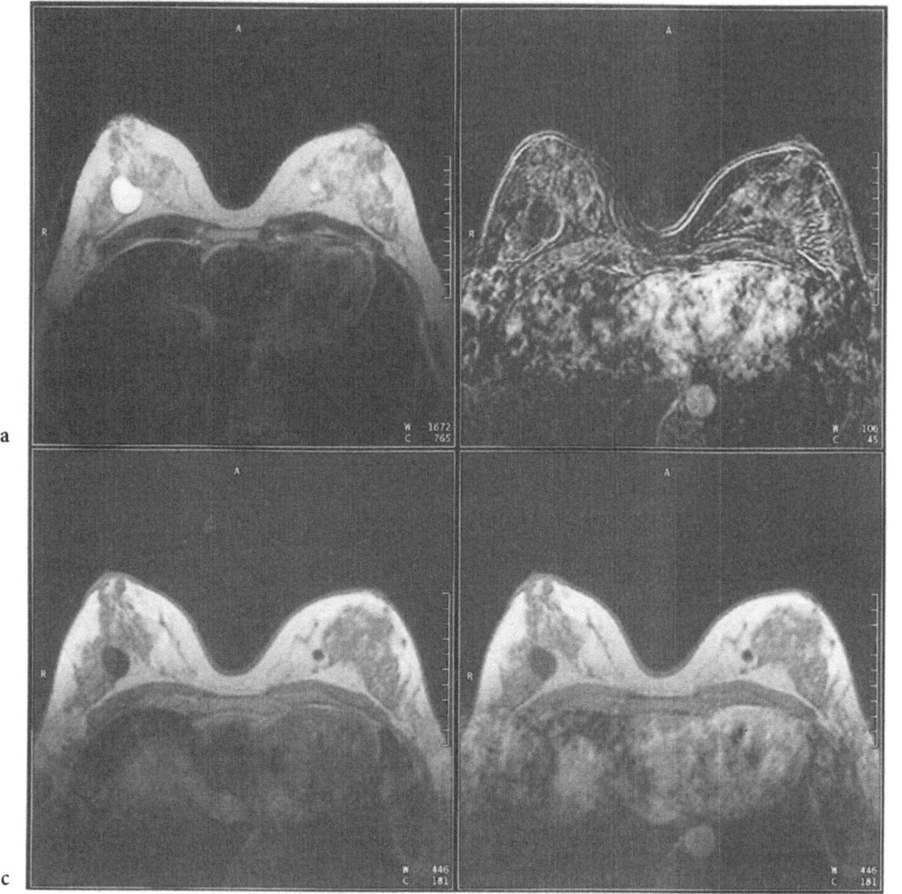

Abb. 2.14 a–d. MRT einer Mammazyste. Bei T2-Wichtung (**a**) hyperintense glattrandige Raumforderung. In der Subtraktion (**b**) keinerlei KM-Aufnahme. Vor (**c**) und (**d**) nach KM-Applikation bei T1-Wichtung hypointense glattrandige Raumforderung ohne Enhancement

ßiger. Nach KM-Applikation werden häufig Septierungen erkennbar. Ein ringförmiges Enhancement spricht gegen ein Fibroadenom (Abb. 2.15).

Papillome

Da bei einer Sekretion meist eine diffuse KM-Aufnahme erfolgt, ist die Abklärung einer Sekretion keine Indikation zur MRT. Kleine Papillome sind MR-tomographisch selten nachweisbar. Größere sklerosierte Papillome nehmen kein KM auf und sind differentialdiagnostisch von regressiv veränderten Fibroadenomen nicht zu unterscheiden. Nicht sklerosierte Papillome können hingegen wie das juvenile zellreiche Fibroadenom intensiv KM anreichern.

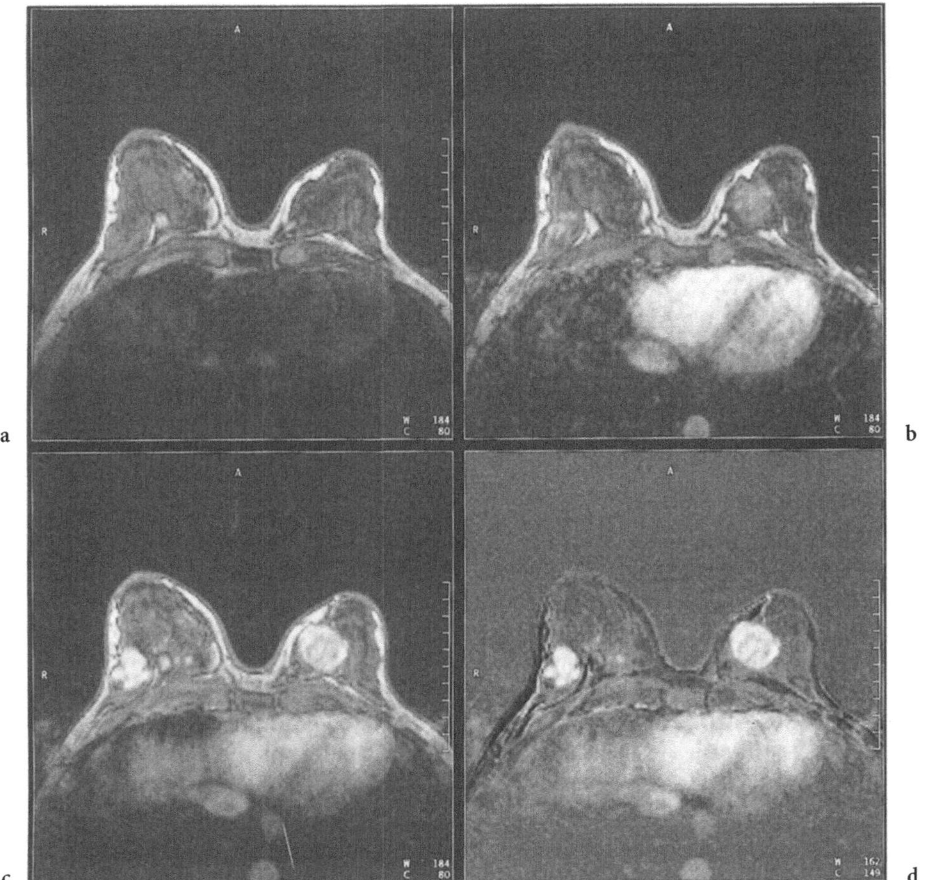

Abb. 2.15 a–d. Multiple Fibroadenome beider Mammae; bds. teils lobulierte, teils rundliche mäßig intensiv KM-aufnehmende Raumforderungen (vor (a), 1 (b) und 3 min (c) nach KM-Gabe; Subtraktionsaufnahme (d))

Lipome

Lipome sind keine Indikation zur MRT. Kommen sie zufällig als Nebenbefund zur Darstellung, so ist die Signalintensität vor und nach KM-Gabe identisch und hoch. Die bindegewebige Kapsel nimmt ebenfalls kein KM auf.

Adenofibrolipome

Auch Adenofibrolipome sind primär keine Indikation zur MRT. Im übrigen nimmt ihr drüsiger Anteil entsprechend dem benachbarten Drüsengewebe kaum, bei mastopathischem Umbau ggf. deutlich KM auf. Die Kapsel ist vor und nach KM-Gabe signalarm.

Lymphknoten

Kleinere intramammäre Lymphknoten zeigen bei der dynamischen Untersuchung eine verspätete KM-Aufnahme. Entzündlich oder metastatisch veränderte Lymphknoten können jedoch intensiv KM anreichern.

Zystosarkome

Zystosarkome nehmen unterschiedlich intensiv KM auf. Die KM-Anreicherung kann zudem homogen oder inhomogen, ggf. ringförmig sein. Die Diagnose wird in Analogie zur Mammographie zumeist aufgrund der Ausdehnung des Tumors vermutet. Allerdings ist die MRT besser als die Mammographie dazu geeignet, die häufig monströsen Tumoren in ihrer Ausdehnung und Begrenzung zur Brustwand hin abzubilden.

Andere benigne Erkrankungen

Entzündungen, Abszesse

Diffuse entzündliche Prozesse reichern bei der MRT das KM je nach ihrer entzündlichen Aktivität an, d. h. im akuten Stadium erfolgt eine frühzeitige und intensive, bei chronischen Stadien eher eine protrahierte und geringere KM-Aufnahme. Speziell im akuten Stadium ist daher das Anreicherungsverhalten identisch mit dem inflammatorischer Karzinome. Eine MR-tomographische Differentialdiagnose hierzu ist nicht möglich. Abgekapselte Abszesse bilden sich nativ als signalarme, mäßig scharf begrenzte Raumforderung ab. Die Kapsel reichert intensiv KM an, während Einschmelzungen signalarm bleiben.

Maligne Tumoren

Karzinome

Der Stellenwert der MRT zum Nachweis von In-situ-Karzinomen ist bislang nicht ausreichend geklärt. Mit der MRT sind etwa 50% der duktalen In-situ-Karzinome aufgrund einer vermehrten KM-Anreicherung nachzuweisen. Zumeist handelt es sich um Komedokarzinome. Die Unterscheidung von der Mastopathie kann aber sowohl bei fokalen als auch bei multifokalen Läsionen problematisch sein. Dies gilt ebenfalls für lobuläre In-situ-Karzinome. Die bisherigen Ergebnisse lassen allerdings vermuten, daß lobuläre In-situ-Karzinome häufiger mit der MRT als mit der Mammographie erkannt werden.

Invasive Karzinome zeigen bei der MRT zu über 90% ein fokales Enhancement. Die in der T1-gewichteten Nativsequenz signalarmen Läsionen nehmen nach KM-Applikation frühzeitig und intensiv KM auf. Bei der Mehrzahl der Karzinome folgt auf das frühe Enhancement ein langsamer Abfall der Signalintensität (sog. „wash out“), seltener ein Plateau. Etwa 10% der Karzinome nehmen aber nur protrahiert und mäßig intensiv KM auf. Dieses Anreicherungsverhalten findet sich häufiger bei lobulären als bei duktalen Karzinomen. Ist das Enhancement ringförmig, so weist dies zusätzlich auf die maligne Genese hin.

Zusätzlich zur KM-Dynamik ist eine morphologische Beurteilung möglich. Es finden sich unregelmäßig begrenzte, sternförmige oder noduläre Tumoren. Noduläre Tumoren, die bei der T2-Wichtung eine hohe Signalintensität aufweisen, sind histologisch überwiegend muzinös. Bei diffusem Karzinomwachstum mit diffuser KM-Anreicherung ist die Differentialdiagnose zur Mastopathie häufig nicht möglich. Desgleichen sind inflammatorische Karzinome mit diffuser Anreicherung nicht von einer entzündlichen Mastitits zu unterscheiden (Abb. 2.16).

Sekundär maligne Tumoren

Intramammäre Metastasen stellen sich im T1-gewichteten Nativbild als rundliche, signalarme Läsionen dar. Nach KM-Applikation reichern sie dieses häufig ringförmig an.

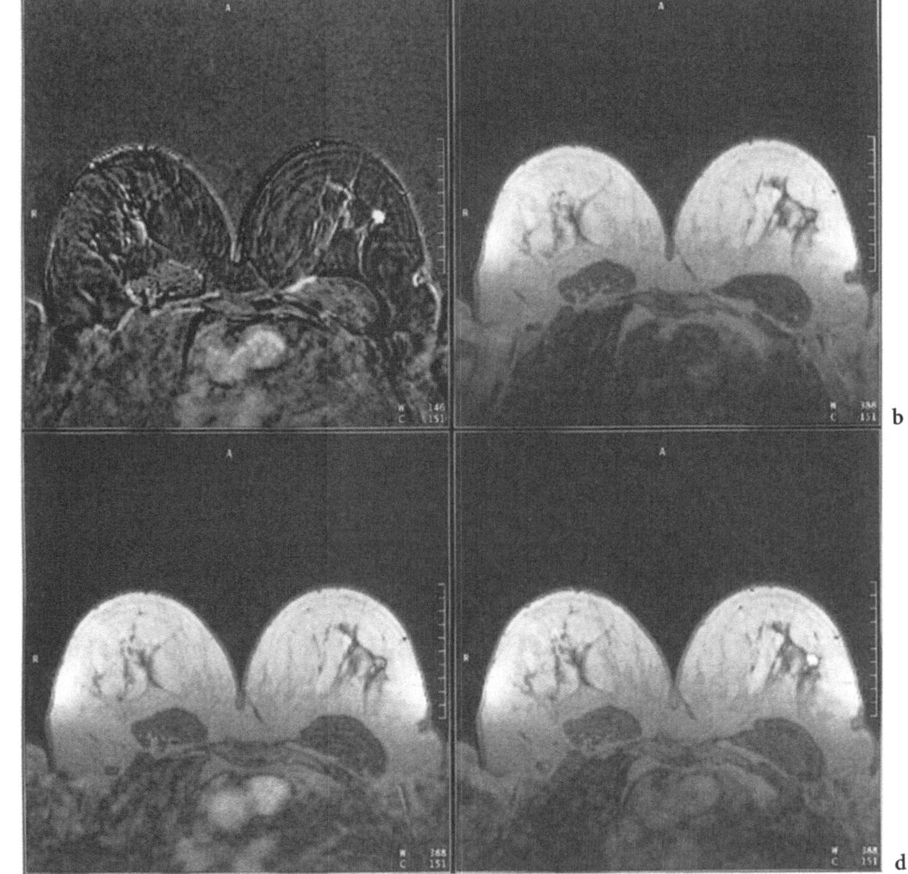

Abb. 2.16 a–d. Mammakarzinom links. In der Subtraktion (**a**) links außen fokale unscharf begrenzte KM-Aufnahme. Bei der dynamischen Untersuchung vor (**b**) 1 (**c**) und 3 min (**d**) p. i. frühzeitig und intensiv KM-aufnehmende Läsion links außen

Rezidive

Rezidive nehmen ähnlich wie Primärtumoren frühzeitig KM auf. Innerhalb narbiger Veränderungen nach brusterhaltender Therapie sind Rezidive wegen des unterschiedlichen Signalverhaltens mit der MRT frühzeitig nachweisbar. Allerdings ist in den ersten 12–18 Monaten nach Therapieabschluß mit einem generell erhöhten KM-Enhancement der operierten und bestrahlten Brust zu rechnen, so daß in dem genannten Zeitraum der Nachweis bzw. Ausschluß eines Rezidivs mit Hilfe der MRT nur eingeschränkt möglich ist.

Postoperative Befunde

Narben

Frische Narben reichern deutlich KM an. Das KM-Enhancement nimmt im weiteren Verlauf jedoch an Intensität ab, so daß nach etwa 6 Monaten im allgemeinen keine KM-Aufnahme mehr erfolgt. Bei einem geringen Prozentsatz von Narben wird über einen längeren Zeitraum ein Enhancement beobachtet. Dies gilt auch für Narbengranulome, bei denen überwiegend keine KM-Anreicherung erfolgt.

Serome, Hämatome

Serome und Hämatome zeigen im Nativbild je nach Alter und Zusammensetzung der Serom- bzw. Hämatomflüssigkeit eine unterschiedliche Signalintensität. Ihre Kapsel nimmt ebenfalls mit sehr unterschiedlicher Intensität KM auf.

Fettgewebsnekrosen, Ölzysten

Frische Fettgewebsnekrosen nehmen intensiv KM auf und sind differentialdiagnostisch nicht vom Karzinom zu unterscheiden. Ölzysten haben vor und nach KM-Applikation eine hohe Signalintensität. Ihre Wand kann randständig KM anreichern.

Plastiken

Die MRT ist die am besten geeignete Methode zur Darstellung von Silikonplastiken. Aufgrund der schichtweisen Abbildung ist bei umschriebener KM-Aufnahme der Nachweis eines Karzinoms bei Vergrößerungsplastik, insbesondere aber eines Rezidivs bei Aufbauplastik zuverlässiger möglich als mit der Mammographie und Sonographie. Allerdings können Granulome ebenfalls KM anreichern.

Für den Nachweis einer intra- oder extrakapsulären Ruptur ist die Nativ-MRT ausreichend. Hierzu eignet sich eine Reihe spezieller Sequenzen (s. unter „Untersuchungstechnik“). Auf eine Ruptur weisen dabei indirekt Zeichen hin, die durch Fältelung der Plastikwand (Linguini-, Teardrop-, Reverse-C-Zeichen) oder durch Mischung ihres Inhalts („salad-and-oil sign“) entstehen.

Als direkter Hinweis auf eine Ruptur ist der Nachweis von Silikon im Parenchym zu werten, wobei die Signalintensität von der Sequenz abhängt.

◆ Interventionelle Maßnahmen

Spezielle Spulen, die die gezielte Biopsie und Lokalisation MR-tomographisch nachgewiesener suspekter Befunde ermöglichen, sind derzeit erst in Entwicklung. Fokale, ausschließlich mit der MRT nachgewiesene Läsionen können nach einer erneuten KM-MRT lokalisiert werden. Nach Markierung mittels einer auf der Haut angebrachten Nitrokapsel wird hierzu in entsprechender Position ein MRT-geeigneter Markierungsdraht plaziert.

2.1.6 Untersuchungsablauf der bildgebenden Mammadiagnostik

Im Rahmen der Vorsorge zur Früherkennung des Mammakarzinoms wird eine Basismammographie um das 35. Lebensjahr empfohlen. Ab dem 40. Lebensjahr sind bei unauffälligem klinischem Befund mammographische Kontrollen in 2jährigem, ab dem 50. Lebensjahr – bei Risikopatientinnen bereits früher – in einjährigem Abstand angeraten. Bei Hochrisikopatientinnen mit mehrfach positiver Familienanamnese und positiver Genanalyse (BRCA-1- und -2-Gen) wird empfohlen, mit der jährlichen mammographischen Untersuchung mindestens 5, besser 10 Jahre vor dem Alter zu beginnen, in dem ein Familienmitglied frühestens am Mammakarzinom erkrankte. Zusätzlich sind in diesem Fall bereits vor dem 30. Lebensjahr regelmäßige sonographische Untersuchungen angeraten. Über den Einsatz bzw. die Intervalle der MRT bei der Hochrisikopatientin ist die Meinungsbildung derzeit noch nicht abgeschlossen.

Neueren Ergebnissen von Screeninguntersuchungen in Schweden zufolge ist eine jährliche Mammographie bereits zwischen dem 40. und 50. Lebensjahr angeraten. Durch dieses Vorgehen konnte die Mortalität des Mammakarzinoms auch bei jüngeren Frauen reduziert werden, wie dies bislang nur bei Frauen über 50 Jahren belegt werden konnte.

In der Diagnostik, d. h. beim klinischen Befund etwa eines tastbaren Knotens, wird bei Frauen unter 30 Jahren primär eine Sonographie durchgeführt. Überwiegend gelangen in dieser Altersgruppe Fibroadenome zur Abklärung. Beim Nachweis eines homogen echoarmen glatt begrenzten Tumors, d. h. bei einem sonographisch für ein Fibroadenom typischen Bild, sollte im Einzelfall entschieden werden, ob eine weitere sonographische Verlaufskontrolle ausreicht oder aber ob, z. B. bei einer Größenzunahme, eine weitere Abklärung durch Punktion oder Biopsie vorzuziehen ist. Beim sonographischen Nachweis einer Zyste, d. h. einer echofreien Raumforderung mit glatter Randkontur und distaler Schallverstärkung, kann eine Punktion unterbleiben, sofern intrazystisch keine Binnenechos bzw. soliden Veränderungen nachzuweisen sind.

Bleibt der Befund sonographisch unklar, so ist anschließend auch bei jungen Frauen eine Mammographie vorzunehmen, um andere pathologische Veränderungen auszuschließen. Üblicherweise wird mit einer Ebene, meist der mediolateralen Schrägaufnahme begonnen und ggf. zusätzlich die kraniokaudale Ebene angeschlossen. Hierzu ist anzumerken, daß bei Frauen unter 30 Jahren mit Mammakarzinom trotz eines dichten Drüsenkörpers in 80% der Fälle mammographisch ein suspekter Befund zu erheben ist, in über 50% sind Mikroverkalkungen nachweisbar, die somit auch bei jungen Frauen richtungsweisend für die Diagnose eines Karzinoms sind.

Bei Frauen über 30 Jahren wird bei klinischem Befund primär eine Mammographie bds. durchgeführt. In bestimmten Fällen sind Zusatzprojektionen (z. B. Kompressionsaufnahmen, tangentiale Aufnahmen, Vergrößerungsaufnahmen) erforderlich, um eine weitgehende mammographische Abklärung zu erzielen. Erst im Anschluß daran wird bei einem bezüglich der Artdiagnose weiterhin unklaren Krankheitsbild zusätzlich die Sonographie eingesetzt. Sie ist speziell dann indiziert, wenn der Drüsenkörper dicht oder aber mastopathisch ist und die Mammographie allein den Ausschluß eines pathologischen Prozesses nicht ausreichend garantiert.

Legt der Tastbefund bzw. der Nachweis einer glatt begrenzten Raumforderung in der Mammographie aufgrund des sonographischen Bildes den Verdacht auf eine Zyste nahe, ist keine weitere Abklärung erforderlich, sofern sämtliche Kriterien der Zyste erfüllt sind, d. h. eine scharf begrenzte echofreie Raumforderung mit distaler Schallverstärkung nachgewiesen wird. Bei Binnenechos sollte die Punktion, bei einem intrazystischen soliden Prozeß primär die Biopsie erfolgen. Auf die Pneumozystographie kann weitgehend verzichtet werden. Sie ist jedoch dann angeraten, wenn in der Umgebung der Zyste Veränderungen, z. B. Verkalkungen, besser dargestellt werden sollen. Die Luftinsufflation kann darüber hinaus aus therapeutischen Erwägungen vorgenommen werden, da sich Zysten hierdurch teilweise zurückbilden können.

Ist bei tastbarem Knoten bzw. mammographisch glatt begrenztem Tumor im Sonogramm eine homogen echoarme Raumforderung mit glatter Randkontur nachzuweisen, so ist in erster Linie ein Fibroadenom wahrscheinlich. Da z. B. muzinöse oder medulläre Karzinome ebenfalls glattrandig sein können, sind sie mit letzter Sicherheit nicht auszuschließen, obgleich muzinöse Karzinome eher echoreicher bzw. medulläre echoärmer als Fibroadenome sind. Schließlich ist auch mit der MRT keine endgültige Klärung zu erzielen, da einerseits mukoid degenerierte Fibroadenome intensiv KM anreichern, andererseits Karzinome ein protrahiertes Enhancement zeigen können. Inwieweit daher eine Verlaufskontrolle unter mammographisch-sonographischer Beobachtung ausreicht bzw. der Feinnadelpunktion, Stanzbiopsie oder Probeexstirpation der Vorzug zu geben ist, muß im Einzelfall aufgrund der Anamnese, des klinischen sowie mammographischen und sonographischen Befundes entschieden werden.

Beim klinischen Befund und/oder Nachweis einer sternförmigen Verschattung ist die Diagnose eines Karzinoms am wahrscheinlichsten, sofern nicht in entsprechender Lokalisation bereits eine Probeexzision durchgeführt worden ist, so daß differentialdiagnostisch eine Narbe in Betracht käme. Die Sonographie ist beim „klassischen“ Szirrhus nicht unbedingt erforderlich, wird wegen der zuverlässigen Größenbestimmung jedoch additiv eingesetzt. Ist nach Probeexzision differentialdiagnostisch eine Narbe nicht auszuschließen, so kann eine MRT zur Klärung führen, da bei Narben im Gegensatz zum Karzinom keine KM-Aufnahme erfolgt. Voraussetzung ist, daß eine Probeexzision mindestens 3–6 Monate zurückliegt bzw. eine brusterhaltende Therapie mindestens 12–18 Monate vorher abgeschlossen wurde.

Bei flächig unscharfen Verschattungen, die im Sonogramm meist ebenfalls uncharakteristisch sind, wird zur Differentialdiagnose Karzinom oder Mastopathie zunehmend die MRT eingesetzt. Da einerseits Karzinome protrahiert KM aufnehmen, andererseits Mastopathien ein intensives KM-Enhancement zeigen, ist jedoch auch mit der MRT selten eine endgültige Klärung zu erzielen. Auch in diesem Fall ist abhängig von der Anamnese, dem klinischen Befund und der apparativen Diagnostik eine Verlaufskontrolle bzw. eine weitere Abklärung durch eine Feinnadelpunktion, Stanzbiopsie oder Exzisionsbiopsie notwendig. Speziell bei klinisch auffälligem Befund mit uncharakteristischem Mammogramm bzw. Sonogramm sollte das Vorgehen eingehend mit der Patientin besprochen werden, da mehr noch als bei den oben beschriebenen Veränderungen, z. B. glatt begrenzten Rundherden, letztlich ein sicherer Malignomausschluß nur durch Probeexzision möglich ist.

Bei Nachweis von Verkalkungen ermöglicht eine zusätzliche Vergrößerungsaufnahme ihre bessere morphologische Beurteilung. Handelt es sich um Kalkmilchzysten oder monomorph runde und dichte, gleichmäßig große Verkalkungen einer sklerosierenden Adenose, bedürfen diese keiner weiteren Abklärung, ggf. kann bei letzteren eine Stanzbiopsie die histologische Bestätigung bringen. Multilokuläre, einzelständige Verkalkungen sollten kontrolliert werden. Generell ist bei Kontrolluntersuchungen eine einmalige, vorgezogene Verlaufskontrolle in 6 Monaten und eine weitere Kontrolluntersuchung im 1-Jahres-Abstand angeraten. Bei gruppierten polymorphen Verkalkungen ist, insbesondere beim Auftreten von Linien- oder Astformen, die Probeexzision nach vorheriger Lokalisation durchzuführen. Wie vorher bei den uncharakteristischen Verschattungen sollte bei der Vielzahl der Verkalkungen, die morphologisch zwar eher mastopathischer Genese sind, mit letzter Sicherheit aber nicht eingeordnet werden können, das Für und Wider einer Probeexzision bzw. Verlaufskontrolle in enger Absprache mit der Patientin erfolgen.

Bei jeder neu auftretenden Sekretion, insbesondere wenn sie einseitig oder blutig ist sowie bei suspekter Zytologie, ist eine Galaktographie durchzuführen, um intraduktale Veränderungen zu lokalisieren. Trotz negativem Galaktographieergebnis ist bei blutiger Sekretion oder suspekter Zytologie die gezielte Milchgangsexzision indiziert, so daß der galaktographische Befund Einfluß auf das therapeutische Procedere hat.

In der Nachsorge nach brusterhaltender Therapie wird zur besseren differentialdiagnostischen Unterscheidung von Narbe und Rezidiv auch im weiteren Verlauf in den ersten 2 Jahren die halbjährliche mammographische Kontrolle der erkrankten Brust empfohlen. Postoperative Hämatome und Serome sind sonographisch zu kontrollieren. Bei klinischem oder mammographischem Verdacht auf ein Rezidiv bzw. bei differentialdiagnostischen Schwierigkeiten in der Unterscheidung von Narbe und Rezidiv ist eine MRT indiziert. Die MRT empfiehlt sich zusätzlich zur Sonographie auch ohne vorherige Mammographie, wenn bei einer Aufbauplastik ein klinischer Befund neu auftritt.

Bei invasiven Karzinomen wird in aller Regel eine axilläre Lymphonodektomie durchgeführt. Diese dient der Abklärung einer möglichen Metastasierung, da nicht vergrößerte Lymphknoten eine lymphogene Metastasierung nicht ausschließen bzw. vergrößerte Lymphknoten nicht zwangsläufig durch eine Metastasierung verursacht sind. Gegebenenfalls kann in der präoperativen Diagnostik eine orientierende Sonographie der Axilla durchgeführt werden. Eine CT bzw. MRT ist lediglich dann indiziert, wenn z. B. bei medialem Tumorsitz der Nachweis retrosternaler Lymphknoten eine Änderung der Therapie zur Folge hätte.

Perioperativ wird bei einem neu diagnostizierten Mammakarzinom ein Staging auf hämatogene Metastasen durchgeführt. Hierzu zählen die Thoraxuntersuchung in 2 Ebenen, die Lebersonographie und die Skelettszintigraphie. In der Nachsorge werden – außer bei entsprechenden neu auftretenden klinischen Beschwerden – diese Untersuchungen nicht mehr regelhaft durchgeführt, da sich statistisch gezeigt hat, daß der Nutzen in keiner Relation zu den Kosten steht und sich die Prognose quoad vitam durch die frühere Therapie nicht verbessert. Nach wie vor wird jedoch als einzige apparative Diagnostik in der Nachsorge eine jährliche Mammographie empfohlen, um einen kontralateralen Zweittumor frühzeitig diagnostizieren zu können.

2.1.7 Bewertung der Methoden[1]

Mammographie

Die Mammographie ist die Basisuntersuchung bei Patientinnen mit klinisch auffälligem Befund, mit Ausnahme von Frauen unter 30 Jahren. Sie ist die einzige Untersuchung, die bislang zum Screening eingesetzt wird. Die in der Literatur veröffentlichten Ergebnisse sind sehr unterschiedlich und nur bedingt vergleichbar, da sie abhängig sind von der Selektion der untersuchten Frauen. Außerdem findet die teilweise unterschiedliche Technik, mit der die Mammographie durchgeführt wurde, speziell die technische Weiterentwicklung der Methode, z. B. die Rastermammographie und moderne Film-Folien-Systeme, keine Berücksichtigung. Gerade die für Frauen unter 50 Jahren veröffentlichten Ergebnisse – z. B. des in den USA durchgeführten HIP (Health Insurance Plan of Greater New York) und des BCDDP (Breast Cancer Detection and Demonstration Project) – sind daher nicht vergleichbar mit den Ergebnissen, die für neuere Screeninguntersuchungen in Kanada, Schweden, den Niederlanden und Großbritannien veröffentlicht wurden.

So ist es aufgrund neuerer Ergebnisse inzwischen wahrscheinlich, daß mit moderner mammographischer Technik bei regelmäßigem jährlichem Screening auch bei Frauen unter 50 Jahren ähnlich gute Ergebnisse wie bei Frauen

[1] Infolge der Vielzahl wissenschaftlicher Veröffentlichungen zu den einzelnen Themenbereichen wurde auf eine detaillierte Aufstellung einzelner Literaturstellen verzichtet. Zur besseren Übersicht wird auf folgende Fachbücher verwiesen, die eine umfassende Auflistung der wichtigsten wissenschaftlichen Arbeiten beinhalten: Barth 1994; Heywang-Köbrunner u. Beck 1996; Heywang-Köbrunner u. Schreer 1996; Leucht u. Madjar 1995; Tabar u. Dean 1985.

über 50 Jahren zu erzielen sind. Beim mammographischen Screening beträgt die Sensitivität etwa 80–90%. Hierdurch wird eine Reduktion der Mortalität von mindestens 30% erzielt. Die Spezifität der Mammographie beträgt jedoch nur etwa 70% und der positive Vorhersagewert nur etwa 60%. Weitere Kritikpunkte der Mammographie sind der Anteil an falsch-negativen Befunden, der auch in guten Screeningzentren etwa 10% beträgt, sowie die Zahl der falsch-positiven Befunde, die zu zusätzlichen Biopsien mit histologisch gutartigem Ergebnis führen. Die Biopsierate beträgt dabei sehr unterschiedlich etwa 1:1,5 bis 1:10. Abgesehen von der Erfahrung des Untersuchers und der Selektion der Frauen ist die Biopsierate davon abhängig, ob z. B. ein aggressives Vorgehen beabsichtigt ist, weil sich mit höherer Biopsierate die absolute Zahl der diagnostizierten Frühkarzinome erhöht. Diese verdoppelt sich bei einer Biopsierate von 1:10 gegenüber einer Biopsierate von 1:3. Nicht zuletzt wird nach wie vor auch die Strahlenbelastung des Drüsenkörpers durch die Mammographie sehr kontrovers diskutiert, obwohl sie seit Einführung der Mammographie um mehr als den Faktor 10 reduziert werden konnte.

Sonographie

Die Sonographie hat ihren festen Stellenwert in der Diagnostik bei klinischem Befund, aber negativem Mammogramm; bei jungen Frauen wird sie auch ohne Mammographie durchgeführt. Sie ist außerdem die Methode der Wahl zur Unterscheidung von liquiden und soliden Tumoren bei klinisch auffälligem Befund bzw. Nachweis einer Raumforderung im Mammogramm. Mit Hilfe der Sonographie ist jedoch die Mehrzahl der In-situ-Karzinome nicht darzustellen. Auch bei Tumoren <1 cm ist sie zu etwa 30% falsch-negativ. Hingegen wird der Prozentsatz der mammographisch nicht nachweisbaren invasiven Karzinome durch additiven Einsatz der Sonographie reduziert, sodaß die Sensitivität auf etwa 95% gesteigert werden kann. Gleichzeitig verringert sich jedoch die Spezifität, so daß die Biopsierate noch ungünstiger wird. Analog zur Mammographie resultieren gerade bei dichten mastopathischen Mammae, bei denen die Sonographie empfohlen wird, in hohem Maße unklare Befunde, die weitere Biopsien zur Folge haben.

Darüber hinaus ist die Differentialdiagnose zwischen benignem und malignem solidem Tumor sonographisch, auch bei Berücksichtigung der sonographischen Kriterien benigner und maligner Prozesse, nur mit Vorbehalt möglich. Da die Untersuchung zudem sehr von der Erfahrung des Untersuchers abhängt und v. a. die Probleme der Dokumentation und Reproduktion nach wie vor nicht gelöst sind, ist der Einsatz der Sonographie zum Screening bislang nicht möglich.

Computertomographie

Die CT bleibt in der Primärdiagnostik des Mammakarzinoms aufgrund der Strahlenbelastung wenigen Fragestellungen vorbehalten, z. B. der Abklärung einer Brustwandinfiltration, sofern eine MRT nicht durchführbar ist.

Magnetresonanztomographie

Für die MRT gilt analog, daß die Sensitivität bei In-situ-Karzinomen nur etwa 60% beträgt. Bei invasiven Karzinomen liegt die Sensitivität dagegen über 90% und ist damit höher als die der Mammographie. Die Spezifität wird unterschiedlich mit 30–70% angegeben, sie ist also geringer als die der Mammographie. Die Ergebnisse beziehen sich jedoch bislang ausschließlich auf die Untersuchung symptomatischer Frauen in der Diagnostik, d. h. bei klinisch oder mammographisch auffälligem Befund. Es ist davon auszugehen, daß sich bei Einsatz der MRT auch bei klinisch asymptomatischen Frauen die Sensitivität und Spezifität im Vergleich zu der der Mammographie weiter verschlechtert. Des weiteren sind in der Differentialdiagnose benigne und maligne Prozesse nur mit Einschränkungen zu unterscheiden, wenngleich der positive Vorhersagewert über dem der Sonographie liegt.

Der Einsatz der MRT bleibt daher vorerst trotz der hohen Sensitivität bei invasiven Karzinomen überwiegend auf postoperative Fragestellungen beschränkt. Im Vergleich zur Sonographie ist mit der MRT eine reproduzierbare Dokumentation möglich. Die Methodik ist inzwischen weitgehend standardisiert.

Die grundsätzliche Problematik beim additiven Einsatz von Sonographie und MRT bzw. anderer Verfahren liegt darin, daß die Sensitivität zwar bis annähernd 100% zu steigern ist, die Spezifität sich aber verschlechtert. Wünschenswert wäre daher eine bildgebende Methode, mit der im Vergleich zu den bisherigen Verfahren eine höhere Spezifität zu erreichen ist. Die bisherigen Erfahrungen deuten aber darauf hin, daß sich grundsätzlich mit jedem Einsatz eines neuen Verfahrens das Ungleichgewicht zwischen Sensitivität und Spezifität weiter vergrößert. Daher sollten sinnvolle Strategien entwickelt werden, die Kosten-Nutzen-Risiko-Berechnungen, wie sie z. B für die Mammographie vorliegen, für jede neue Methode vor einem größeren Einsatz vorab aufzustellen.

2.2 Regionäre Lymphknoten

A. Stäbler

Ein Befall regionärer Lymphknoten tritt primär in den Lymphabflußwegen der Axilla und des vorderen Mediastinums auf. Die axillären Lymphknotenstationen werden im Rahmen der operativen Behandlung des Primärtumors routinemäßig abgeklärt. Eine gezielte bildgebende Diagnostik im Bereich der Axilla ist daher selten klinisch erforderlich. Intramammäre und axilläre Lymphknotenmetastasen sind oft bereits auf schrägen mammographischen Projektionen dargestellt.

2.3 Fernmetastasen

A. Stäbler

Neben lokoregionären Lymphknoten können auch supraklavikuläre und zervikale Lymphknoten frühzeitig befallen sein. Diese wie auch mediastinale und abdominelle Lymphknotenmetastasen werden zuverlässig mit der CT erfaßt. Auch hier bietet die MRT gute Möglichkeiten, wenngleich die Erkennbarkeit und Abgrenzbarkeit insbesondere der mediastinalen und abdominalen Lymphknotenmetastasen von den jeweils verwendeten Meßsequenzen abhängig sind.

Hämatogene Metastasen beim Mammakarzinom betreffen das Skelett, die Leber, die Lunge und das zentrale Nervensystem (ZNS). In seltenen Fällen können auch mediastinale und abdominale Lymphknoten im Rahmen einer hämatogenen Metastasierung mitbeteiligt sein.

2.3.1 Skelettmetastasen

Beim Mammakarzinom treten die ersten Metastasen in der Regel im Skelettsystem auf. Aufgrund der guten Durchblutung des hämatopoetisch aktiven roten Knochenmarks findet sich der überwiegende Anteil der Knochenmetastasen im blutbildenden Mark des Körperstammes. Metastasen in peripheren Skelettabschnitten treten auf, wenn im Rahmen einer Knochenmarkkarzinose eine Markexpansion in periphere Skelettabschnitte und eine Rekonversion von Fettmark in rotes Knochenmark stattfinden. Seltener manifestieren sich Metastasen in den kortikalen Knochenabschnitten. Die häufigsten Komplikationen von Skelettmetastasen sind pathologische Frakturen, die im Bereich der Wirbelsäule zu schwerwiegenden neurologischen Schäden bis hin zur Querschnittssymptomatik führen können.

◆ Konventionelle Röntgenaufnahmen

Röntgenübersichtsaufnahmen werden mit herkömmlichen Film-Folien-Kombinationen und in zunehmendem Maße mit digitalen Phosphorspeicherfolien angefertigt. Die Röntgenuntersuchung erfolgt bei lokalen Schmerzen oder zur genaueren Differenzierung einer skelettszintigraphisch nachgewiesenen, differentialdiagnostisch unklaren Mehrspeicherung. Als Differentialdiagnose zu einer Skelettmetastasierung müssen in erster Linie degenerative Veränderungen abgegrenzt werden. Wünschenswert sind auch Übersichtsaufnahmen zur Abschätzung einer möglichen Frakturgefährdung einer bekannten Osteolyse. Einschränkend sei jedoch angemerkt, daß eine zuverlässige und sichere Aussage über eine Frakturgefahr durch keines der verfügbaren bildgebenden Verfahren möglich ist.

Ähnlich dem Plasmozytom kann das metastatische Tumorgewebe bei Knochenbefall eines Mammakarzinoms unterschiedliche Erscheinungsformen aufweisen. Am häufigsten sind fokale Tumoransammlungen (Stäbler et al. 1996). Ebenfalls können häufig schon frühzeitig maligne Zellen im Knochenmark nachgewiesen werden, ohne daß sich eine Knochenmetastasierung manifestiert hat. Die Zellen können sich kontinuierlich ausbreiten und zu einer Knochenmarkkarzinose mit diffuser Infiltration des Markraums von Knochen oder der Wirbelsäule führen. Als Zwischenstadium ist eine permeative Manifestation beim Mammakarzinom bekannt. Neben osteodestruktiven, osteolytischen Metastasen können beim Mammakarzinom Knochenmetastasen auch als primär osteoplastische Metastasen manifest werden (Janicek u. Shaffer 1995). Stellt sich eine Knochenmetastase im Röntgenbild osteosklerotisch dar, handelt es sich jedoch in der überwiegenden Zahl der Fälle um Therapieeffekte. Die Metastasen waren dann in der Regel auf den vorausgegangenen Röntgenbildern nicht zu erkennen und wurden erst durch die nach Chemo- oder Hormontherapie eintretenden Rekalzifizierungsprozesse im Röntgenbild sichtbar (Abb. 2.17). Ebenfalls kann nach einer perkutanen Strahlentherapie oft eine Sklerosierung der Metastasen beobachtet werden.

◆ Computertomographie

Durch die CT ist eine überlagerungsfreie Darstellung von Knochenläsionen in axialer Schichtorientierung möglich. Vor allem nach spiralförmiger Datenakquisition sind hochaufgelöste sekundäre Rekonstruktionen in den ergänzenden Ebenen möglich. Neben einer genauen Darstellung kortikaler und spongiöser Knochenstrukturen ist auch eine Markrauminfiltration durch eine erhöhte Knochenmarkdichte darstellbar. Die CT ist auch heute noch eine zuverlässige Methode zur weiterführenden Abklärung unklarer röntgenologischer oder szintigraphischer Befunde. Ihre Rolle in der Knochenmetastasendiagnostik tritt aber gegenüber der MRT zunehmend in den Hintergrund. In MR-tomographisch unübersichtlichen Regionen wie den Wirbelbögen, den Gelenkfortsätzen der kleinen Wirbelgelenke oder im Rippenbereich kann aber die CT auch heute noch im Einzelfall eine vergleichsweise bessere Diagnostik ermöglichen.

◆ Magnetresonanztomographie

Zur Diagnostik knochenmarkinfiltrativer Prozesse ist die MRT inzwischen allgemein als überlegene und genaue Methode anerkannt (Peterfy et al. 1994), mit der der Knochenbinnenraum direkt abgebildet wird. Da auch hämatopoetisches Knochenmark zu 50% aus Fettzellen besteht und Tumorinfiltrationen obligat mit einer Verdrängung dieser Fettzellen einhergehen, ist eine Knochenmetastasierung durch eine im Vergleich zum umgebenden Knochenmark signalarme Darstellung in T1-gewichteten Sequenzen gekennzeichnet. Auf T2-gewichteten und STIR-Aufnahmen (short T_1 inversion recovery) sind Tumorinfiltrate signalreich dargestellt. Knochenmetastasen zeigen nach i. v.-Applikation von Gadolinium-DTPA ein deutliches Enhancement.

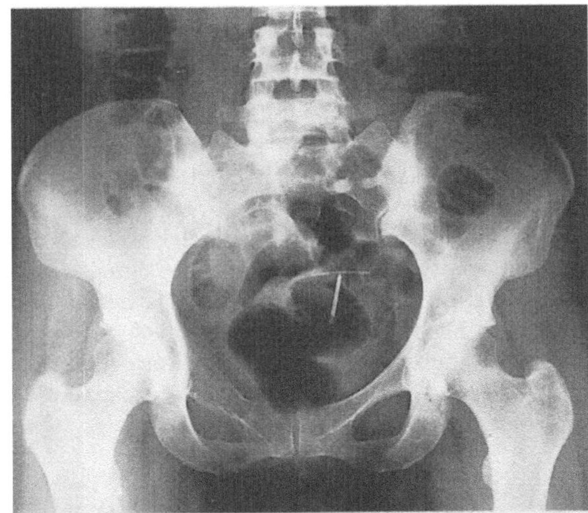

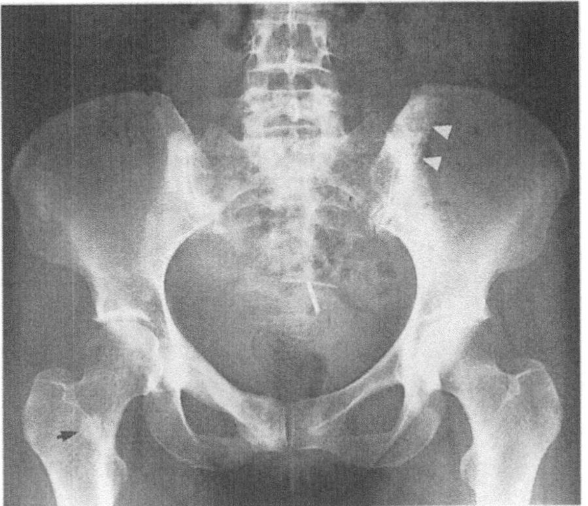

Abb. 2.17 a, b. 42jährige Patientin mit metastasiertem Mammakarzinom. **a** Die Beckenübersichtsaufnahme zeigt eine osteolytische Destruktion des rechten Schambeins. Nach Strahlentherapie und ablativer Hormontherapie ist in einer Kontrollaufnahme 11 Monate später eine osteosklerotische Ausheilung der Metastase erkennbar. **b** Weitere, initial nicht erkennbare Metastasen stellen sich jetzt in der rechten und linken Darmbeinschaufel *(Pfeilköpfe)* sowie im rechten Schenkelhals *(Pfeil)* dar

T2-gewichtete schnelle Spinechosequenzen (Fast-SE, Turbo-SE) weisen eine hohe Signalintensität des Fettgewebes auf und sind deshalb nicht zum Nachweis einer Knochenmetastasierung geeignet. Eine kontrastreiche und hochsensitive Darstellung von Knochenmetastasen ermöglichen dagegen Inversion-recovery-Sequenzen mit kurzer Inversionszeit (STIR) und frequenzselektiv fettsignalgesättigte T2-gewichtete Turbo-Spinechosequenzen. Bei diesen Sequenzen wird das Fettsignal unterdrückt. Ebenso stellen gegenphasierte Gradientenecho-(GE-)Sequenzen Knochenmetastasen signalreich dar. In diesen Sequenzen führt die Subtraktion der fett- und wassergebundenen Protonenspins zu einer Signalsubtraktion, so daß sich normales hämatopoetisches Knochenmark signalarm darstellt.

Besondere Bedeutung für die Wirbelsäulendiagnostik hat die Phased-array-Spulentechnologie erlangt. Hierdurch ist es möglich, mit einem Abbildungsfeld von 500 mm (Matrix von 512×512 oder 1024×512 Bildpunkten) mit einer einzigen Messung praktisch die gesamte Wirbelsäule in sagittaler Schichtung abzubilden (Abb. 2.18). Hierdurch läßt sich eine Raumbeschränkung des Spinalkanals einfach darstellen. Die Myelographie hat aus diesem Grund ihre Bedeutung weitgehend verloren.

Durch die Anwendung frequenzselektiv fettsignalunterdrückter T1-gewichteter Spinechosequenzen können die signalreichen Metastasen auch nach KM-Applikation abgegrenzt werden. Da auf herkömmlichen T1-gewichteten Aufnahmen nach KM-Gabe Metastasen von normalem Knochenmark häufig nicht mehr abgrenzbar sind, ist die Anwendung dieser Technik erforderlich, sofern eine i. v.-KM-Gabe bereits erfolgt ist und keine native Vergleichsaufnahme vorliegt.

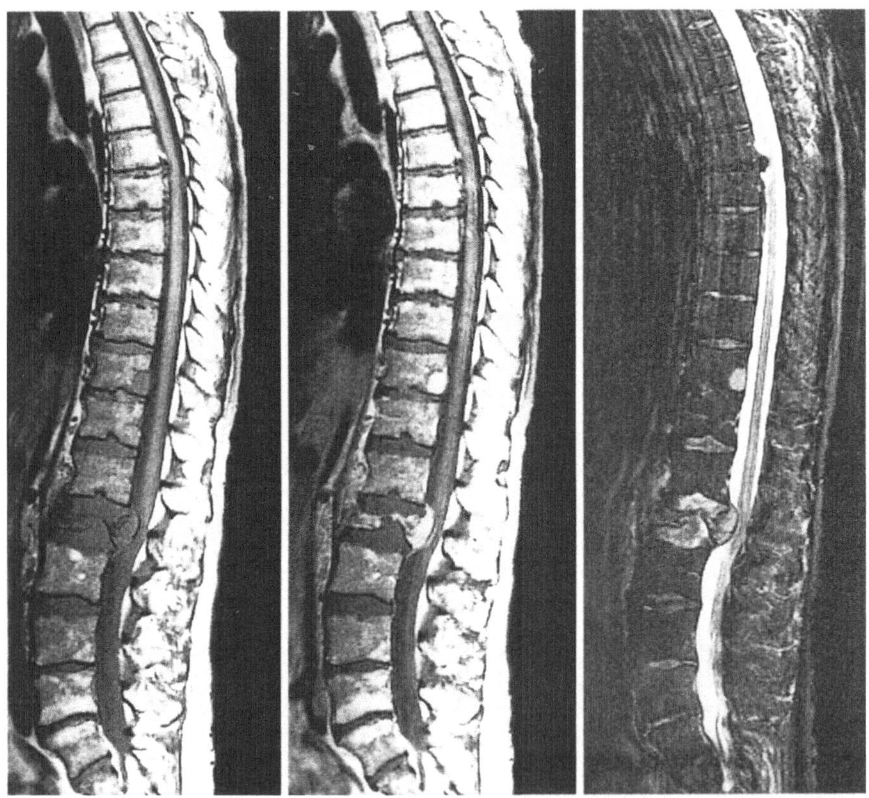

Abb. 2.18 a–c. 57jährige Patientin mit metastasiertem Mammakarzinom. MRT der Wirbelsäule mit Phased-array-Spule. T1-gewichtetes Bild vor (**a**) und nach (**b**) KM-Gabe (Gd-DTPA); **c** STIR-Bild (TI, TR, TE = 150 ms, 3600 ms, 60 ms). LWK1-Kompressionsfraktur bei Wirbelmetastase, der Spinalkanal ist eingeengt und der Conus medullaris komprimiert. Zusätzlich ist eine kleine Metastase in BWK10 dorsal erkennbar. In BWK5/6 besteht ein kleiner Bandscheibenvorfall ohne aktuell-pathologische Bedeutung. Mit einer Messung kann fast die ganze Wirbelsäule dargestellt werden

2.3.2 Lebermetastasen

Nach dem Skelettsystem ist beim Mammakarzinom häufig die Leber von einer hämatogenen Metastasierung betroffen. In seltenen Fällen kann sie auch die primäre Lokalisation einer Metastasierung sein. Aus diesem Grund kommt der bildgebenden Diagnostik der Leber eine wichtige Rolle zu. Es ist allgemein akzeptiert, daß eine Metastasierung im frühen Stadium einer Therapie besser zugänglich ist als im fortgeschrittenen Stadium.

Sonographie

Der Ultraschall ist ein nichtinvasives Untersuchungsverfahren, das in der Hand des erfahrenen Untersuchers eine hohe Sensitivität und Treffsicherheit aufweist. Als Nachteile der Methode gelten ihre Untersucherabhängigkeit sowie die nicht exakt standardisierte Dokumentation. Die Untersuchungen können daher von anderen Personen schon wegen des Fehlens der Real-time-Untersuchung nicht unabhängig beurteilt werden. Auch Darmgasüberlagerungen und eine Adipositas der Patientin sind als Limitationen der sonographischen Diagnostik anzusehen.

Im Ultraschallbild stellen sich Lebermetastasen gewöhnlich als gut umschriebene Bereiche mit veränderter Echogenität dar, umgeben von einem Halo mit abgeschwächter Echogenität. In der günstigsten Situation ist der Ultraschall der kontrastverstärkten CT und MRT gleichwertig (Curati et al. 1988; Wernecke et al. 1991). Dies setzt jedoch einen erfahrenen Untersucher und gute Untersuchungsbedingungen voraus.

Inzwischen sind auch für die Ultraschalldiagnostik i. v. zu applizierende KM erhältlich. Die Emulsion von abgekapselten Gaspartikeln führt zu einer Veränderung der Gewebeimpedanz und zu einer Erhöhung der Echogenität in entsprechend durchbluteten Arealen (Goldberg et al. 1990). Durch die Verwendung dieser KM wird die Abgrenzbarkeit von Blutgefäßen und die Quantifizierung des Blutflusses verbessert; damit können fokale Leberläsionen exakter charakterisiert werden. Die neuen KM werden zukünftig sowohl die Sensitivität als auch die Spezifität der Ultraschalldiagnostik erhöhen. Andererseits wird durch die Injektion des KM eine nichtinvasive Methode zur invasiven Methode. Auch ohne Gabe von KM hat die Anwendung des Dopplermodus bzw. des Power-Doppler-Modus zu einer Erhöhung der Sensitivität und besonders der Spezifität in der Ultraschalldiagnostik von Lebermetastasen geführt.

Computertomographie

Die CT ist durch die vorgegebene axiale Schichtung standardisiert durchführbar und kann auch von anderen Radiologen im Intervall interpretiert werden. Sie eignet sich somit gut zu Wiederholungsuntersuchungen.

Im nativen CT sind Metastasen in der Regel als hypodense Areale vom umgebenden Leberparenchym abgrenzbar. Metastasen können jedoch auch eine dem Leberparenchym sehr ähnliche Dichte aufweisen, was zusätzlich durch eine partielle Verfettung des normalen Leberparenchyms hervorgerufen werden kann. Aus diesem Grund werden CT-Untersuchungen in der Regel vor und nach der i. v.-Applikation von wasserlöslichem, jodhaltigem KM durchgeführt. Die sequentielle Untersuchungsmethode der Leber ist weitgehend durch die spiralförmige Abtastung des gesamten Untersuchungsvolumens abgelöst worden (van Leeuwen et al. 1996). Nach Möglichkeit wird die Spiral-CT bei angehaltenem Atem, alternativ auch bei flacher Atmung der Patientin vorgenommen. Über einen Zeitraum von 20–40 s erfolgt bei gleichmäßig rotierender Röntgenröhre und kontinuierlicher Strahlung eine Bewegung des Untersuchungstischs durch die Gantry des CT-Scanners. Mit dem auf diese Weise akquirierten volumetrischen Datensatz können dann in frei wählbarem Schichtabstand bei zuvor eingestellter Schichtdicke beliebig viele Einzelschichten rekonstruiert werden. Durch die Möglichkeit, Zwischenschichten zu berechnen lassen sich Partialvolumeneffekte verringern und so die Treffsicherheit für kleine Metastasen erhöhen.

Mit einer kurzen Abtastzeit können auf diese Weise in der Leber höhere spezifische Kontraste erzielt werden. Gewöhnlich werden mit einer Injektionspumpe (Flußgeschwindigkeit 2–4 ml/s) 80–120 ml eines nichtionischen, wasserlöslichen, jodhaltigen KM injiziert. Dabei wird angestrebt, eine früharterielle Phase und eine Phase mit Kontrastierung der portalvenösen Gefäße darzustellen (Abb. 2.19). Während 80% der Leberperfusion und somit die eigentliche Parenchymdurchblutung in erster Linie über die Pfortader erfolgen, werden Lebermetastasen ausschließlich über die A. hepatica mit Blut versorgt. Daher können zu einem frühen Zeitpunkt KM-aufnehmende Metastasen gut von noch nicht kontrastiertem normalem Leberparenchym differenziert werden.

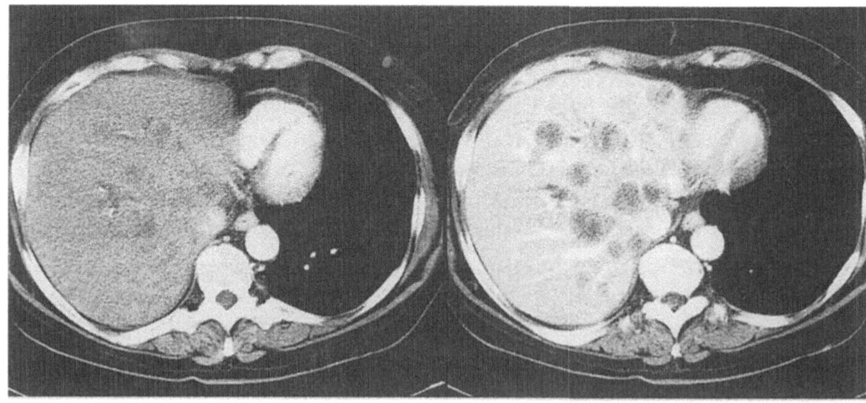

Abb. 2.19 a, b. 60jährige Patientin mit Z. n. Mammakarzinom rechts. CT in der arteriellen (**a**) und der portalvenösen (**b**) Phase. In der arteriellen Phase, die weitgehend einem Nativscan entspricht, sind die Lebermetastasen nur angedeutet als hypodense Läsionen erkennbar, in der späten Phase sind die Metastasen gut abgrenzbar

Als sehr sensitives Verfahren, das andererseits ein hohes Maß an Invasivität aufweist, gilt die *computertomographische Arterioportographie* (CTAP). Hierbei wird ein Katheter selektiv in der A. mesenterica superior oder der A. lienalis plaziert und computertomographisch die portalvenöse Kontrastierung der Leber nach vorausgegangener KM-Injektion in den arteriell liegenden Katheter dargestellt. Dies setzt voraus, daß die Patientin nach Plazierung des Katheters vom Durchleuchtungstisch in die CT verbracht wird (Nelson et al. 1990). Die Methode ist sehr sensitiv beim Nachweis von Lebermetastasen, weist aber auch eine hohe Zahl falsch-positiver Befunde auf. Sie wird daher heute nur noch selten präoperativ eingesetzt.

◆ Magnetresonanztomographie

Die MRT hat sich als überlegenes bildgebendes Verfahren in der Diagnostik von Lebermetastasen erwiesen (Rummeny et al. 1992). Sie ist ebenso wie die CT standardisierbar und kann von unabhängigen Radiologen interpretiert werden. Sowohl die technische Weiterentwicklung der Untersuchungsgeräte als auch der Einsatz leberspezifischer KM haben der Methode Vorteile gegenüber der Sonographie und auch der CT verschafft (Ros et al. 1995).

Weiterhin hat die Entwicklung schneller Gradientenecho-(GE-)Sequenzen sowie schneller modifizierter Spinecho-(SE-)Sequenzen eine Untersuchung der Leber in Atemanhaltetechnik ermöglicht (Gaa et al. 1996); in 20 s läßt sich die gesamte Leber mit 5 mm dicken Schichten darstellen. So können T1-gewichtete, protonendichtegewichtete, T2-gewichtete und stark T2-gewichtete Aufnahmen erstellt werden. Durch die schnelle Untersuchungstechnik ist es ebenfalls möglich, gleichzeitig eine dynamische KM-Untersuchung mehrerer Schichten durchzuführen.

Die Entwicklung von gekoppelten Oberflächenspulen („body-phased array") hat das Signal-Rausch-Verhältnis soweit verbessert, daß die Bildqualität der MRT in jeder Hinsicht mit der der CT vergleichbar ist oder diese sogar übertrifft.

Verglichen mit normalem Lebergewebe weisen Lebermetastasen in T1-gewichteten Aufnahmen charakteristischerweise eine niedrigere und in T2-gewichteten Aufnahmen eine höhere Signalintensität auf. Eine Leberzellverfettung ist bei Verwendung von T1-gewichteten Sequenzen sogar von Vorteil, da ein höherer Kontrast zwischen dem fettfreien Metastasengewebe und dem verfetteten und damit signalreicheren Leberparenchym resultiert. Ähnlich der CT gibt es jedoch auch MR-tomographisch Lebermetastasen, die eine ähnliche Signalintensität aufweisen wie normales Leberparenchym.

In der MRT erhöhen KM ebenfalls die Sensitivität und die Spezifität der Methode. Die Gadoliniumkomplexe stellen wie die bei der CT verwendeten wasserlöslichen, jodhaltigen Substanzen unspezifische extrazelluläre KM dar. Sie geben in erster Linie Auskunft über die Durchblutungssituation und Durchblutungsdynamik von Lebergewebe und -läsionen. Leberspezifische KM können den Kontrast zwischen normalem Lebergewebe und Tumorgewebe erhöhen, so daß die Sensitivität besonders für kleine Metastasen ansteigt. Einen positiven Kontrast ergeben KM, die durch Hepatozyten aufgenommen

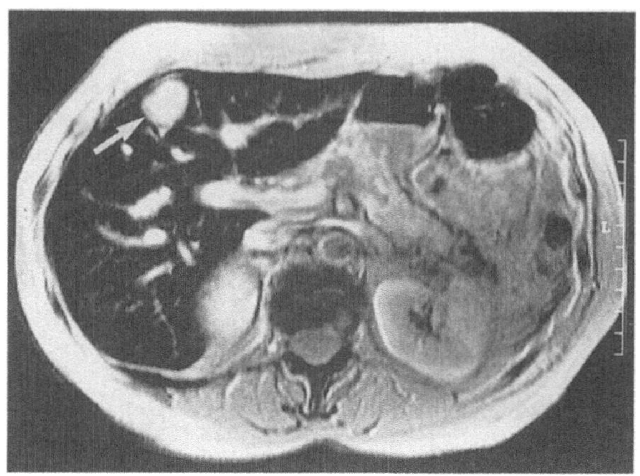

Abb. 2.20. 54jährige Patientin mit Mammakarzinom. MRT der Leber nach Gabe eines leberspezifischen KM (Eisenpartikel, Endorem, Guerbet). In der atemangehaltenen Aufnahme in Gradientenechotechnik mit Protonendichtegewichtung ist das normale Lebergewebe fast signalfrei, während die Lebermetastase sehr signalreich zur Darstellung kommt *(Pfeil)*

werden; die Metastase erscheint im Vergleich zu dem auf T1-gewichteten Bildern signalverstärkten normalen Leberparenchym hypointens.

Als negative KM werden Substanzen bezeichnet, die von den Kupferzellen des retikuloendothelialen Systems (RES) aufgenommen werden. Hierbei handelt es sich um sehr kleine Eisenpartikel, die zu einem Signalverlust von normalem Lebergewebe auf spindichte- und T2-gewichteten Aufnahmen führen. Metastasen, die über kein RES verfügen, nehmen an der Signalminderung nicht teil und heben sich als signalintense Läsionen gegenüber einer insgesamt signalarmen Leber heraus (Abb. 2.20). Das erste für den klinischen Einsatz zugelassene KM dieser Gruppe ist Endorem (Guerbet).

Positive, Cholangiographie-ähnliche, lipophile Modifikationen von Gadolinium-DTPA (Gadolinium-POB-DTPA, Gadolinium-BOPTA) sowie Mangan-DPDP können ebenfalls die Erkennbarkeit kleiner Lebermetastasen verbessern, indem sie einen höheren Kontrast zwischen dem signalerhöhten normalen Lebergewebe und den Lebermetastasen herstellen. Diese KM sind derzeit jedoch nur für klinische Studien verfügbar. Die MRT unter Verwendung von leberspezifischen KM ist als die Methode mit der derzeit höchsten Sensitivität und Spezifität im Nachweis von fokalen Leberläsionen anzusehen.

Für die Abgrenzung von Hämangiomen, Zysten und anderen benignen fokalen Leberläsionen wie der fokal nodulären Hyperplasie (FNH) und dem Leberadenom ist weiterhin eine zeitliche KM-Dynamik erforderlich. Hierfür stehen in der MRT die normalen Gadoliniumkomplexe zur Verfügung. Es hat sich gezeigt, daß auch die leberspezifischen KM neben ihrer Akkumulation im normalen Lebergewebe einen unspezifischen KM-Effekt in der frühen intravaskulären Phase aufweisen (T1-Effekt).

2.3.3 Lungenmetastasen

Eine maligne Absiedelung in die Lunge kann in Form einer nodulären Lungenparenchymmetastasierung oder lymphogen als Lymphangiosis carcinomatosa auftreten. Beim Mammakarzinom läßt sich auch eine Pleurakarzinose beobachten.

Lungenmetastasen lassen sich mit der CT besser nachweisen als im Röntgenübersichtsbild. Besonders in Arealen, die im Thoraxbild schlecht einsehbar sind, wie die Retrokardialregion, die Lungenrecessus sowie die apikalen Lungenabschnitte, sind umschriebene Lungenmetastasen computertomographisch mit sehr viel höherer Sensitivität nachweisbar. Die *Spiral-CT* hat sich als besonders vorteilhaft erwiesen, da das gesamte Lungenvolumen ohne Atemartefakte untersucht wird. Eine bei schichtweiser Abtasttechnik durch die unterschiedliche Atemlage bedingte fehlende Abbildung von Lungenmetastasen ist bei Verwendung der Spiraltechnik ausgeschlossen.

Es werden Lungenrundherde bis zu einer Größe von 3 mm sicher erkannt. Besonders kleine Lungenmetastasen mit einem Durchmesser bis ca. 6 mm sind im Röntgenübersichtsbild schwer bzw. nicht zu erkennen. Lungenmetastasen sind in der Regel rund und gegenüber dem Lungenparenchym relativ gut abgegrenzt, wenngleich eine unscharfe Infiltration in die Umgebung bestehen kann (Volterrani et al. 1995). Verkalkungen werden bei Metastasen eines Mammakarzinoms nicht beobachtet. Im Rahmen einer Lymphangiosis carcinomatosa sind irregulär verdickte Interlobulärsepten erkennbar. Diese Verdickungen sind zentral und peripher lokalisiert, treten zentral aber verstärkt auf.

Durch eine Drainage der Lymphflüssigkeit nach peripher mit Austritt in den Pleuraspalt kann es zu einer Pleurakarzinose kommen. Hierbei ist mit der CT in der Regel nur eine Pleuraergußbildung darzustellen; gelegentlich sind kleine noduläre Gewebevermehrungen im Pleuraspalt erkennbar.

Die MRT besitzt derzeit zum Nachweis eines Tumorbefalls im Thoraxraum noch keinen klinischen Stellenwert.

2.3.4 ZNS-Metastasen

Eine hämatogene Metastasierung des Mammakarzinoms in das Gehirn ist in der Regel erst in den Spätstadien zu beobachten. Dabei werden Parenchymmetastasen, durale Metastasen, leptomeningeale Metastasen und Metastasen des Subarachnoidalraumes unterschieden. Am häufigsten sind parenchymatöse Metastasen, wobei das Mammakarzinom nach dem Bronchialkarzinom die zweithäufigste Ursache für Hirnparenchymmetastasen ist.

Parenchymmetastasen sind in der Regel gut umschriebene Knoten, die zentral nekrotisch sein können. In seltenen Fällen können Hirnmetastasen auch einbluten. Charakteristisch für Hirnmetastasen ist ein perifokales Ödem, das häufig im Vergleich zur Größe der Metastase sehr ausgeprägt ist.

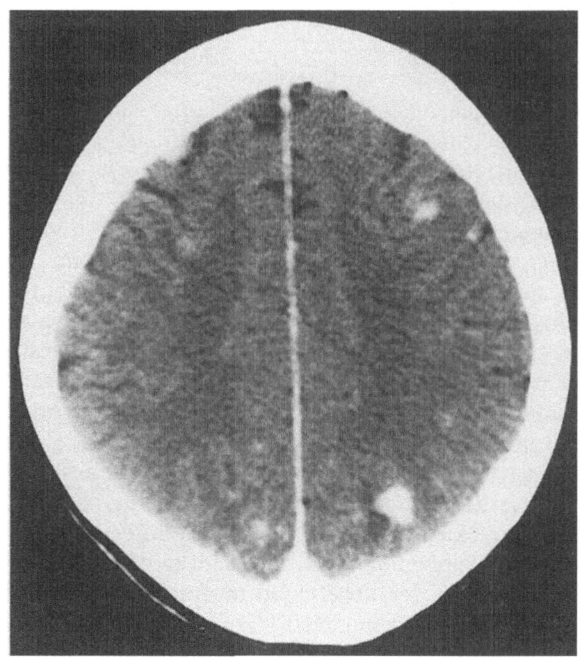

Abb. 2.21. Dieselbe Patientin wie in Abb. 2.19. In der KM-verstärkten CT ist eine disseminierte Hirnfiliarisierung nachweisbar. Die Metastasen nehmen KM auf. Nur die okzipitale Metastase weist ein geringes perifokales Ödem auf

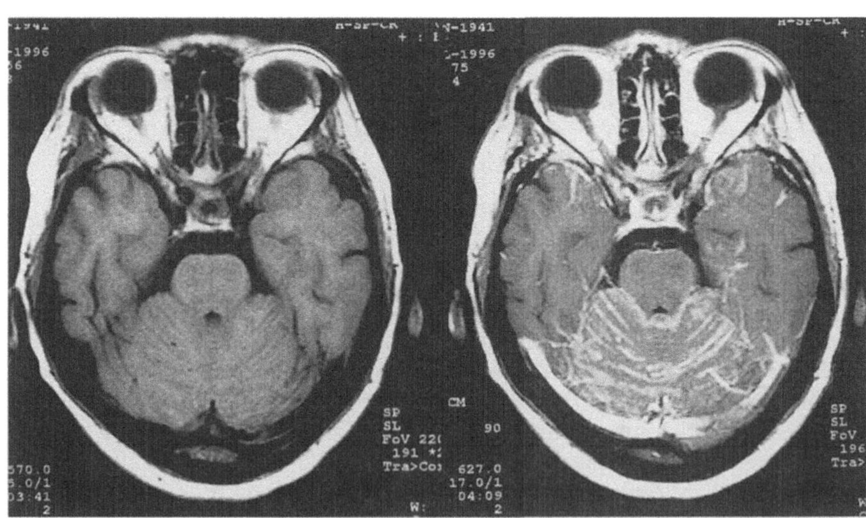

Abb. 2.22 a, b. 55jährige Patientin mit Mammakarzinom und Meningeosis carcinomatosa. Kraniales MRT, T1-gewichtete Aufnahme vor (**a**) und nach (**b**) KM-Gabe (Gd-DTPA). Nach KM-Applikation sind multiple lineare Anreicherungen in den Sulci besonders infratentoriell erkennbar

Computertomographisch bilden sich Hirnmetastasen im Nativbild in der Regel als hypodense Areale ab. In einem umgebenden Marklagerödem sind sie oft schlecht abgrenzbar. Daher ist die i. v.-Applikation von KM obligat (Abb. 2.21). Auf einen Nativscan kann in der CT-Diagnostik von Hirnmetastasen verzichtet werden.

Auch MR-tomographisch ist die Gabe von KM unerläßlich (Yuh et al. 1995). Kleine kortikal gelegene Metastasen ohne größeres Umgebungsödem können auf T2-gewichteten Aufnahmen unerkannt bleiben. Die MRT stellt in der Regel mehr Metastasen und auch kleinere Metastasen als die CT dar. Insbesondere in der hinteren Schädelgrube ist die MRT der CT deutlich überlegen (Abb. 2.22).

Im Bereich des Spinalkanals kommen sowohl umschriebene Metastasen im Bereich des Myelons als auch eine diffuse Aussaat im Subarachnoidalraum im Sinne einer Meningeosis carcinomatosa vor. Zum Nachweis spinaler ZNS-Metastasen ist die Gabe von i. v.-KM unerläßlich. Da die sehr dünnen Tumorauflagerungen bei Meningeosis carcinomatosa ein nur geringfügiges Enhancement zeigen können, ist hier der exakte Vergleich einer nativen und einer KM-verstärkten T1-gewichteten Sequenz notwendig.

Kapitel 3

Nuklearmedizinische Diagnostik 3

N. Avril, K.H. Bohuslavizki, C. Bolling,
W. Brenner, H. Büchels, A. Ciarmiello,
S. Del Vecchio, C.G. Diederichs, J. Dose,
F.-J. Gildehaus, K. Hahn, E. Henze, F. Jänicke,
P. Knesewitsch, S. Lastoria, P. Muto, H. Palmedo,
P. Piccolo, M. Salvatore, A. Scharl, K. Scheidhauer,
M. Schwaiger, R. Tiling, H. Vogt und H. Wolf

3.1 Primärtumor und Tumorrezidiv

3.1.1 Szintigraphie

◆ ^{99m}Tc-Sestamibi

Einleitung

R. Tiling

1987 wurde erstmals von Müller die Beobachtung mitgeteilt, daß das als Perfusionsmarker für die Myokardszintigraphie entwickelte Radiopharmakon ^{99m}Tc-Sestamibi vermehrt in pulmonalen und mediastinalen Metastasen von Schilddrüsenkarzinomen anreichert und daher auch für die szintigraphische Bildgebung bei bestimmten onkologischen Fragestellungen eingesetzt werden kann (Müller et al. 1987). Nachfolgend berichtete Hassan 1989 über erste Ergebnisse der Tumorszintigraphie mit ^{99m}Tc-Sestamibi bei der Differentialdiagnostik verschiedener Lungentumoren (Hassan et al. 1989). Dabei wiesen 10 von 13 unbehandelten Bronchialkarzinomen eine fokale Mehrspeicherung auf. Ein weiteres, gering differenziertes Plattenepithelkarzinom, 2 vorbehandelte Malignome und 2 Patientinnen mit fibrosierender Alveolitis zeigten dagegen keinen vermehrten Sestamibi-Uptake. Die Autoren schlossen daraus, daß die Differentialdiagnostik von Lungenrundherden durchaus eine mögliche Indikation für die Szintigraphie mit ^{99m}Tc-Sestamibi darstellen könnte. Die vermehrte Akkumulation von ^{99m}Tc-Sestamibi in Bronchialkarzinomen wurde ebenfalls von Müller beschrieben (Müller et al. 1989). Eine nachfolgende Studie von O'Tuama zeigte die Möglichkeit, einen kindlichen Hirntumors mittels ^{99m}Tc-Sestamibi-SPECT nachzuweisen (O'Tuama et al. 1990). Dabei wies ein bioptisch gesichertes Tumorrezidiv eines im Hirnstamm gelegenen Astrozytoms eine fokale Mehrspeicherung auf.

In der Folgezeit berichteten mehrere Autoren über positive Ergebnisse der Tumorszintigraphie mit ^{99m}Tc-Sestamibi bei verschiedenen onkologischen Fragestellungen. So wurde ein erhöhter Sestamibi-Uptake bei differenzierten Schilddrüsenkarzinomen, malignen Knochentumoren sowie bei undifferenzierten mesenchymalen Tumoren und deren Lungenmetastasen beschrieben (Briele et al. 1991; Caner et al. 1991, 1992a, b). Im Rahmen einer 1992 an einem Kollektiv von 34 Patientinnen durchgeführten Untersuchung konnte ein vermehrter Sestamibi-Uptake auch bei Mammakarzinomen nachgewiesen werden (Aktolun et al. 1992). Campeau beschrieb ebenfalls 1992 ein als Zufallsbefund bei einer Myokardszintigraphie mit ^{99m}Tc-Sestamibi entdecktes Mammakarzinom (Campeau et al. 1992). Diese Beobachtungen führten zu dem Schluß, daß ^{99m}Tc-Sestamibi durchaus eine wichtige Rolle als neues bildgebendes Verfahren für die Diagnostik von primären Mammakarzinomen und deren Metastasen übernehmen könnte. Seit 1993 liegen nun die Daten mehrerer an größeren Patientenkollektiven durchgeführten Untersuchungen vor, die der Mammaszintigraphie mit ^{99m}Tc-Sestamibi ausnahmslos vielversprechende Ergebnisse bei der Diagnostik des Mammakarzinoms bestätigen (Khalkhali et al. 1993, 1994, 1995a, b; Kao et al. 1994a; Burak et al. 1994; Taillefer et al. 1995; Palmedo et al. 1996a, b; Tiling et al. 1997b).

In den folgenden Abschnitten werden das Radiopharmakon ^{99m}Tc-Sestamibi, die angewandte Untersuchungstechnik sowie die bislang veröffentlichten Ergebnisse der Mammaszintigraphie vorgestellt. Im Ergebnisteil soll dabei gezielt auf einzelne klinische Problemstellungen eingegangen werden, um die Möglichkeiten, jedoch auch die Grenzen der Methode aufzuzeigen. Ausdrücklich soll bereits an dieser Stelle erwähnt werden, daß die abgehandelte Untersuchungstechnik nicht standardisiert und allgemeingültig ist und lediglich dem derzeitigen, teilweise individuellen Erfahrungsstand entspricht. Die Resultate der einzelnen nationalen und internationalen Arbeitsgruppen geben den derzeitigen Stand der Wissenschaft auf diesem Gebiet wieder, wobei die Methode keinesfalls als ausreichend etabliert angesehen werden darf und daher über Nutzen und Indikation der Mammaszintigraphie in der klinischen Routinediagnostik keine abschließende Stellungnahme getroffen werden kann.

Methodik

Radiopharmakon

F.-J. GILDEHAUS

■ **Technetiumkomplexe.** Wie bei vielen Übergangsmetallen dominiert auch in der Chemie des Technetiums die Komplexchemie unter Ausbildung von koordinativen Bindungen zwischen dem elektronendefizitären Metall und Atomen bzw. funktionellen Gruppen, die als Elektronendonatoren zur Verfügung stehen. Beispiele für typische Donatoren sind Amine, Amide, Thiole, Phosphine, Oxime und Isonitrile (Nowotnik 1990). Von einigen Ausnahmen abgesehen sind alle Tc-Radiopharmaka sog. π-Akzeptor-σ-Donator-Komplexe. Diese Bezeichnung resultiert aus den an der Ausbildung der Komplexbindung beteiligten Valenzen von Zentralteilchen und Liganden. Zur Bildung von in vivo stabilen Tc-Komplexen sind mono-, bi-, tri-, tetra-, und polydentate Liganden erforderlich, die Elektronendonorzentren enthalten und in der Lage sind, Fünf- oder Sechsringsysteme unter Einschluß des Tc-Atoms zu bilden (Deutsch 1983). Die Struktur der Komplexe hängt von sterischen Faktoren (z. B. der Ringspannung oder dem Chelateffekt), von den elektronischen Eigenschaften des Liganden (pK-Wert, Polarisierbarkeit der Elektronenhülle der Donoratome), sowie von der Oxidationsstufe des Technetiums ab. So sind die besonderen Eigenschaften des ^{99m}Tc-Sestamibi, einem kationischen Komplex, u. a. auf die einwertige Oxidationsstufe des [^{99m}Tc]Technetiums zurückzuführen.

Kationische Technetium(I)-Isonitril-Komplexe. Liganden, die niedrige Oxidationsstufen des Technetiums stabilisieren, zeichnen sich durch Donoratome aus, die eine π-Rückbindung ermöglichen, also Ladung vom Liganden zum Zentralteilchen übertragen, wie z. B. Phosphine oder Isonitrile.

Die Stabilität von Tc(I)-Komplexen ist bei 6-facher Koordination am größten. Die Bildung solcher Komplexe ist besonders unter radiopharmazeutischen Markierungsbedingungen mit ^{99m}Tc begünstigt, da der große Überschuß an Ligand eine vollständige Koordinierung des Zentralteilchens beschleunigt. Diese Liganden können funktionalisiert werden, ohne daß dabei die Stabilität des Komplexes beeinträchtigt wird. Einzig zu große sterische Hinderungen, die sich durch zusätzliche Seitengruppen ergeben können, stehen möglicherweise einer vollständigen Koordination entgegen. Leider ist die Zahl der π-Akzeptor-Liganden gering, und die bis heute bekannten sind neutral. Dies bedeutet, daß alle resultierenden Komplexe dieser Substanzklasse positiv geladen sind.

Die ersten Komplexverbindungen von Tc mit Isonitrilen stellten Abrams et al. vor (Abrams et al. 1983), die in tierexperimentellen Studien ihr Potential als geeignete Radiopharmaka für die Myokardszintigraphie belegten (Jones et al. 1984). Die Variation der chemischen und biologischen Eigenschaften durch Änderung der Substituenten wurden anhand des Tc(I)-hexakis(isonitril)-Komplexes eingehend untersucht (Holman et al. 1987; Piwnica-Worms et al. 1989). So konnten durch aliphatische Seitenketten veränderte lipophile Eigenschaften und durch Verwendung von Derivaten mit Etherfunktionen in der Seitenkette eine schnellere hepatobiliäre Ausscheidung erreicht werden. In vielen Arbeiten wurden seitdem die Aufnahmemechanismen dieser Komplexe untersucht.

Pharmakologie. Der lipophile kationische ^{99m}Tc-Sestamibi-Komplex akkumuliert in Myokardzellen in erster Näherung proportional zur Durchblutung. Wie in einer Reihe von Zellversuchen belegt wurde (Mousa et al. 1987; Piwnica-Worms et al. 1989), kann im Gegensatz zum Thallium-201 als reinem Flußmarker die Aktivitätsaufnahme bei den Isonitril-Komplexen durch eine Variation der Lipophilie beeinflußt werden. Die selektive Synthese verschiedener ^{99m}Tc-Isonitrile und die Korrelation von Struktur und Aktivitätsaufnahme in Zellkulturen haben gezeigt, daß im allgemeinen eine höhere Lipophilie auch eine gesteigerte Aufnahme des Radiopharmakons in die Zelle bedingt. Dieses gilt aber nicht uneingeschränkt, wie sich bei einigen sehr lipophilen Derivaten herausstellte. Diese Ergebnisse weisen darauf hin, daß neben der Lipophilie noch weitere Faktoren, wie z. B. die kationische Ladung, die Struktur der Liganden und die Molekülgröße des Komplexes eine Rolle spielen (Piwnica-Worms et al. 1989).

An Zellkulturen konnte weiterhin gezeigt werden, daß die Aufnahme in die Zelle über einen vorwiegend passiven Transportprozeß erfolgt, der pH-unabhängig ist und nicht durch Inhibitoren der Atmungskette (Cyanid) oder der Glykolyse (Iodacetat) beeinflußt wird (Maublant et al. 1988). Die zeitabhängige Aufnahme, die innerhalb der ersten 60 min nahezu linear verläuft, erreicht in einem asymptotischen Kurvenverlauf schließlich eine Sättigung (Maublant et al. 1988).

Dieses Verhalten wurde in der Folgezeit von Piwnica-Worms et al. in weitergehenden Studien eingehender untersucht. Sie befaßten sich in ihren Versuchen an Zellkulturen mit der Fragestellung, ob dieses Radiopharmakon trotz seiner primären Perfusionsabhängigkeit auch als Vitalitätsmarker dienen kann. Dazu setzten sie an Zellversuchen gezielt metabolische Inhibitoren ein und untersuchten den Effekt auf die Aktivitätsaufnahme (Piwnica-Worms et al. 1990a). Sie fanden im Gegensatz zu den von Maublant et al. vorgelegten Ergebnissen dennoch eine Abhängigkeit der Aktivitätsaufnahme von der vorherigen Inkubation mit metabolischen Inhibitoren wie Iodacetat und Rotenon. Die abweichenden Ergebnisse führen sie auf die kurzen Inkubationszeiten in den Experimenten von Maublant et al. zurück. Übereinstimmend kommen aber beide Gruppen zu dem Schluß, daß die Aufnahme passiv erfolgt und auch nicht durch Inhibitoren des transmembranen Kationentransports wie z. B. Ouabain (Inhibitor der Na/K-ATPase), Amilorid (Na/H-Pumpen-Blokker), Bumetanid (Blocker des Na/K/2Cl-Kotransports) oder Verapamil (Ca-Kanal-Blocker) signifikant beeinflußt wird.

Damit mußte eine andere Erklärung für den Aufnahmemechanismus, der den Transport des ^{99m}Tc-Sestamibi in die Zelle beschreibt, gefunden werden. Hierzu waren die Arbeiten von Flewelling u. Hubbel hilfreich, die die theoretischen und kinetischen Grundlagen des Aufnahmemechanismus für lipophile (hydrophobe) Ionen durch die Doppelschichten der Zellmembranen beschrieben (Flewelling u. Hubbel 1986a, b). Piwnica-Worms et al. wandten diese Modellvorstellungen auf das ^{99m}Tc-Sestamibi an und überprüften anhand von In-vitro-Zellstudien, ob der Transport des lipophilen Kations über die Zell- bzw. Mitochondrienmembran in Korrelation zur Potentialdifferenz an diesen Membranen steht (Piwnica-Worms et al. 1990b). Sie beobachteten, daß durch Depolarisation der Membranen die Aufnahme des Radiopharmakons in Myokardzellen signifikant erniedrigt werden kann, während andererseits eine Hyperpolarisation eine gesteigerte ^{99m}Tc-Sestamibi-Aufnahme zur Folge hat. Zugleich stellten sie fest, daß der Uptake des Radiopharmakons auch proportional zum Proteingehalt der Zelle ansteigt. Durch Einsatz verschiedener Mediatoren gelang es ihnen, das Zellmembran- und das Mitochondrienmembranpotential unabhängig voneinander zu beeinflussen und die resultierende intrazelluläre Aktivitätsverteilung zu ermitteln. Dabei fanden sie bei der subzellulären Aktivitätsverteilung eine erhöhte Aktivität in der Mitochondrienfraktion, ein Ergebnis, das der beschriebenen Potentialabhängigkeit lipophiler Kationen entspricht, da das Membranpotential der Mitochondrien im Vergleich zu dem der Zellmembran negativer ist (Piwnica-Worms et al. 1992). Die Akkumulation des ^{99m}Tc-Sestamibi in der Zelle wird also durch Veränderungen der Membranpotentiale beeinflußt, die wiederum vom biochemischen Zustand der Zelle abhängen.

■ **Pharmakokinetik und Dosimetrie.** Nach i. v.-Injektion ist die Aufnahme des Radiopharmakons ins Gewebe primär von der Durchblutung abhängig (Carvalho et al. 1992; Chiu et al. 1990). Dabei weist ^{99m}Tc-Sestamibi eine

Tabelle 3.1. Biodistribution von ^{99m}Tc-Sestamibi im Menschen nach 5, 60 und 240 min p. i. (Aus Wackers et al. 1989)

Zeit p. i. Organ	Relativer Anteil der injizierten Dosis [%]		
	5 min	60 min	240 min
Herz	1,2	1,0	0,8
Lunge	2,6	0,9	0,4
Leber	19,6	5,6	0,7
Gallenblase	1,2	3,5	2,7
Niere	13,6	6,7	3,9
Muskel	10,1	11,1	10,9
Blase	5,6	8,7	2,6

Tabelle 3.2. Durchschnittliche Strahlenexposition bei einer Mammaszintigraphie nach Applikation von 740 MBq ^{99m}Tc-Sestamibi. (Nach Wackers et al. 1989; Johansson et al. 1992)

Organ	rad/20 mCi	mGy/740 MBq
Gallenblasenwand	1,63	16,3
Dünndarm	1,93	19,3
Oberer Dickdarm	3,18	31,8
Unterer Dickdarm	2,22	22,2
Herzwand	0,35	3,5
Nieren	1,34	13,4
Leber	0,39	3,9
Lunge	0,19	1,9
Milz	0,40	4,0
Schilddrüse	0,42	4,2
Ovarien	0,89	8,9
Rotes Knochenmark	0,51	5,1
Blasenwand	1,26	12,6
Effektive Äquivalentdosis	6,3 mSv	

schnelle Clearance aus dem Blut mit einer Halbwertszeit von 2,18 min unter Ruhebedingungen auf (Wackers et al. 1989). Die Elimination aus dem Blut folgt einer biexponentiellen Funktion mit einer schnellen (bis ca. 30 min p. i.) und einer langsameren Phase (ab 30 min p. i.), wobei 24 h p. i. noch 0,3% der injizierten Aktivität im Blut nachzuweisen war. Die höchsten Aktivitätsaufnahmen finden sich in Gallenblase und Leber, gefolgt von Herz, Milz und Lunge. Tabelle 3.1 zeigt die im Rahmen einer Multicenterstudie ermittelte Biodistribution von ^{99m}Tc-Sestamibi im Menschen (Wackers et al. 1989). Die Ausscheidung erfolgt überwiegend hepatobiliär, wobei die anfänglich akkumulierte Aktivität der Gallenblase nach ca. 1 h langsam in den Darm abgegeben wird. Insgesamt werden 27% der applizierten Aktivität innerhalb von 24 h renal und 33% innerhalb von 48 h über die Faeces ausgeschieden. Eine Metabolisierung des ^{99m}Tc-Sestamibi in vivo konnte sowohl in tierexperimentellen Studien als auch in klinischen Studien (Plasmaanalysen) nicht beobachtet werden.

Tabelle 3.2 gibt einen Überblick über die aus der Organverteilung resultierende durchschnittliche Strahlenexposition eines erwachsenen Patienten

(70 kg) (Wackers et al. 1989; Johansson et al. 1992). Daraus ergibt sich die höchste Strahlenexposition für Gallenblase, Darm und Blase, entsprechend der Aktivitätsverteilung als Hauptausscheidungswege. Die effektive Äquivalentdosis errechnet sich zu 6,3 mSv.

Im Vergleich zu einer CT des Thorax mit einer effektiven Äquivalentdosis von 10–15 mSv und einer CT des Abdomens mit einer Äquivalentdosis von 20–25 mSv liegt die bei der Mammaszintigraphie auftretende Dosis (applizierte Aktivitätsmenge: 740 MBq) also um den Faktor 2 bzw. 4 niedriger. Die bei der Szintigraphie der Mamma verwendete Aktivitätsmenge entspricht einer Strahlenexposition, wie sie im Rahmen üblicher nuklearmedizinischer Untersuchungen auftritt (Reiners u. Sonnenschein 1994).

Untersuchungstechnik

R. TILING

▪ **Vorbemerkungen.** Vor Untersuchungsbeginn sollte vom untersuchenden Arzt eine ausführliche Anamnese erhoben werden. Hierbei sind insbesondere vorausgegangene diagnostische und therapeutische Maßnahmen zu erfragen. Bei einer im Rahmen der Vordiagnostik stattgefundenen Feinnadelpunktion wird empfohlen, bis zur Durchführung der Mammaszintigraphie eine Latenzzeit von mindestens 2 Wochen abzuwarten. Nach Stanzbiopsien oder stärkerer Gewebetraumatisierung (z. B. offene Probeexzision, weitergehende chirurgische Eingriffe, Traumen mit Hämatombildung) sollte nach dem derzeitigen, jedoch begrenzten Erfahrungsstand ein Intervall von mindestens einem Monat zwischen dem Ereignis und der Mammaszintigraphie eingehalten werden. Dies dient dazu, falsch-positive Szintigraphiebefunde in Folge eines durch granulierende bzw. sonstige reparative Vorgänge erhöhten Sestamibi-Uptake zu vermeiden.

Weiterhin sind im Rahmen des Vorgesprächs der Zeitpunkt von Menopause bzw. des letzten Monatszyklus zu erfragen. Nachdem ähnlich wie bei der vermehrten KM-Aufnahme in der MRT auch bei der Mammaszintigraphie in der letzten Woche des Monatszyklus und während der Menstruation ein bilateraler, diffus vermehrter Sestamibi-Uptake zu beobachten ist, sollte die Untersuchung nach Möglichkeit nicht in diesem Zeitraum erfolgen. Bei exogener Ersatztherapie mit Estrogenen kann ebenfalls eine vermehrte Akkumulation des Radiopharmakons beobachtet werden. Nachdem dies durchaus Einfluß auf die Befundung der Szintigramme haben kann, sollte auch eine entsprechende Medikamentenanamnese durchgeführt werden.

Selbstverständlich muß (meist unmittelbar vor Untersuchungsbeginn) vom untersuchenden Arzt ein exakter Palpationsbefund beider Mammae erhoben und dokumentiert werden. Ebenso sind die Ergebnisse der bereits durchgeführten Vordiagnostik (Mammographie, Sonographie, Farbdoppler, MRT) zu dokumentieren. Nach Möglichkeit sollte die Befundung der Szintigramme im direkten Vergleich mit den anderen bildgebenden Verfahren durchgeführt werden, weshalb Originalfilme vorliegen bzw. Filmkopien von Fremdaufnahmen für den Zeitpunkt der Befunderhebung vorbereitet werden sollten.

■ **Patientenvorbereitung.** Zur Mammaszintigraphie braucht die Patientin nicht nüchtern zu erscheinen. Selbstverständlich sollte sie vom untersuchenden Nuklearmediziner vor Beginn der Untersuchung ausführlich über die ihr vermutlich nicht geläufige Methode „Mammaszintigraphie" informiert werden. In diesem Gespräch sollte auf die spezielle Fragestellung und die differentialdiagnostischen Möglichkeiten und Grenzen der Szintigraphie diesbezüglich eingegangen werden. Der Arzt sollte seiner Patientin genau erläutern, welche Zusatzinformationen er sich im konkreten Fall von der Mammaszintigraphie verspricht. Die mit der Untersuchung verbundene Strahlenexposition (5–6 mSv effektive Äquivalentdosis) darf dabei nicht unerwähnt bleiben. Grundsätzlich muß sich die Patientin selbstverständlich mit der Durchführung der Untersuchung einverstanden erklären.

Die Lagerung und der genaue Untersuchungsablauf sollten ausführlich besprochen werden. Dabei hat es sich als sehr sinnvoll erwiesen, mit ängstlichen oder eingeschränkt mobilen Patientinnen kurz die je nach Untersuchungsdauer sicherlich sehr unbequeme Bauchlagerung zu üben. Der Hinweis auf eine nicht notwendige Kompression der Mammae und das nach mehreren Seiten hin offene Untersuchungssystem werden dabei oftmals als Erleichterung empfunden. Für die Untersuchung sollte die Patientin den Oberkörper frei machen; verwendet werden kann z. B. ein nach vorne geöffnetes, dünnes Operationshemd.

■ **Injektion des Radiopharmakons.** Die Injektion von 740 MBq ^{99m}Tc-Sestamibi sollte am Arm kontralateral zur abzuklärenden Brust erfolgen. Bei bilateral abzuklärenden Befunden empfiehlt sich die Injektion in eine Fußrückenvene. Großer Wert sollte auf eine streng intravenöse Injektion gelegt werden, weshalb die Verwendung einer Venenverweilkanüle zu bevorzugen ist. Nach Injektion des Radiopharmakons muß die Kanüle mit 10–20 cm^3 physiologischer Kochsalzlösung gespült werden. Diese Maßnahmen sind empfehlenswert, da bereits geringe Mengen von paravenös verabreichtem Radiopharmakon sofort in axillären Lymphknoten akkumulieren und ähnlich wie die an Venenklappen verbleibende Aktivität zu der falschen Diagnose „V. a. axilläre Lymphknotenmetastasen" führen können.

■ **Patientenlagerung.** Es hat sich als sinnvoll erwiesen, die Untersuchung der Patientin in Bauchlage durchzuführen (Abb. 3.1). Zum einen bewirkt die Bauchlagerung eine bessere räumliche Separierung der Mammae von den um ein Vielfaches mehrspeichernden Organen wie Herz und Leber, zum anderen ermöglicht die Relaxation der Pektoralismuskulatur eine bessere Darstellung der unmittelbar in Brustwandnähe gelegenen Abschnitte der Mamma. Einen weiteren Vorteil stellt die bessere räumliche Zuordnung einer mehrspeichernden Läsion innerhalb der natürlichen Konturen der Brust dar. Als Lagerungshilfe kann eine kommerziell erhältliche Auflagefläche dienen, alternativ auch eine selbst und preisgünstig aus verschiedenen Schaumstofflagen gefertigte Matte, die auf die Tischplatte gelegt wird. Die Patientenauflagen müssen im Bereich des oberen Drittels einen Ausschnitt aufweisen, der ein freies Hängen der Mammae gewährleistet.

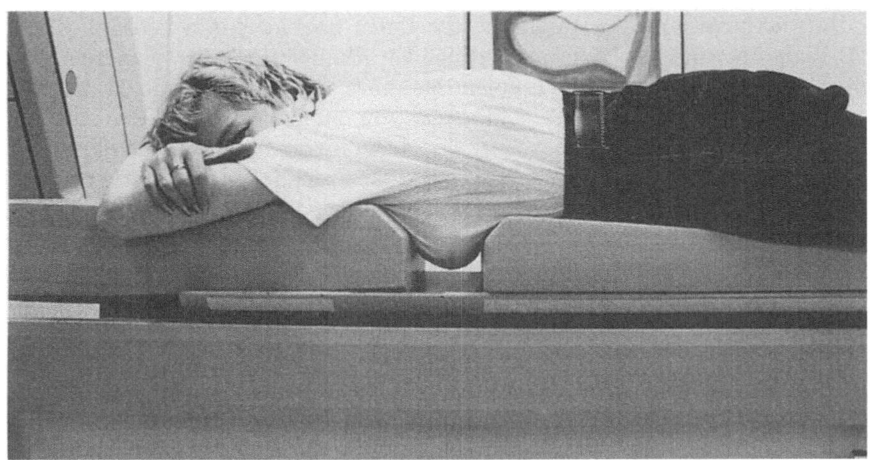

Abb. 3.1. Patientenlagerung für eine Mammaszintigraphie. Die Patientin liegt auf dem Bauch, die Arme befinden sich in Überkopfposition; eine spezielle Lagerungshilfe gewährleistet ein Hängen der Mammae in der vorgesehenen Aussparung

Um ein Durchscheinen der kontralateralen Mamma zu vermeiden, kann die jeweils nicht zu untersuchende Brust durch eine zusätzliche Schaumstoffauflage zur Brustwand hin etwas komprimiert werden. In eigenen Untersuchungen mit Simultandarstellung beider Mammae unter Verwendung einer Doppelkopfkamera trat jedoch ein „shine through" nur angedeutet bei massiver Mehrspeicherung der Gegenseite auf. In der Regel kann daher auf eine Kompression der kontralateralen Mamma oder auch auf eine Bleilamelle zur Abschirmung verzichtet werden. Die Arme der Patientin sollten über Kopf gelagert werden, um eine bessere Darstellung der Axilla zu ermöglichen und die Positionierung der Mamma möglichst nahe dem Detektorsystem zu erleichtern. Letzteres sollte unbedingt beachtet werden und wird für planare Aufnahmen durch eine leicht exzentrische Lagerung der Patientin zur Seite der zu untersuchenden Mamma unterstützt. Die Verwendung einer Doppelkopfkamera mit simultaner Abbildung beider Mammae stellt diesbezüglich einen Nachteil dar; auf alle Fälle sollte darauf geachtet werden, den Abstand beider Kameraköpfe zu minimieren. Vor Aufnahmebeginn sollte nochmals überprüft werden, ob die zu untersuchende(n) Mamma(e) frei hängend möglichst detektornah positioniert ist (sind). Am Scope wird ebenfalls die korrekte Einstellung überprüft, so daß sowohl die Mamma(e) als auch die Axilla(e) voll im Gesichtsfeld der Kamera gelegen sind, ohne zu viel störende Hintergrundaktivität, z. B. von Leber und Herz, zu akquirieren. Die exakte Einstellung ist besonders bei Verwendung einer Dreikopfkamera wichtig, da deren Gesichtsfelder in der Regel kleiner sind als die von Doppel- oder Einkopfsystemen. Um dabei eine vollständige Abbildung der Axilla(e) zu ermöglichen, muß das Ende des Gesichtsfeldes in kraniokaudaler Richtung knapp am Unterrand der Mamma(e) positioniert werden.

■ **Datenakquisition.** Die Aufnahme der Daten beginnt 5 min nach Injektion des Radiopharmakons. Zunächst erfolgt die Akquisition einer planaren lateralen Aufnahme der abzuklärenden Mamma. Die Aufnahmedauer beträgt 10 min, gewählt werden eine Bildmatrix von 256×256 Bildpunkten und ein Zoomfaktor von 1,0–1,5. Dabei wird ein niederenergetischer, hochauflösender Parallellochkollimator verwendet. Unmittelbar anschließend erfolgt eine Aufnahme der Gegenseite mit identischen Aufnahmeparametern. Alternativ können die planaren lateralen Aufnahmen beider Mammae auch simultan mit einer Doppelkopfkamera akquiriert werden. Benutzt man eine Dreikopfkamera, ist es ratsam, bei den lateralen Aufnahmen jeweils alle 3 Detektoren zu aktivieren. Auf diese Weise erhält man ohne Verlängerung der Untersuchungszeit Schrägaufnahmen beider Seiten von 30° anterior und posterior, die u. a. für die Beurteilung der Axillae hilfreich sein können (s. unten). Nach Aufnahme der planaren lateralen Szintigramme, also etwa nach 15 (Doppelkopfkamera) bzw. 25 min (Ein- oder Dreikopfkamera) erfolgt die Anfertigung einer weiteren planaren Aufnahme von anterior mit den bereits genannten Parametern. Die Gesamtuntersuchungszeit dieses Basisprogramms beträgt somit (ohne Berücksichtigung der für die Positionierung der Detektoren benötigten Zeit) etwa 25 bzw. 35 min.

Es hat sich als sehr praktikabel erwiesen, die planaren Aufnahmen unmittelbar nach ihrer Akquisition dem zuständigen Arzt als Hardcopy vorzulegen oder bei Verwendung eines digitalen Systems am Monitor darzustellen und begutachten zu lassen. Bereits zu diesem Zeitpunkt sollte eine erste Befundung erfolgen. Dabei ist vom zuständigen Arzt zu entscheiden, ob die Untersuchung beendet werden kann oder ob Zusatzaufnahmen angefertigt werden müssen. Fakultativ können die planaren Aufnahmen durch die Akquisition von SPECT-Daten ergänzt werden (Beispiel für Aufnahmeparameter: Matrix 128×128, 360° Rotation, 3° pro Winkelschritt, jeweils 20 s Aufnahmezeit, kein bzw. geringer Zoomfaktor).

Die Aufnahmedauer der SPECT-Daten ist abhängig vom verwendeten Kamerasystem und den Akquisitionsparametern; sie beträgt beispielsweise bei Verwendung einer Doppelkopfkamera und den oben genannten Parametern ca. 30 min. Ebenfalls fakultativ können zusätzlich planare Schrägaufnahmen angefertigt werden, sofern diese nicht bereits bei der Akquisition der lateralen Aufnahmen (bei Verwendung einer Dreikopfkamera) miterstellt wurden. Die Schrägaufnahmen ermöglichen sowohl eine bessere räumliche Trennung der proximalen Abschnitte der Mamma von der Brustwand als auch eine Freiprojektion der betreffenden Axilla. Die Aufnahme weiterer Szintigramme zu späteren Zeitpunkten konnte dagegen nach bisherigen Ergebnissen (Lu et al. 1995) keine zusätzlichen Informationen erbringen und ist daher nach dem derzeitigem Kenntnisstand entbehrlich.

■ **Datennachverarbeitung und Bilddokumentation.** Auf planaren (digitalen) Bildern kann eine semiquantitative Auswertung mit der ROI-Technik durchgeführt werden, wobei ein Target-/Non-Target-Quotient zwischen fokaler oder inhomogener Mehrspeicherung und Untergrund in derselben Mamma bestimmt wird.

Für die Rekonstruktion der SPECT-Daten stehen je nach verwendetem Kamerasystem verschiedene Rekonstruktionsalgorithmen zur Verfügung. Im Vergleich zur gefilterten Rückprojektion erbringen dabei iterative Rekonstruktionsalgorithmen deutlich bessere Ergebnisse (s. Ergebnisteil) und sollten daher, falls verfügbar, bevorzugt werden. Eine sehr gute Bildqualität läßt sich z. B. bei Verwendung von 8 Iterationsschritten und Lowpass-Filterung (4. Ordnung, „cut-off" 0,3) erreichen. Erstellt werden transversale, sagittale und koronare Schnittbilder mit einer jeweiligen Schichtdicke von einem Pixel. Abhängig von den verwendeten Akquisitionsparametern, dem Rekonstruktionsalgorithmus und dem Rechnersystem erfordert die Rekonstruktion der Rohdaten mit Erstellung der Schnittbilder ca. 5–15 min. Die Darstellung der (digitalen) planaren Aufnahmen und der erstellten SPECT-Rekonstruktionen erfolgt mittels Grauskala („greyscale"), zur Dokumentation werden Röntgenfilme oder entsprechende Systeme (z. B. Polaroid-Helios) verwendet.

Bildinterpretation

R. Tiling

Bei der Befundung erfolgt zunächst eine visuelle Beurteilung des Speicherverhaltens der Mammae und der Axillae auf den planaren Aufnahmen, wobei jegliche fokale Mehrspeicherung als pathologisch und somit malignitätsverdächtig interpretiert wird. Wie bereits erwähnt, empfiehlt es sich, bei Verwendung von digitalen Systemen die Aufnahmen am Monitor aufzurufen und die Befundung dort vorzunehmen. Eine bewußt vorgenommene Manipulation der Szintigramme durch eine Veränderung der oberen (und unteren) Schwellenwerte ermöglicht dabei im Seitenvergleich eine differenzierte Beurteilung der distalen wie auch der brustwandnahen Abschnitte der Mamma und erhöht die diagnostische Sicherheit des befundenden Arztes.

Bei der Beurteilung der Achselhöhlen ist besonders auf Blutpoolaktivität in den großen Gefäßen zu achten, die im Einzelfall durchaus die Differenzierung von pathologisch speichernden Lymphknoten erschweren kann. Die Bestimmung des Quotienten zwischen einer Mehrspeicherung innerhalb der Mamma und dem korrespondierenden normal speichernden Untergrund erfolgte primär aus wissenschaftlichen Gründen. Dabei zeigte sich, daß ein Quotient von 1,3 die beste Trennschärfe zwischen malignen und benignen Veränderungen ergibt (Tiling et al. 1997a). Gleichwohl war der Überlappungsbereich der berechneten Quotienten von benignen und malignen Veränderungen so groß, daß die Verwendung des Quotienten als absolutes differentialdiagnostisches Kriterium für die klinische Routine nicht empfohlen werden kann.

Wichtig bei der Befundung der Aufnahmen scheint es dagegen, das Speichermuster der betreffenden Mamma immer im Seitenvergleich zur kontralateralen Seite zu beurteilen. Obwohl es diesbezüglich noch keine ausreichenden Daten gibt, weisen eigene Beobachtungen darauf hin, daß beispielsweise eine deutliche konfluierende Mehrspeicherung der betreffenden Mamma durchaus unterschiedlich zu bewerten ist, wenn die Gegenseite eine homogene und normale Speicherung oder ebenfalls eine deutliche konfluierende Mehrspeicherung aufweist (s. auch Ergebnisteil).

Bei der Befundung der fakultativ angefertigten SPECT-Aufnahmen sollte man ebenfalls im Seitenvergleich Schicht für Schicht beurteilen, wobei wiederum fokale Mehrspeicherungen als pathologisch gelten. Die ergänzende Beurteilung der SPECT-Aufnahmen erfolgt primär mit dem Ziel, weitere, in den planaren Aufnahmen nicht abgrenzbare Mehrspeicherungen zu erkennen. Zusätzlich wird durch SPECT die genaue Lokalisation (innerer/äußerer Quadrant) einer auf der lateralen Aufnahme diagnostizierten, in der planaren anterioren Aufnahme jedoch infolge einer Überlagerung durch Aktivität in Herz und Untergrund nicht abgrenzbaren Mehrspeicherung angestrebt. Besonders in den sagittalen Schnittbildern sollte man dabei eine artifizielle, scheinbare Mehrspeicherung in den medialen Abschnitten berücksichtigen, die durchaus eine anatomisch und pathologisch nicht existente Veränderung vortäuschen kann. Im Bereich der Axilla sollte man wiederum Schicht für Schicht den Verlauf der Blutgefäße abgrenzen, um eine evtl. vorliegende Mehrspeicherung in pathologischen Lymphknoten zu differenzieren. Bezüglich der Ergebnisse, der diagnostischen Möglichkeiten und auch der Frage nach der Indikation für SPECT zur Primärtumor- und Lymphknotendiagnostik wird auf die Ergebnisteile der entsprechenden Kapitel verwiesen.

Klinische Anwendung und Ergebnisse

R. Tiling und K. Hahn

Anders als die Mammographie und mit Einschränkung die MRT, die mit hoher Ortsauflösung eine exakte morphologische Darstellung normaler und pathologischer Strukturen der Mamma ermöglichen, beschränkt sich die Mammaszintigraphie letzten Endes auf die Differenzierung zwischen normaler Aktivitätsverteilung und pathologisch zu wertender Mehrspeicherung. Eine genaue Differenzierung der einzelnen Entitäten, die in Kap. 2 ausführlich dargestellt wurde, ist somit szintigraphisch nicht möglich. Vorausgabe bei allen zur Mammaszintigraphie eingesetzten nuklearmedizinischen Verfahren ist es, daß sowohl normales Drüsenparenchym als auch benigne Veränderungen keine vermehrte Akkumulation des Radiopharmakons aufweisen, während Malignome als fokale Mehrspeicherung imponieren.

Befundbeispiele

Abbildung 3.2 zeigt einen (richtig) negativen szintigraphischen Befund bei einer Patientin mit operativ gesicherter fibrozystischer Mastopathie rechtsseitig. In der planaren lateralen Aufnahme (Abb. 3.2b) stellt sich beidseits eine homogene Verteilung des Radiopharmakons dar, fokale Mehrspeicherungen

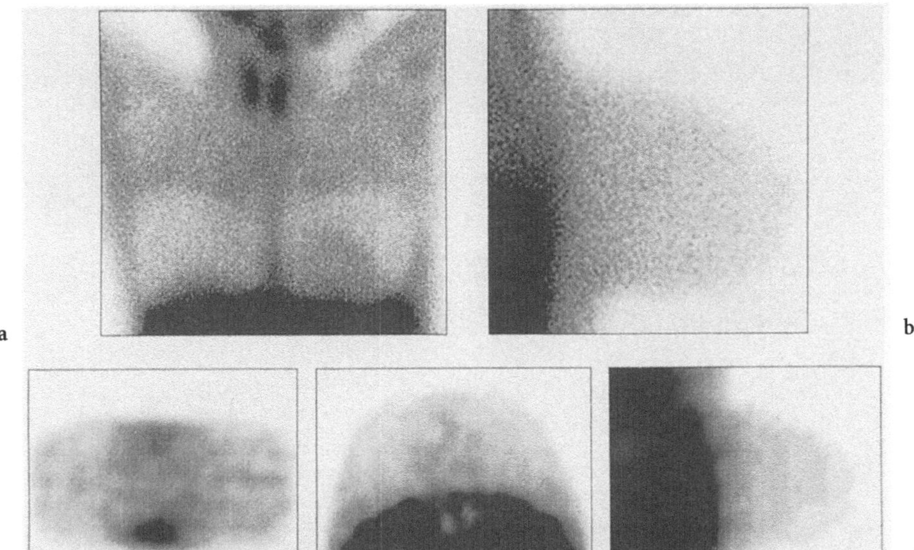

Abb. 3.2 a–e. Szintigraphischer Normalbefund (histologisch gesicherte fibrozystische Mastopathie). Unauffällige Verteilung des Radiopharmakons in der planaren anterioren (**a**) und der lateralen (**b**) Aufnahme ohne Nachweis einer fokalen oder diffusen Mehrspeicherung. **c–e** Zugehörige iterative SPECT-Rekonstruktionen in koronarer, transversaler und sagittaler Schnittorientierung

lassen sich nicht abgrenzen. In der anterioren Aufnahme (Abb. 3.2a) wird die Relation der sehr geringen, von der Hintergrundaktivität nicht zu trennenden Speicherung des Brustparenchyms zu der deutlichen Speicherung von Myokard und Leber ersichtlich. Ausgewählte, iterativ rekonstruierte SPECT-Schnitte (Abb. 3.2c–e) in den verschiedenen Rekonstruktionsebenen zeigen ebenfalls keine fokalen Mehrspeicherungen; eine geringgradige Speicherinhomogenität wird dabei als normal erachtet.

Abb. 3.3 gibt ein Beispiel für einen (richtig) positiven szintigraphischen Befund bei einem Mammakarzinom (Primärtumorstadium pT1c) rechts. Das Karzinom ist auf der planaren lateralen Aufnahme (Abb. 3.3b) eindeutig als fokale Mehrspeicherung im Bereich der oberen Quadranten der rechten Mamma abgrenzbar. Die anteriore Aufnahme (Abb. 3.3a) lokalisiert die Mehrspeicherung im oberen äußeren Quadranten, eine exaktere räumliche Zuordnung in verschiedenen Ebenen wird durch die ergänzend erstellten SPECT-Aufnahmen (Abb. 3.3c–e) ermöglicht.

Allgemeiner Ergebnisüberblick

Bisher veröffentlichte Daten der verschiedenen Untersuchungsgruppen bescheinigen der Mammaszintigraphie mit ^{99m}Tc-Sestamibi sehr positive Gesamtergebnisse bei der Diagnostik des primären Mammakarzinoms (Tabelle 3.3). Die Werte für Sensitivität und Spezifität reichen von 79–96% bzw.

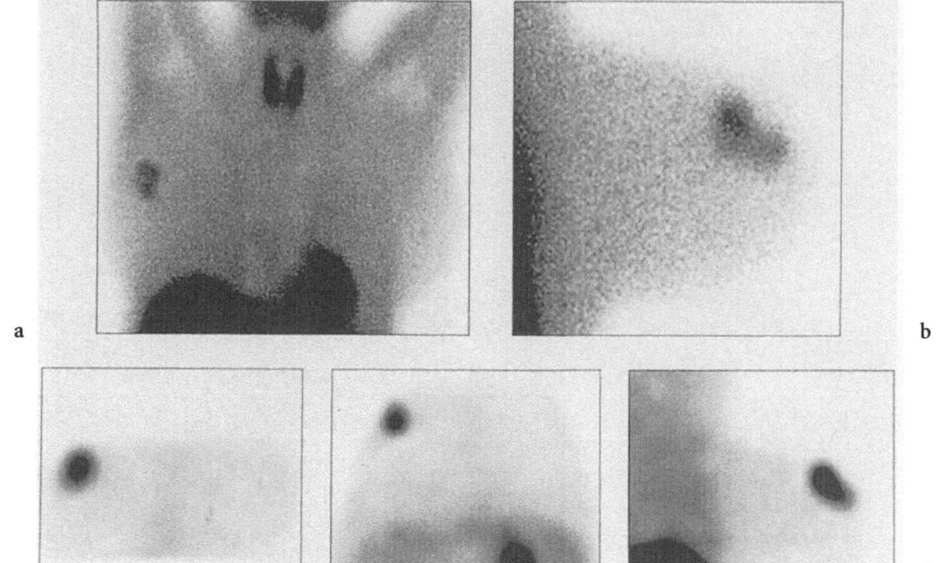

Abb. 3.3 a–e. Duktal-invasives Mammakarzinom pT1c. Deutliche Darstellung einer fokalen ^{99m}Tc-Sestamibi-Mehrspeicherung auf der planaren anterioren (**a**) und der lateralen (**b**) Aufnahme. Eine exaktere räumliche Zuordnung des karzinomtypischen Befundes besonders in der mediolateralen Ebene gelingt durch SPECT. **c** Koronare, **d** transversale, **e** sagittale Schnittführung

von 66–100%. Dies wird auch durch die vorläufigen Ergebnisse prospektiver Multicenterstudien aus den USA und Kanada bestätigt (Khalkhali et al. 1996b). Es liegen bislang die Daten von 673 Patientinnen (286 palpable und 387 nicht palpable, histologisch abgeklärte Veränderungen) vor, die Mammaszintigraphie mit ^{99m}Tc-Sestamibi erreicht hierbei eine Sensitivität von 85% bei einer Spezifität von 81%. Im Rahmen einer weiteren prospektiven, in Europa durchgeführten Multicenterstudie wurden 246 Patientinnen mit suspektem Tastbefund oder mammographischem Tumorverdacht szintigraphisch untersucht (Palmedo et al. 1997a). Nach einer ersten Auswertung der Daten erreichte dabei die Mammaszintigraphie mit ^{99m}Tc-Sestamibi eine im Vergleich zur genannten Multicenterstudie etwas niedrigere Sensitivität von 80% und eine Spezifität von 73%. Die Autoren einer an 3 Zentren in Italien durchgeführten Studie (305 Patientinnen, 247 Karzinome, 58 benigne Veränderungen) berichten dagegen eine Sensitivität von 87% bei einer sehr hohen Spezifität von 94% (Scopinaro et al. 1996).

Diese größtenteils sehr optimistischen Ergebnisse lassen primär den Schluß zu, daß die Mammaszintigraphie mit ^{99m}Tc-Sestamibi eine Methode ist, die wesentlich zur Differentialdiagnostik von Veränderungen der Mamma beiträgt. Vor allem die vergleichsweise relativ hohe Spezifität weist darauf hin, daß die Szintigraphie durchaus geeignet sein kann, die hohe Zahl der offenen Probebiopsien ohne histologischen Malignomnachweis zu reduzieren.

Tabelle 3.3. Literaturüberblick: Ergebnisse der Mammaszintigraphie mit ^{99m}Tc-Sestamibi

Autor (Jahr)	n	Maligne/ benigne	Tastbare/ nicht tastbare	größter Durchmesser [cm]	Sensitivität [%]	Spezifität [%]
Khalkhali et al. (1994)	59	26/33	-	-	96	87
Kao et al. (1994a)	38	32/6	38/0	2-12	84	100
Burack et al. (1994)	41	27/14	41/0	2-8	93	86
Lastoria et al. (1994)	92	72/20	-	0,6-7	92	70
Waxman et al. (1994)	64	27/37	49/15	-	89	73
Palmedo et al. (1995a)	51	22/19	-	-	86	83
Tiling et al. (1995a)	58	24/34	-	-	79	100
Khalkhali et al. (1995a)	106	32/74	85/21	0,8-15	94	88
Taillefer et al. (1995)	65	47/18	44/21	0,6-3	92	94
Khalkhali et al. (1995b)	153	51/102	113/40	0,8-15	92	89
Palmedo et al. (1996a)	54	24/30	40/14	0,6-9	88	83
Tiling et al. (1996c)	94	38/56	-	-	84	84
Palmedo et al. (1996b)	56	27/29	43/13	0,6-8	85	66
Tiling et al. (1997b)	56	33/23	43/13	0,5-6	88	83

Bei der genaueren Analyse der Zahlen fällt jedoch auf, daß in diesen ersten Studien die Zahl der histologisch bestätigten Karzinome im Vergleich zu der der verschiedenen benignen Veränderungen sehr hoch ist, was nicht dem in der klinischen Routine gefundenen Verhältnis zwischen benignen und malignen Läsionen entspricht. Schließlich sind, soweit angegeben, die Durchmesser der untersuchten Karzinome (in der Tabelle ist jeweils der größte Durchmesser des kleinsten und des größten beschriebenen Karzinoms aufgeführt) relativ groß. Berücksichtigt man zusätzlich, daß der Großteil der untersuchten Veränderungen bei der klinischen Untersuchung palpabel war, so kann bei den vorliegenden Daten durchaus eine gewisse Vorselektion mit hoher Vortestwahrscheinlichkeit für das Vorliegen eines Karzinoms vermutet werden. Aufgrund des hohen Anteils großer und palpabler Karzinome könnte somit im vorliegenden Datenmaterial die Sensitivität der Mammaszintigraphie überschätzt werden. Auch die hohe Spezifität muß im Hinblick auf den proportional geringen Anteil untersuchter benigner Veränderungen als noch nicht ausreichend gesichert angesehen werden.

Um eine möglichst ausgewogene und realistische Darstellung zu erreichen, soll im folgenden versucht werden, anhand des bisher publizierten Zahlenmaterials und anhand eigener Erfahrung nach über 200 Mammaszintigraphien an der Nuklearmedizinischen Klinik der LMU München eine differenzierte Betrachtung der diagnostischen Möglichkeiten wie auch der Grenzen der Methode, getrennt nach verschiedenen Themenbereichen, vorzunehmen. Dabei sollen neben untersuchungstechnischen Faktoren besonders klinisch relevante Problemstellungen berücksichtigt werden.

Palpable/nicht palpable Veränderungen

Betrachtet man die Ergebnisse der Mammaszintigraphie mit ^{99m}Tc-Sestamibi bei palpablen sowie bei nicht palpablen Veränderungen, so wird ein erster signifikanter Unterschied deutlich (Tabelle 3.4): In der oben erwähnten Multicenterstudie aus den USA und Kanada ergab sich für die Szintigraphie eine Sensitivität von 95% bei der Diagnostik von Karzinomen, die in der vorausgegangenen klinischen Untersuchung palpabel waren (Khalkhali et al. 1996b). Bei nicht palpablen, mammographisch diagnostizierten Malignomen betrug die Sensitivität der Mammaszintigraphie dagegen lediglich 72%. Die Spezifität berechnete sich bei palpablen Läsionen zu 74%, während sie bei nicht tastbaren Veränderungen bei 86% lag. Diese Zahlen bestätigen im wesentlichen die Ergebnisse der europäischen Multicenterstudie (Palmedo et al. 1997a; s. auch Tabelle 3.4), wie auch die Daten weiterer Untersuchungen, die ebenfalls eine deutlich niedrigere Sensitivität der Mammaszintigraphie bei nicht tastbaren, mammographisch entdeckten Veränderungen beschreiben (Waxman et al. 1994; Palmedo et al. 1996a, b).

Unterschiedliche Tumorgröße

Die Größe der Karzinome stellt einen weiteren wichtigen Einflußfaktor für die Ergebnisse der Mammaszintigraphie mit ^{99m}Tc-Sestamibi dar. Übereinstimmend wird in der Literatur berichtet, daß die Methode nur eingeschränkt Karzinome einer Größe <1 cm nachweisen kann. Scopinaro et al. beschreiben in der an 3 Zentren durchgeführten europäischen Studie eine Sensitivität von 48% bei der Diagnostik von Karzinomen mit einem Durchmesser <5 mm (Scopinaro et al. 1996). Karzinome einer Größe von 5–10 mm waren mit einer Sensitivität von 65% erkannt worden, während die Sensitivität der Szintigraphie bei Karzinomen einer Größe von 1–2 cm und >2 cm 95% bzw. 97% betrug.

Tabelle 3.4. Ergebnisse der Mammaszintigraphie mit ^{99m}Tc-Sestamibi bei palpablen und nicht palpablen Veränderungen

	Palpable Läsionen		Nicht palpable Läsionen	
	Sensitivität [%]	Spezifität [%]	Sensitivität [%]	Spezifität [%]
Waxman et al. (1994)	100	71	50	78
Khalkhali et al. (1995a)	97	88	67	89
Khalkhali et al. (1996b)	95	74	72	86
Palmedo et al. (1997a)	86	70	63	81

Tabelle 3.5. Sensitivität der Mammaszintigraphie mit ^{99m}Tc-Sestamibi in Abhängigkeit von der Karzinomgröße

Karzinom	Sensitivität [%]
In-situ-Karzinome (n = 14)	64
Invasive Karzinome ≤1 cm (n = 17)	76
Alle Karzinome (n = 78)	85
Invasive Karzinome >1 cm (n = 47)	95

Dies entspricht ebenfalls den an der LMU München bei 78 histopathologisch gesicherten Karzinomen gemachten Erfahrungen (Tabelle 3.5).

Palmedo et al. berichten, daß von 4 untersuchten Karzinomen mit einem Durchmesser <1 cm 3 Tumoren nicht als fokale Mehrspeicherungen abgrenzbar waren und somit falsch-negativ interpretiert wurden (Palmedo et al. 1996a). Das kleinste richtig erkannte Karzinom wies in dieser Untersuchung einen Durchmesser von 9 mm auf.

Unklare Ergebnisse der Vordiagnostik

In den meisten der bisher publizierten Untersuchungen wird nicht angegeben, wieviele Patientinnen mit hochgradig suspekten, durch vorausgegangene Palpation und Mammographie/Sonographie bereits ausreichend abgeklärten Befunden mit einbezogen wurden. Nachdem der klinische Stellenwert einer neuen, weiterführenden diagnostischen Methode an den Resultaten bei diagnostischen „Problempatientinnen" gemessen werden wird, war das Ziel unserer Untersuchungen, die Wertigkeit der Mammaszintigraphie gezielt bei Patientinnen zu bestimmen, bei denen allgemein die aus klinischer Untersuchung, Mammographie und Sonographie bestehende Vordiagnostik eine unklare Befundkonstellation ergab (Tiling et al. 1996a, c, 1997a). Patientinnen mit klinisch oder mammographisch höhergradig malignitätsverdächtigen Befunden wurden von Auswertungen ausgeschlossen.

Die Ergebnisse einer dieser Untersuchungen (Tiling et al. 1996c) sollen im folgenden kurz dargestellt werden: Dabei wiesen 6 von 38 Karzinomen eine fehlende oder inhomogene ^{99m}Tc-Sestamibi-Speicherung auf und wurden falsch-negativ beurteilt. Durch eine fokale Akkumulation von ^{99m}Tc Sestamibi waren 32 Karzinome richtig erkannt worden. Dagegen wiesen 9/56 verschiedene gutartige Veränderungen (3 Fibroadenome, 3 proliferierende Mastopathien, 1 Papillomatose, 2 chronische Mastitiden) eine fokal vermehrte Anreicherung auf und wurden fälschlich als karzinomverdächtig diagnostiziert. Somit ergab sich für die Mammaszintigraphie eine Sensitivität und Spezifität von jeweils 84%. Die sehr guten Ergebnisse, vorwiegend aus den USA, konnten somit im wesentlichen auch bei diagnostischen „Problempatientinnen" bestätigt werden.

Mammographisch „dichter" Drüsenkörper

Eine der Möglichkeiten für eine unklare Befundkonstellation ist die Erhebung eines Tastbefundes bei Patientinnen mit radiologisch wenig strahlentransparentem Drüsenkörper. Bei Vorliegen eines „dichten" Drüsenkörpers ist mammographisch ein Karzinomausschluß oft nicht möglich, einer der Gründe für die niedrige positive Vorhersagewahrscheinlichkeit der Mammographie.

Khalkhali et al. untersuchten retrospektiv an 102 szintigraphisch untersuchten Frauen mit mammographisch dichtem Brustgewebe, ob es eine Korrelation zwischen der Dichte des Drüsengewebes und dem Grad der ^{99m}Tc-Sestamibi-Aufnahme gibt (Khalkhali et al. 1993). Nach anschließendem Vergleich mit der Akkumulation von Sestamibi bei Frauen mit (partiell) involutiertem Drüsenkörper zeigte sich, daß die Aufnahme des Radiopharmakons generell unabhängig von der radiologischen Dichte der Brust ist. Diese Ergebnisse werden durch die vorläufigen Daten der amerikanischen und kanadischen Multicenterstudie bestätigt, wonach sich bei mammographisch dichtem bzw. involutiertem Drüsenkörper sowohl die Sensitivität (86% bzw. 84%) als auch die Spezifität (80% bzw. 82%) der Mammaszintigraphie nur unwesentlich unterscheiden (Khalkhali et al. 1996b). In einer Vergleichsuntersuchung von 48 Frauen mit klinisch tastbaren Knoten und mammographisch dichtem Drüsengewebe (Grad III und IV nach der Klassifizierung des American College of Radiology [1993]) erreichte die Mammaszintigraphie mit ^{99m}Tc-Sestamibi eine Sensitivität von 94% und eine Spezifität von 91%. Beide Werte lagen über den Resultaten der Mammographie (Sensitivität 82%, Spezifität 45%). Aus diesen Daten wurde eine Indikation für die Mammaszintigraphie als ergänzendes Verfahren bei Patientinnen abgeleitet, deren Drüsenkörper aufgrund ihrer hohen Dichte mammographisch nicht ausreichend beurteilbar waren (Khalkhali et al. 1995c). Abbildung 3.4 zeigt als Beispiel hierfür ein multizentrisches, duktal-invasives Karzinom, das mammaszintigraphisch deutlich als bifokale Mehrspeicherung abzugrenzen ist.

Mikrokalk in der Mammographie

Die Mammographie stellt das einzige diagnostische Verfahren dar, das durch den Nachweis von kleinsten Mikroverkalkungen die Früherkennung und somit die frühzeitige Therapie von klinisch nicht palpablen Mammakarzinomen ermöglicht. Andererseits sind Mikroverkalkungen oftmals nicht charakteristisch für ein Karzinom, was ein weiterer Grund für die niedrige positive Vorhersagewahrscheinlichkeit der Mammographie ist.

In einer retrospektiven Analyse unserer Daten wurde geprüft, ob die Mammaszintigraphie mit ^{99m}Tc-Sestamibi einen Beitrag zur weiteren Differentialdiagnostik von mammographisch nachgewiesenen Mikroverkalkungen leisten kann. Hierzu wurden aus einem Kollektiv von 156 szintigraphisch untersuchten Patientinnen 44 Frauen ausgewählt, deren Mammogramme Mikroverkalkungen aufwiesen. In 17 Fällen wurde die Mammographie dabei als karzinomverdächtig, in 27 Fällen als unklar bewertet. Bei ausschließlicher Beurteilung einer fokalen Sestamibi-Speicherung als Malignitätskriterium entgingen dem szintigraphischen Nachweis 9 von 24 histologisch gesicherten Karzinomen (darunter 6 duktale In-situ-Karzinome). Drei weitere In-situ-Karzinome sowie 12 invasive Karzinome waren als fokale Mehrspeicherung abgrenzbar

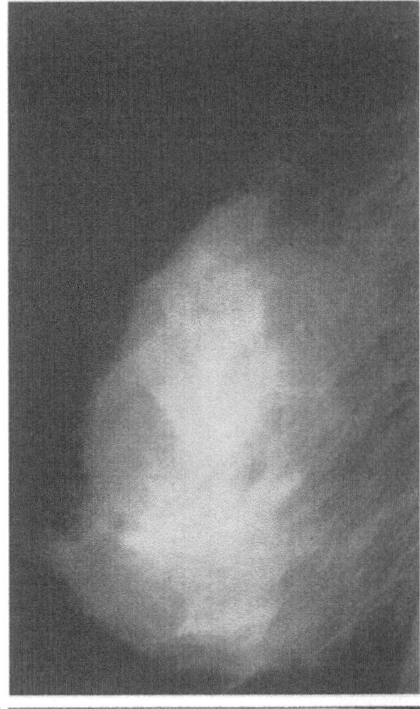

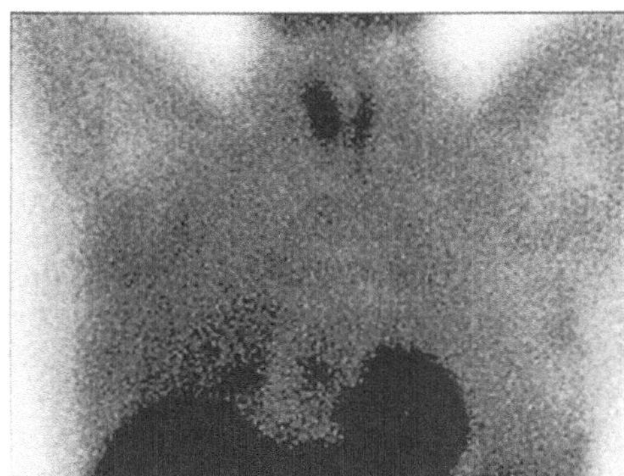

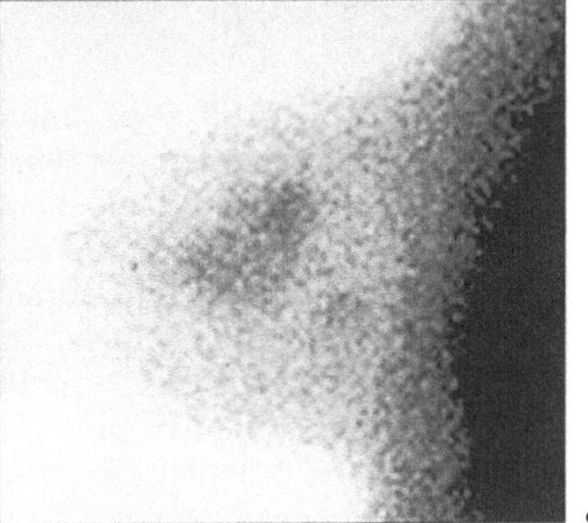

Abb. 3.4 a–c. Multizentrisches duktal-invasives Mammakarzinom pT2. Bei Vorliegen eines suspekten Tastbefundes ist die Mammographie (**a**) infolge des sehr dichten Drüsenparenchyms nicht ausreichend beurteilbar. Die planare anteriore (**b**) und die laterale (**c**) Mammaszintigraphie mit ^{99m}Tc-Sestamibi zeigt mehrere Herde mit pathologisch erhöhtem Uptake des Radiopharmakons. (Aus Tiling, 1997b)

(Abb. 3.5). Somit errechnete sich für die Szintigraphie mit ^{99m}Tc-Sestamibi eine Sensitivität von 63% bei einer Spezifität von 85%. Auch wenn sich durch die Wertung einer diffusen Sestamibi-Mehrspeicherung als pathologisch (s. auch „diffuser Uptake") die Sensitivität auf 70% erhöhte (Spezifität 80%), dürfte diese letztlich zu niedrig sein, um die Mammaszintigraphie mit ^{99m}Tc-Sestamibi als differentialdiagnostisches Routineverfahren bei der weiteren Abklärung mammographisch diagnostizierter Mikroverkalkungen einzusetzen.

Therapiekontrolle, Rezidivdiagnostik

Über den Einsatz der Mammaszintigraphie mit ^{99m}Tc-Sestamibi zum lokalen Therapiemonitoring bei fortgeschrittenen Mammakarzinomen liegen erste

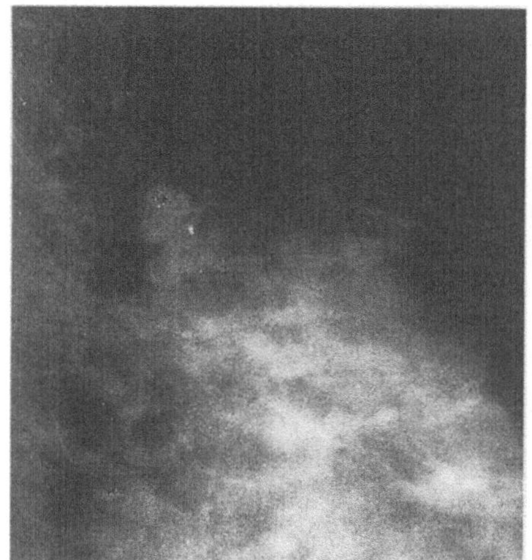

a

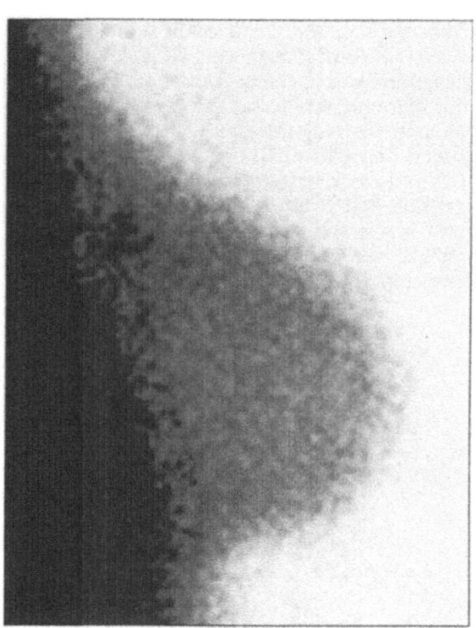

b

Abb. 3.5 a, b. Duktal-invasives Mammakarzinom pT1b. **a** Ausschnittsvergrößerung einer Mammographie mit stark karzinomverdächtigen, polymorph gruppierten Mikroverkalkungen. **b** Die Mammaszintigraphie zeigt korrespondierend einen brustwandnahen Herdbefund mit fokal geringer Sestamibi-Mehrspeicherung

Berichte vor. Mankoff et al. untersuchten 14 Patientinnen mit fortgeschrittenen Mammakarzinomen, bei denen präoperativ eine Chemotherapie durchgeführt wurde (Mankoff et al. 1996). Alle Patientinnen wurden vor und nach der Chemotherapie szintigraphisch untersucht; beim Ansprechen der Therapie wurde eine signifikante Abnahme der Sestamibi-Speicherung beobachtet. Die Autoren folgerten daraus, daß die Mammaszintigraphie Aussagen über die Tumorvitalität nach Durchführung einer präoperativen, neoadjuvanten Chemotherapie treffen kann.

Eine weitere, in Italien durchgeführte Studie verglich den Sestamibi-Uptake vor und nach neoadjuvanter Chemotherapie mit den entsprechenden mammographischen Befunden (Varella et al. 1995). Dabei zeigten 18 Patientinnen einen Rückgang oder ein vollständiges Verschwinden der Sestamibi-Mehrspeicherung nach Beendigung der Chemotherapie. Bei 12 dieser Patientinnen war auch mammographisch eine deutliche Tumorreduktion zu erkennen. Eine genaue Analyse der 6 Fälle mit diskrepanten Ergebnissen (kein Sestamibi-Uptake, mammographisch unveränderte Tumorgröße) zeigte, daß 4 dieser Patientinnen mit Medikamenten behandelt wurden, die zu einer Reversion der Multidrug-Resistenz führen. In 2 weiteren Fällen mit fehlendem Sestamibi-Uptake wurde immunhistochemisch in Biopsien das Glykoprotein Pgp-170 nachgewiesen, woraufhin der zurückgegangene Sestamibi-Uptake durch eine entwickelte Multidrug-Resistenz erklärt wurde. Beide Untersuchungen halten eine zukünftige Rolle der Mammaszintigraphie mit ^{99m}Tc-Sestamibi beim Therapiemonitoring fortgeschrittener Mammakarzinome für möglich.

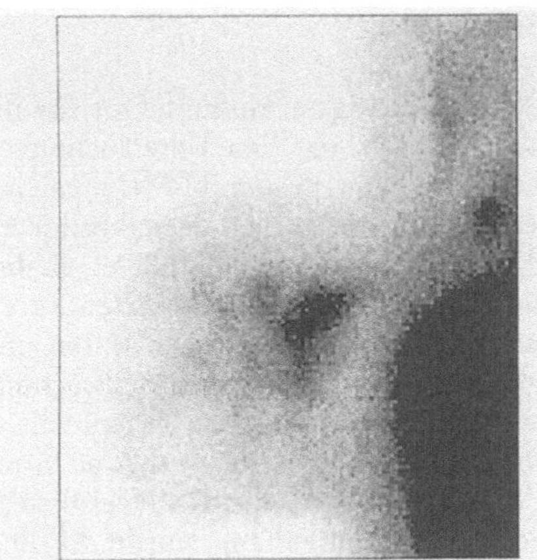

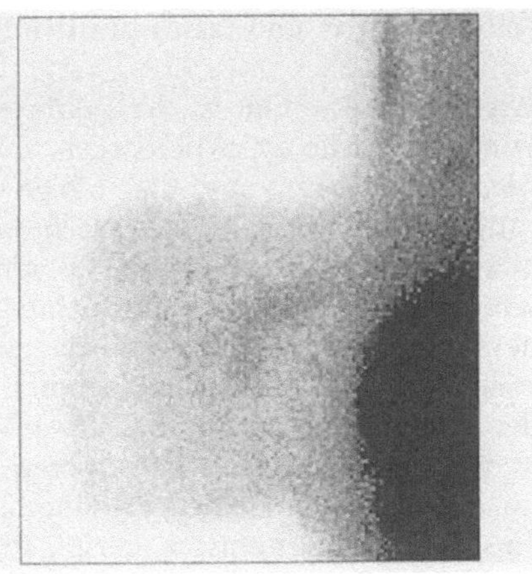

Abb. 3.6 a, b. Inflammatorisches Mammakarzinom vor und während neoadjuvanter Chemotherapie. Die nach dem 3. Zyklus einer neoadjuvanten Chemotherapie (**b**) durchgeführte Mammaszintigraphie zeigt einen deutlichen Rückgang der karzinomtypischen Mehrspeicherung im Vergleich zur Primärdiagnostik (**a**). Dargestellt ist auch eine pathologische Mehrspeicherung axillärer Lymphknoten, die ebenfalls ein positives Ansprechen auf die Chemotherapie zeigen

Ersten eigenen Ergebnissen zur Folge ist bei einem Ansprechen auf eine adjuvante/neoadjuvante Chemotherapie bereits sehr frühzeitig, d. h. nach dem 1. Therapiezyklus ein deutlicher Rückgang der Sestamibi-Speicherung nachweisbar. Ein Beispiel hierfür zeigt Abb. 3.6. Besonders bei der Therapie von Tumorrezidiven, bei der häufig Resistenzen gegen Chemotherapeutika beobachtet werden, könnte eine frühzeitige szintigraphische Aussage über das Therapieansprechen die Wahl der geeigneten Therapieschemen beeinflussen. An dieser Stelle soll auf das Kapitel „Funktionelle Bildgebung bei Multidrug-Resistenz“ von Del Veccio et al. verwiesen werden.

Über die Ergebnisse der Mammaszintigraphie bei der Fragestellung Narbe/Tumorrezidiv nach brusterhaltender Therapie bzw. bei der Kontrolle nach Radiatio oder Prothesenimplantation gibt es derzeit lediglich Einzelbeobachtungen, die eine Stellungnahme über die Wertigkeit der Methode nicht erlauben. Zur Diagnostik von Zweittumoren, weiteren (multifokalen) Tumoranteilen bzw. zur Differentialdiagnostik Narbe/Rezidiv wurden bisher an der LMU München 29 voroperierte Patientinnen szintigraphisch untersucht. Auffallend war, daß bereits nach einer postoperativen Latenzzeit von 4 bzw. 8 Wochen ein vollständig normales und homogenes Speicherverhalten nachzuweisen war. Sollten sich diese Einzelbeobachtungen bestätigen, würde die Mammaszintigraphie im Vergleich zur MRT eine frühzeitigere Rezidivdiagnostik ermöglichen. Die Diagnosen der zur Differentialdiagnostik Tumorrezidiv/Narbe durchgeführten Mammaszintigraphien sind bislang in 11 Fällen histologisch gesichert, wobei lediglich 3 von 6 Rezidiven richtig als fokale Mehrspeicherungen diagnostiziert wurden. Alle 5 Narben wiesen dagegen keine vermehrte Sestamibi-Akkumulation auf; falsch-positive szintigraphische Diagnosen wurden somit nicht beobachtet.

Falsch-negative und falsch-positive Befunde

Wie bereits erwähnt, ist die Tumorgröße der wichtigste Einflußfaktor für die szintigraphische Detektierbarkeit von Karzinomen. In allen Untersuchungen wiesen die Karzinome, die infolge einer fehlenden Sestamibi-Mehrspeicherung dem szintigraphischen Nachweis entgangen waren, fast ausnahmslos einen Durchmesser <1 cm auf (s. unter „Tumorgröße"). Khalkhali et al. beschreiben, daß in ihrer Untersuchung die falsch-negativ interpretierten Karzinome überwiegend in den inneren Quadranten der Brust gelegen waren und somit auf den lateralen Aufnahmen (größere Distanz, stärkere Schwächung der Photonen) nicht als Mehrspeicherung zu erkennen waren (Khalkhali et al. 1996a). Dies stimmt mit unseren Beobachtungen überein, so daß auch die Lokalisation von kleinen Karzinomen die szintigraphische Nachweisbarkeit entscheidend beeinflussen dürfte. In diesem Zusammenhang würde die Entwicklung von speziellen („dedicated") Kleinfeldkamerasystemen, die mediale Aufnahmen erlauben, eine Lösungsmöglichkeit darstellen. Einzelbeobachtungen beschreiben, daß lobuläre Karzinome im Verhältnis zu duktal-invasiven Karzinomen ebenfalls schlechter nachgewiesen werden können (Tiling et al. 1995b, 1996c; Palmedo et al. 1996b). Zusätzlich deuten unsere Ergebnisse darauf hin, daß der Nachweis von In-situ-Karzinomen eine weitere diagnostische Limitation für die Mammaszintigraphie mit ^{99m}Tc-Sestamibi bedeutet (s. unter „Mikrokalk").

Im Vergleich zu anderen diagnostischen Verfahren weist die Mammaszintigraphie mit ^{99m}Tc-Sestamibi eine relativ hohe Spezifität auf. Taillefer et al. beschreiben eine fokale Mehrspeicherung und somit einen falsch-positiven szintigraphischen Befund lediglich bei einer von 10 histologisch gesicherten Mastopathien, während alle Fibroadenome und sonstigen gutartigen Veränderungen keine Sestamibimehrspeicherung aufwiesen (Taillefer et al. 1995). Khalkhali et al. fanden bei einem größeren Patientengut eine fokale Mehrspeicherung bei 6 Mastopathien und 3 Fibroadenomen (Khalkhali et al. 1995a). Dagegen wiesen 41 weitere Fälle mit fibrozystischer Mastopathie, 13 Fibroadenome und 11 weitere benigne Veränderungen ein normales Speichermuster auf. Alle 9 Patientinnen mit falsch-positiven Mammaszintigrammen zeigten histopathologisch eine mäßig bis stark ausgeprägte begleitende epitheliale Hyperplasie, während bei benignen Veränderungen ohne vermehrten Sestamibi-Uptake keine (n = 47) oder eine geringe (n = 18) epitheliale Hyperplasie nachgewiesen wurde. Die Autoren folgern hieraus, daß „Hypercellularity" eine wichtige Ursache für das Zustandekommen einer falsch-positiven Speicherung ist. In unserem Patientengut wurde eine fokale Sestamibi-Mehrspeicherung lediglich bei 3 von 41 Patientinnen mit fibrozystischer Mastopathie und bei 4 von 13 Patientinnen mit Fibroadenomen gefunden. Zusätzlich war eine starke Sestamibi-Speicherung bei 3 Patientinnen mit Entzündungen (2 chronische Mastitiden, 1 akute Mastitis) dokumentiert worden, was neben Zell- bzw. Mitochondrienreichtum, biochemischen Faktoren sowie hohen Membranpotentialen auch den Aspekt einer Blutflußsteigerung als Einflußgröße für eine vermehrte Speicherung des Radiopharmakons unterstreicht (Abb. 3.7).

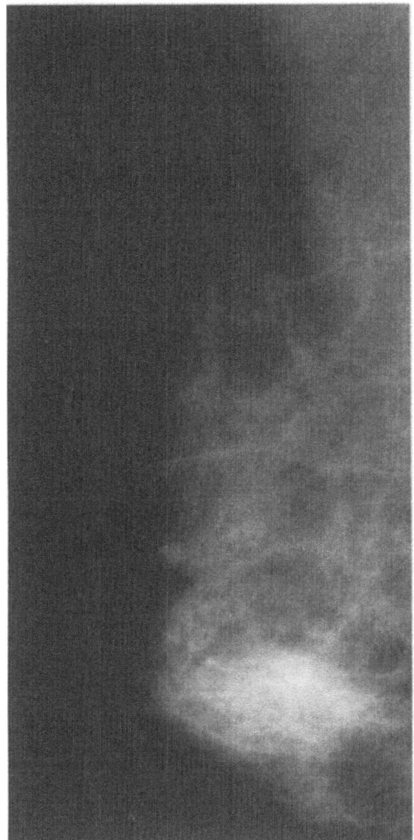

a

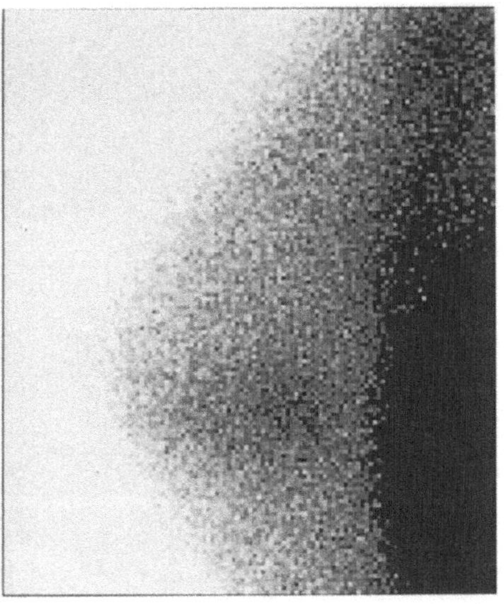

b

Abb. 3.7 a, b. Chronische Mastitis. Sowohl die Mammographie (**a**) als auch die Mammaszintigraphie mit ^{99m}Tc-Sestamibi (**b**) zeigen einen falsch-positiven Befund bei einer asymptomatischen Patientin mit positivem Tastbefund

Methodenvergleich Mammaszintigraphie – MRT

Die Vermutung, daß der Mechanismus der ^{99m}Tc-Sestamibi-Speicherung vielseitig ist und diese nicht nur durch Hyperperfusion erklärt werden kann, wird auch durch die folgenden Ergebnisse bestätigt. In einer vergleichenden Untersuchung prüften wir die Wertigkeit der Mammaszintigraphie mit ^{99m}Tc-Sestamibi und der kontrastunterstützten MRT der Mamma bei der Diagnostik des Mammakarzinoms (Tiling et al. 1997b). Hierzu wurden 56 Patientinnen MR-tomographisch und szintigraphisch untersucht, bei denen eine suspekte oder unklare Mammographie mit oder ohne Tastbefund eine invasive Abklärung erforderlich machte. Dabei zeigte sich, daß szintigraphisch 4 von 33 Karzinomen eine fehlende oder inhomogene Sestamibi-Speicherung aufwiesen und somit falsch-negativ beurteilt wurden. Dagegen zeigten 4 gutartige Veränderungen (Mastopathie, Fibroadenom, Papillomatose, chronische Entzündung) eine fokal vermehrte Sestamibi-Anreicherung, weshalb sie fälschlich als karzinomverdächtig diagnostiziert wurden. MR-tomographisch waren infolge fehlender KM-Aufnahme 3 der 4 Karzinome ohne Sestamibi-

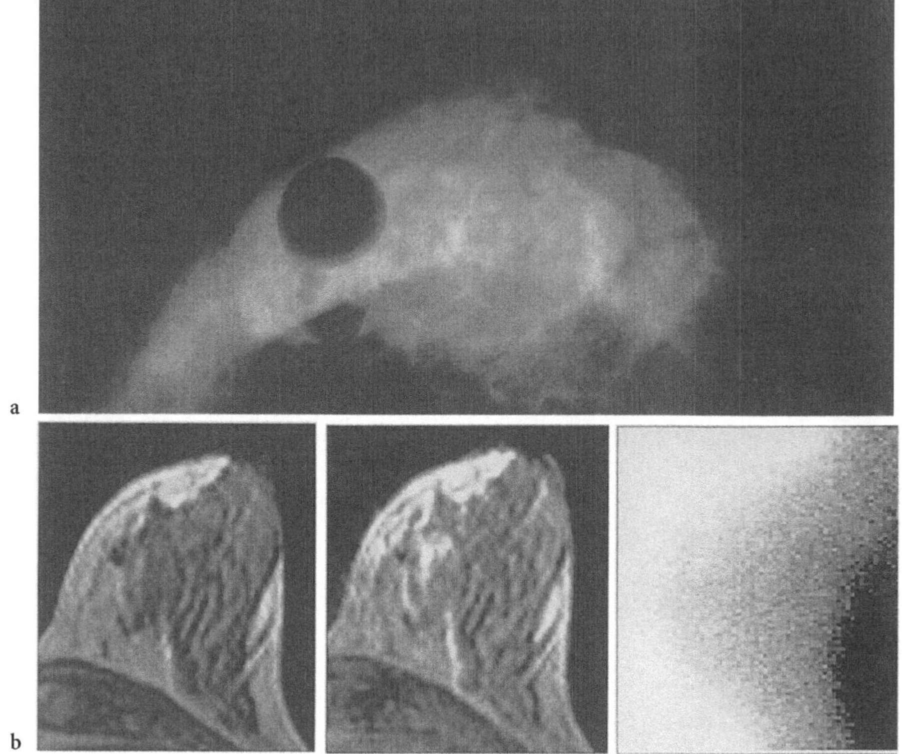

Abb. 3.8 a–d. Fibrozystische Mastopathie. Die Patientin wies einen unklaren Tastbefund auf. Die eingeschränkt beurteilbare Mammographie (**a**) zeigt eine mittels Pneumozystographie abgeklärte stärkergradige fibrozystische Mastopathie, jedoch auch einzelne Mikroverkalkungen. Die MRT (**b** nativ, **c** nach Applikation von Gd-DTPA) zeigt ein unscharf begrenztes Areal mit deutlicher KM-Aufnahme, entsprechend einem suspekten Befund. Im Gegensatz hierzu ergab die Mammaszintigraphie mit ^{99m}Tc-Sestamibi (**d**) ein richtig-negatives Ergebnis bei normaler Verteilung des Radiopharmakons. (Aus Tiling 1997b)

Aufnahme ebenfalls nicht richtig diagnostiziert worden. Auffallend war im Gegensatz zur Szintigraphie der hohe Anteil von 11 Patientinnen mit verschiedenen benignen Veränderungen (6 Mastopathien, 3 Fibroadenome, eine Papillomatose, eine chronische Entzündung) mit mittelgradiger oder sogar ausgeprägter, teilweise diffuser KM-Aufnahme (Abb. 3.8). Somit errechnete sich für die Szintigraphie eine Sensitivität von 88% bei einer Spezifität von 83%. Die Sensitivität der MRT lag mit 91% geringfügig über dem Wert der Mammaszintigraphie. Auch nach Optimierung der MRT-Befunde durch eine ergänzende Beurteilung der Kontrastdynamik und der Form bzw. Begrenzung der aufnehmenden Läsion war jedoch oftmals ein malignitätsverdächtiger Befund erhoben worden bzw. konnte ein Karzinom MR-tomographisch nicht ausgeschlossen werden, was eine Spezifität der kontrastunterstützten MRT von 52% ergab. Als Ursache für die stark diskrepante Spezifität beider

Methoden ist ein unterschiedlicher Uptakemechanismus zu diskutieren. Das paramagnetische KM Gd-DTPA wird durchblutungsabhängig im vergrößerten interstitiellen Raum gut vaskularisierter Tumoren aufgenommen. Nachdem beispielsweise mehrere stark KM-aufnehmende Fibroadenome keine vermehrte Sestamibi-Akkumulation aufwiesen, scheint die Tumorvaskularisation im Vergleich zu anderen, oben erwähnten Einflußfaktoren bei der Mammaszintigraphie einen geringeren Einfluß zu haben.

Die im Vergleich zur Mammaszintigraphie deutlich niedrigere Spezifität der MRT bei geringfügig höherer Sensitivität wird auch durch eine Untersuchung von Palmedo et al. bestätigt (Palmedo et al. 1996b). Diese Arbeitsgruppe bestimmte bei ähnlichen Auswertungskriterien für die MRT eine Spezifität von 21% bei einer Sensitivität von 93%. Die Mammaszintigraphie mit ^{99m}Tc-Sestamibi erreichte in dieser Studie eine Spezifität von 66% bei einer Sensitivität von 85%.

Diffuser Sestamibi-Uptake

In etwa 5–10% der Mammaszintigraphien wird eine diffus vermehrte, uni- oder bilaterale Sestamibi-Speicherung beobachtet (Diggles et al. 1994; Khalkhali et al. 1995a). Diggles et al. zeigten in einer retrospektiven Analyse der Daten von 251 Patientinnen, daß die Akkumulation von Sestamibi bei prämenopausalen Frauen vermutlich von den Serumhormonwerten und somit vom Monatszyklus abhängt (Diggles et al. 1994). Die diffus vermehrte Sestamibi-Akkumulation war am stärksten ausgeprägt, wenn der Zeitpunkt der szintigraphischen Untersuchung vor oder während der Menstruation gelegen war. Andererseits waren die Mammaszintigramme am besten beurteilbar, wenn sie um den Zeitpunkt der Ovulation angefertigt worden waren. Die zyklusabhängige Sestamibi-Speicherung könnte somit analog zur unterschiedlichen KM-Aufnahme in der MRT sein, bei der als Konsequenz empfohlen wird, die Untersuchung nicht in der Woche vor oder während der Menses vorzunehmen. Khalkhali et al. ziehen aus diesen Beobachtungen den Schluß, bei der Diagnostik des Mammakarzinoms eine diffus vermehrte Sestamibi-Speicherung nicht als pathologisch zu werten (Khalkhali et al. 1995a). Eine retrospektive Analyse des Speichermusters von 187 an der LMU München durchgeführten Mammaszintigraphien zeigte dagegen, daß die Treffsicherheit der Mammaszintigraphie durch eine unterschiedliche Bewertung einer diffusen Mehrspeicherung in Abhängigkeit der Speicherung der kontralateralen Mamma erhöht werden kann (Tiling et al. 1997c). Dabei ließ sich die Sensitivität der Mammaszintigraphie von 76% bei Wertung lediglich umschriebener fokaler Mehrspeicherungen als pathologisch auf 86% steigern, wenn man zusätzlich eine starke konfluierende Mehrspeicherung bei normal speichernder Gegenseite als suspekt beurteilt. Die Spezifität sank bei dieser Vorgehensweise nur gering von 84 auf 80%. Daher erscheint es ratsam, das Speicherverhalten der kontralateralen Mamma grundsätzlich in die Befundung mit einzubeziehen.

Stellenwert von SPECT

Bislang existieren nur wenige Veröffentlichungen über die Wertigkeit von SPECT im Vergleich zur planaren Mammaszintigraphie bei der Diagnostik des Mammakarzinoms (Palmedo et al. 1995b, 1996a; Diggles u. Khalkhali 1994). Die Autoren kommen jeweils zu dem Schluß, daß SPECT zwar nützlich zur Beurteilung unklarer planarer Aufnahmen ist und die Abgrenzbarkeit und Lokalisation einer Läsion verbessern kann, die Treffsicherheit der planaren Szintigraphie durch SPECT jedoch nicht erhöht werden kann.

Bei der Bewertung der genannten Untersuchungen ist jedoch zu beachten, daß die Daten teilweise mit einer Einkopfkamera akquiriert bzw. mittels gefilterter Rückprojektion rekonstruiert wurden. In einer ersten Studie konnten wir zeigen, daß iterative Rekonstruktionsalgorithmen im Vergleich zur gefilterten Rückprojektion deutlich bessere Resultate ergeben, wenngleich die separate Befundung der SPECT-Aufnahmen ohne Kenntnis der planaren Aufnahmen die Sensitivität und Spezifität der Szintigraphie nicht erhöhen konnte (Tiling et al. 1996b, d). Vorläufige Daten an 113 Patientinnen weisen jedoch darauf hin, daß die kombinierte Befundung von planaren Szintigrammen und iterativ rekonstruierten SPECT-Aufnahmen die Sensitivität der planaren Szintigraphie (von 80% auf 85%) verbessern kann. Diese Verbesserung resultiert aus der richtigen Bewertung von 3 Karzinomen, die planar eine geringe, als unklar bewertete Mehrspeicherung aufwiesen, die sich in den SPECT-Rekonstruktionen als deutlicher Herdbefund abgrenzen ließ (Abb. 3.9). In keinem Fall konnte durch SPECT ein zusätzliches Karzinom bei in den planaren Aufnahmen normaler und homogener Aktivitätsverteilung nachgewiesen werden. Verbunden ist die verbesserte Sensitivität jedoch mit einem Absinken der Spezifität (planare Szintigraphie 83%; planare Szintigraphie plus iterativ rekonstruierte SPECT-Aufnahmen 72%). Infolge der deutlich stärkeren Artefaktbildung (aufgrund der sehr unterschiedlichen Aktivitätskonzentrationen im rekonstruierten Volumen) waren mittels gefilterter Rückprojektion rekonstruierte SPECT-Aufnahmen teilweise als nicht diagnostisch verwertbar beurteilt worden. Selbst nach Ausschluß dieser Fälle bestimmte sich eine im Vergleich zu iterativ rekonstruiertem SPECT niedrigere Sensitivität und Spezifität der gefilterten Rückprojektion.

Im Fall einer bereits auf den planaren lateralen Aufnahmen nachweisbaren fokalen Mehrspeicherung erbrachte die ergänzende Beurteilung der iterativen SPECT-Rekonstruktionen wichtige diagnostische Zusatzinformationen. Beispielsweise ermöglichte SPECT in allen Fällen eine exakte Lokalisation der Mehrspeicherung, wenn eine fokal geringe Mehrspeicherung auf der planaren anterioren Aufnahme infolge Überlagerung durch Herz bzw. Blutpoolaktivität nicht abgrenzbar war und sich somit keine Unterscheidung von innerem und äußerem Quadranten treffen ließ. Einen weiteren diagnostischen Zugewinn von SPECT stellten die im Vergleich zu planaren Aufnahmen verbesserte Abgrenzbarkeit einer Mehrspeicherung, der verbesserte Nachweis axillärer Lymphknoten sowie die Erhöhung der Diagnosesicherheit dar.

Als Konsequenz dieser vorläufigen Ergebnisse kann daher unseres Erachtens empfohlen werden, bei unklarem oder positivem Befund der planaren

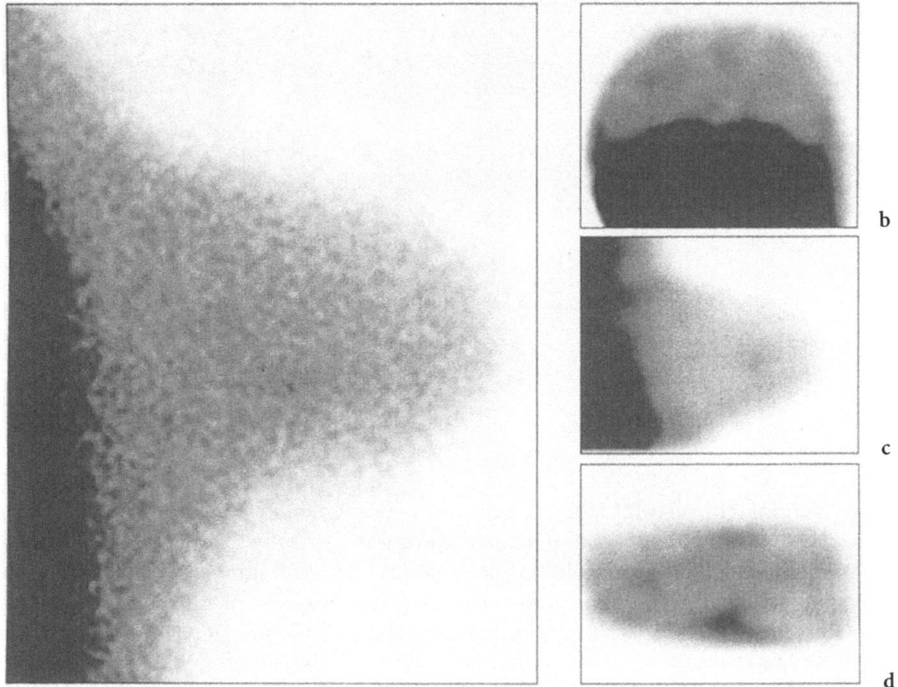

Abb. 3.9 a–d. Rezidiv eines duktal-invasiven Mammakarzinoms. In der planaren lateralen Mammaszintigraphie (**a**) Nachweis einer als unklar bewerteten Mehrspeicherung in den zentralen Abschnitten der Mamma. Die iterativen SPECT-Rekonstruktionen in transversaler (**b**), sagittaler (**c**) und koronarer (**d**) Schnittorientierung zeigen dagegen klar einen suspekten Herdbefund mit umschriebener Sestamibi-Mehrspeicherung

Szintigraphie ergänzend eine SPECT durchzuführen, insbesondere wenn die Möglichkeit der iterativen Datenrekonstruktion besteht.

Szintigraphiegesteuerte Punktion

Nicht unerwähnt bleiben sollte die vor kurzem von Mena u. Khalkhali entwickelte und vorgestellte stereotaktische, szintigraphiegesteuerte Lokalisationstechnik (Mena et al. 1996; Khalkhali et al. 1997). Die Entwicklung einer Punktionseinheit wurde als notwendig erachtet, um nicht palpable, ausschließlich szintigraphisch nachgewiesene suspekte Herdbefunde zu biopsieren bzw. präoperativ zu lokalisieren. Nach den klinischen Erfahrungen der Autoren über einen Zeitraum von 3 Jahren bestand diese Notwendigkeit beispielsweise bei Patientinnen mit axillären Lymphknotenmetastasen eines Mammakarzinoms ohne klinischen oder mammographischen Primärtumornachweis. Für die Punktion wurde eine am Untersuchungstisch der Szintigraphiekamera fixierte Apparatur konstruiert, die eine Kompression der Mamma durch 2 mit kleinen Löchern versehenen Plexiglasplatten ermöglicht (Abb. 3.10).

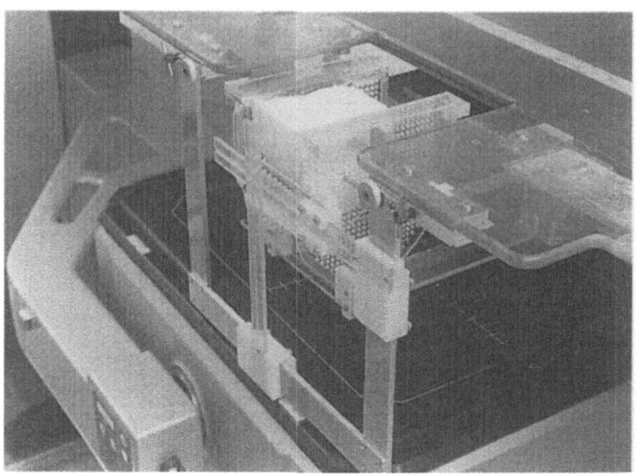

Abb. 3.10. Punktionseinheit. Kompression der Mamma (hier Styroporphantom) durch 2 mit kleinen Löchern versehene Plexiglasplatten. Lokalisation der fokalen Sestamibi-Speicherung durch verschiebbare, in verschiedenen Raumachsen montierte Linienquellen. (Aus Khalkhali et al. 1997)

Vereinfacht erfolgt die Lokalisation der fokalen Sestamibi-Speicherung durch verschiebbare, mit geringer Aktivität (30 MBq $^{99m}TcO_4$-) gefüllte Linienquellen, die im Blickfeld der Kamera in 3 Raumachsen am Untersuchungstisch fixiert sind. Diese Referenzlinien werden in anteriorer und lateraler Projektion jeweils so weit verschoben, daß sie sich mit der fokalen Mehrspeicherung überschneiden. Auf diese Weise werden die x-, y- und z-Koordinaten der Mehrspeicherung bestimmt. Die Punktion erfolgt mittels einer ebenfalls mit geringer Radioaktivität gefüllten Kanüle (22 gg.), wodurch eine Real-time-Darstellung des Punktionsvorgangs ermöglicht wird. Nach der Validisierung an einem Phantom liegen mittlerweile erste Ergebnisse dieser szintigraphisch gesteuerten Lokalisationstechnik an 3 Patientinnen mit normalen Mammogrammen sowie unauffälligem Tastbefund vor. Hierbei wurde in 2 Fällen nach der szintigraphischen Lokalisation operativ ein invasives Mammakarzinom gefunden, die 3. Patientin wies histologisch eine proliferierende Mastopathie auf.

Funktionelle Bildgebung bei Multidrug-Resistenz

S. Del Vecchio, A. Ciarmiello und M. Salvatore

Eine intrinsische oder erworbene Multidrug-Resistenz ist eines der größten Probleme bei der Chemotherapie von malignen Tumoren. Schon die Behandlung mit nur einem Chemotherapeutikum kann eine Kreuzresistenz gegen eine Reihe von strukturell und funktionell völlig unterschiedlichen zytotoxischen Substanzen hervorrufen (Gottesman 1993). Dies gilt für eine große Zahl von Chemotherapeutika, wie beispielsweise Anthrazykline, Vincaalkaloide, Epipodophyllotoxine, Actinomycin D und Taxol. Diese Substanzen finden in einer Vielzahl von Therapieschemen Anwendung (Chin et al. 1993). Biochemisch ist die Entwicklung einer Multidrug-Resistenz mit der gesteigerten

Expression eines transmembranen Proteins, dem P-Glycoprotein (Pgp, M_r: 170.000), korreliert, das durch das MDR1-Gen kodiert wird (Kartner et al. 1985; Shen et al. 1986). Die Multidrug-Resistenz verhindert die Akkumulation des Chemotherapeutikums in der Zelle, da es zu einer vermehrten Pgp-vermittelten Ausschleusung der Substanz kommt. Als Konsequenz werden die therapeutisch notwendigen Dosen in der Zelle nicht erreicht (Juliano et al. 1976; Chen et al. 1986).

P-Glycoprotein wird im gesunden Gewebe in größeren Mengen von Nebennieren, Nieren und dem Epithel des Gastrointestinaltrakts exprimiert (Fojo et al. 1987; Thiebaut et al. 1987). Erhöhte Pgp-Werte werden auch in vor- und unbehandelten malignen Tumoren gefunden, z. B. in Karzinomen von Nieren, Nebennieren, Kolon, in hepatozellulären Karzinomen sowie auch bei einem beträchtlichen Anteil von Mammakarzinomen (Goldstein et al. 1989; Weinstein et al. 1993).

Wie bereits unter „Radiopharmakologie" beschrieben, wird ^{99m}Tc-Sestamibi als lipophiles Kation durch passive Diffusion in die Zelle aufgenommen; diesen Mechanismus ermöglichen negative Membranpotentiale. Ebenso wird eine reversible Speicherung in den Mitochondrien beobachtet (Delmon-Moingeon et al. 1990; Piwnica-Worms et al. 1990b). Die letztgenannten Autoren berichten in einer neueren Arbeit, daß ^{99m}Tc-Sestamibi ähnlich den Chemotherapeutika aus Pgp-reichen Zellen vermehrt ausgeschleust wird. Dieser Effekt kann durch dieselben Pharmaka inhibiert werden, die auch den gesteigerten Efflux von Chemotherapeutika aus Karzinomzellen unterbinden. Daher wird die Hypothese vertreten, daß Mammakarzinome mit initialer ^{99m}Tc-Sestamibi-Speicherung in Abhängigkeit von der relativen Pgp-Konzentration innerhalb des Tumors unterschiedliche Effluxraten des Radiopharmakons aufweisen. Um diese Hypothese zu belegen, wurde, wie nachfolgend zusammengefaßt, die Effluxrate bei Patientinnen mit unbehandelten Mammakarzinomen bestimmt und mit den zugehörigen Pgp-Konzentrationen im Tumor korreliert (Del Vecchio et al. 1997).

Dabei wurden 30 Patientinnen mit histologisch gesicherten Mammakarzinomen (21 duktale, 2 duktal-lobuläre und 7 lobuläre), die vorher keine Chemotherapie oder eine präoperative lokale Strahlentherapie erhalten hatten, szintigraphisch untersucht. Die durchschnittliche Tumorgröße betrug 3 cm. Unmittelbar nach Injektion von 740 MBq ^{99m}Tc-Sestamibi wurde eine dynamische Studie in aufrechter Patientenposition durchgeführt. Bis 15 min p. i. wurden laterale Aufnahmen (60 s/Bild) akquiriert. Zusätzlich wurden planare statische Aufnahmen 30 min sowie 1, 2 und 4 h p. i. in derselben Positionierung angefertigt. Aus den mittels ROI-Technik über der fokalen Mehrspeicherung bestimmten Zeit-Aktivitäts-Kurven wurden die zerfallskorrigierten Effluxraten des Radiopharmakons durch ein monoexponentielles Fitting berechnet.

Ein weiteres, vereinfachtes Verfahren bestimmt die Retention des Tracers anhand des Vergleichs der Früh- und Spätaufnahmen. Dabei werden statische Aufnahmen 10, 60 und 240 min p. i. angefertigt und die Impulsdichten über der Mehrspeicherung mittels ROI-Technik ermittelt. Die Retention des Radiotracers nach 60 und 240 min p. i. ergibt sich dabei aus den Verhältnissen der zerfallskorrigierten Impulsdichten der Früh- und Spätaufnahmen (60 min/10 min und 240 min/10 min).

Postoperativ wurden anhand von Zellpräparaten die entsprechenden Pgp-Konzentrationen durch quantitative Autoradiographien ermittelt (Del Vecchio et al. 1993). Hierzu wurde ein ^{125}I-markierter, monoklonaler Antikörper (MRK16) verwendet, der spezifisch an humanes Pgp bindet, da er eine Domäne der Isoform (MDR1) beim humanen Pgp erkennt (Hamada u. Tsuruo 1986; Georges et al. 1993). Dabei wurden an gefrorenen Gewebeproben Sättigungsstudien durchgeführt, wobei die Bindung bei steigender Konzentration von ^{125}I-MRK16 sowohl ohne als auch mit einem 100 fachen molaren Überschuß an unmarkiertem Antikörper untersucht wurde. So konnte die maximale Aktivität spezifisch gebundenen Antikörpers ermittelt und daraus die Gewebekonzentration an Pgp in pmol/g Tumorgewebe errechnet werden.

Als Ergebnis zeigte sich, daß die szintigraphisch ermittelten Effluxraten von ^{99m}Tc-Sestamibi mit den in vitro bestimmten Pgp-Konzentrationen der jeweiligen Gewebeproben korrelieren (Abb. 3.11). Die Effluxrate bewegte sich dabei in einer Größenordnung von 0,00121–0,01690 min^{-1}, wobei biologische Halbwertszeiten von 41–574 min beobachtet wurden. Die Pgp-Konzentration der einzelnen Proben variierte zwischen 0,27 und 8,09 pmol/g Tumorgewebe. Ein Drittel der Mammakarzinome wies eine erhöhte Pgp-Konzentration auf (>3 pmol/g), was um den Faktor 5 höher als bei Proben gutartiger Läsionen ist. Die übrigen 20 Karzinome wiesen eine geringere Pgp-Konzentration (<3 pmol/g) auf, was im Mittel den Werten für gesundes Brustgewebe entspricht. Die Effluxrate des Radiopharmakons in Pgp-überexprimierendem Ge-

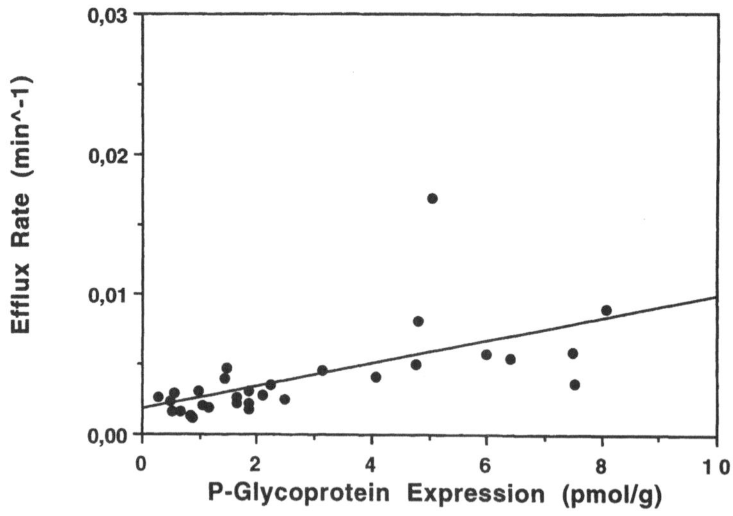

Abb. 3.11. Korrelation zwischen der aus der kinetischen Analyse ermittelten Effluxrate des ^{99m}Tc-Sestamibi und der durch Autoradiographie bestimmten Konzentration an P-Glykoprotein an unbehandelten Mammakarzinomen (Pearson-Koeffizient r = 0,62; p<0,001). (Aus Del Vecchio et al. 1997)

webe war um den Faktor 2,7 größer als in normal Pgp-exprimierendem Gewebe ($p<0,001$). Die gemittelte biologische Halbwertszeit in den Tumorgeweben mit hoher Pgp-Konzentration betrug 101 min, während in den Tumorgeweben mit niedriger Pgp-Konzentration ein Wert von 277 min ermittelt wurde.

Dies stimmt auch mit den ermittelten Quotienten aus den Impulsdichten in den Früh- (10 min p. i.) und Spätaufnahmen (60 und 240 min p. i.) überein. Bei Karzinomen mit hoher Pgp-Konzentration wurden nach 60 bzw. 240 min 59 ± 19% und 25 ± 15% der Anfangsaktivität gefunden, während bei Tumoren mit niedrigen Pgp-Konzentrationen 86 ± 15% bzw. 56 ± 10% der Anfangsaktivität gemessen wurde. Der Unterschied zwischen den beiden Gruppen war hoch signifikant ($p<0,001$). Die Sensitivität und Spezifität dieser einfachen szintigraphischen Methode zur Identifizierung eines MDR-Phänotyps wurde mit Hilfe eines festgelegten Grenzwerts (1 SD unter der mittleren Aktivitätsaufnahme von Pgp-armen Geweben) definiert. Dieser betrug bei den Spätaufnahmen (60 min p. i. und 240 min p. i.) 71% bzw. 46% der bei der Frühaufnahme bestimmten Aktivität. Damit konnten Pgp-exprimierende Tumoren mit einer Sensitivität von 78% bei den 60 min p. i. angefertigten Aufnahmen und 100% bei den 240 min p. i. angefertigten Aufnahmen nachgewiesen werden. Die Spezifität lag bei 89% bzw. 83%.

Diese Ergebnisse weisen darauf hin, daß in der klinischen Praxis die 240 min p. i. angefertigten Aufnahmen den Aufnahmen 60 min p. i. vorzuziehen sind. Eine Aktivität in der Spätaufnahme von weniger als 46% der Aktivität in der Frühaufnahme ist mit großer Wahrscheinlichkeit mit einer erhöhten Pgp-Produktion im Tumorgewebe verbunden und weist auf eine hohe Wahrscheinlichkeit für die Entwicklung einer Multidrug-Resistenz im Laufe einer Chemotherapie hin. Weder das Alter der Patientinnen noch die Tumorgröße, das Mitosestadium oder der Estrogen/Progesteronstatus zeigten eine Korrelation mit den Effluxraten oder den Pgp-Konzentrationen.

Das beschriebene funktionelle Verfahren scheint somit geeignet, Mammakarzinome mit hoher Pgp-Expression in vivo zu identifizieren, die folglich mit hoher Wahrscheinlichkeit eine Multidrug-Resistenz ausbilden. Da ^{99m}Tc-Sestamibi eine ähnliche In-vivo-Kinetik aufzuweisen scheint wie viele Chemotherapeutika, wird es relativ schnell aus den resistenten Karzinomzellen ausgeschleust.

Die Anwesenheit erhöhter Pgp-Werte in unbehandelten Mammakarzinomen unterstützt die Hypothese, daß gegen Chemotherapeutika resistente Karzinomzellen bereits zum Zeitpunkt der Diagnosestellung vorhanden sind und durch die nachfolgende Chemotherapie eher selektiert als induziert werden. Die Therapie scheint nicht der auslösende Faktor für eine Multidrug-Resistenz zu sein. Adjuvante oder neoadjuvante Chemotherapieschemen bei Mammakarzinomen mit hohem ^{99m}Tc-Sestamibi-Efflux sollten solche Zytostatika beinhalten, die dem MDR-Mechanismus nicht unterliegen oder die zusätzlich Revertersubstanzen wie Verapamil oder entsprechende Analoga beinhalten. Obgleich weitere Studien notwendig sind, um den Einfluß von Pgp auf das Therapieansprechen des Mammakarzinoms nachzuweisen, könnte die kinetische Analyse des ^{99m}Tc-Sestamibi-Effluxes zusätzliche Informationen über die Erfolgsaussichten einer nachfolgenden Chemotherapie liefern.

Die geringere Speicherung des ^{99m}Tc-Sestamibi in Tumorgeweben mit einer Überexpression des Pgp in der Spätaufnahme steht nicht im Widerspruch zur erfolgreichen Verwendung dieses Radiopharmakons im Rahmen der bildgebenden Diagnostik des Mammakarzinoms, nachdem zur Differentialdiagnosik Frühaufnahmen verwendet werden; dagegen ermöglicht eine ergänzende Spätaufnahme (240 min p. i.) zusätzliche Aussagen über den MDR-Phänotyp.

Bewertung

R. Tiling

Zusammenfassend ist festzustellen, daß der Mammaszintigraphie mit ^{99m}Tc-Sestamibi durchaus ein Stellenwert in der Primärdiagnostik des Mammakarzinoms einzuräumen ist. Wie es üblicherweise bei der Evaluierung einer neuen diagnostischen Methode zu erwarten ist, konnten jedoch auch bei der Mammaszintigraphie mit ^{99m}Tc-Sestamibi die anfangs allzu optimistischen Ergebnisse in gezielten klinischen Studien nicht in dieser Form bestätigt werden.

Der primäre Grund hierfür dürfte in der Vorselektion der Patientinnen zu suchen sein. So war in den ersten Studien zum einen der Anteil von Karzinomen unverhältnismäßig hoch, zum anderen wiesen die untersuchten Karzinome meist einen Durchmesser von durchschnittlich deutlich >1 cm auf. Doch gerade durch eine Vorselektion von Patientinnen, die sich möglichst an den diagnostischen Problemstellungen des Klinikers in der täglichen Routine orientiert, wird die Wertigkeit der Szintigraphie in der klinischen Routine in Zukunft gemessen werden. Erlaubt die Mammographie als hochsensitives Screeningverfahren der Wahl einen sicheren Karzinomausschluß, ist der Einsatz weiterer bildgebender Methoden nicht notwendig. Ebenso wird sich bei Patientinnen mit klinisch oder mammographisch hochsuspekten Befunden in der Regel jede weitere Diagnostik erübrigen, nachdem in diesen Fällen sofort die entsprechende therapeutische Maßnahme bzw. eine histopathologische Sicherung erforderlich ist.

Die Problemgruppe stellen Patientinnen mit unklaren Mammographiebefunden oder mit unklaren Tastbefunden und mit infolge eines dichten Drüsenkörpers oder einer ausgeprägten fibrozystischen Mastopathie nicht ausreichend beurteilbarer Mammographie dar. Hier ist zur weiteren Abklärung ein Verfahren mit möglichst hoher Spezifität bei gleichzeitig hoher Sensitivität notwendig. Nachdem die Mammaszintigraphie mit ^{99m}Tc-Sestamibi in den bisherigen Untersuchungen eine im Vergleich zu Mammographie und MRT deutlich höhere Spezifität zeigte, dürfte die Indikation zur Durchführung einer Mammaszintigraphie gerade innerhalb dieser Problemgruppe gegeben sein. Der hohe Anteil von Patientinnen mit letztlich benignen Mammaläsionen, welche sich zum definitiven Karzinomausschluß bei nicht eindeutiger Vordiagnostik einer Operation unterziehen müssen, könnte auf diese Weise gesenkt werden. Beachtet werden muß hierbei jedoch die Tatsache, daß die Sensitivität der Mammaszintigraphie mit ^{99m}Tc-Sestamibi in gezielten und breiter angelegten Untersuchungen nicht die ursprünglich berichteten Werte von über 90% erreichen konnte.

Diagnostische Limitationen mit eingeschränkter Sensitivität weist das Verfahren bei Herdbefunden einer Größe von <1 cm auf. Daher ist die Mammaszintigraphie mit ^{99m}Tc-Sestamibi keinesfalls als Screeningverfahren geeignet.

Bei der Abklärung klinisch oder mammographisch unklarer Veränderungen darf das Vorhandensein falsch-negativer szintigraphischer Diagnosen nicht dazu führen, daß letztlich an einem Karzinom erkrankte Patientinnen aufgrund des nuklearmedizinischen Befundes nicht dem gebotenen operativen Eingriff zugeführt werden. Die Ergebnisse der Szintigraphie bei Patientinnen mit unklarer Vordiagnostik dürfen daher nicht isoliert zur Entscheidungsfindung herangezogen werden, sondern müssen sorgfältig mit den Resultaten anderer Verfahren korreliert werden, um das weitere Vorgehen abzuwägen. Ein unauffälliges Ergebnis der Mammaszintigraphie mit ^{99m}Tc-Sestamibi kann dabei unter Berücksichtigung der genannten Limitationen durchaus dazu beitragen, ein abwartendes Vorgehen bei diagnostisch unklaren Befunden zu bestätigen bzw. zu rechtfertigen. Ein positiver szintigraphischer Befund sollte nach den übereinstimmenden Ergebnissen der bislang berichteten Untersuchungen dagegen eine histopathologische Sicherung nach sich ziehen.

Weitere mögliche, bisher jedoch noch nicht ausreichend untersuchte Indikationen für die Mammaszintigraphie mit ^{99m}Tc-Sestamibi könnten das Therapiemonitoring bei neoadjuvanter Chemotherapie und die Differentialdiagnostik zwischen Narbe und Tumorrezidiv nach brusterhaltender Therapie sein. Unter Berücksichtigung der oben (s. unter „Funktionelle Bildgebung bei Multidrug-Resistenz") dargestellten Korrelation zwischen Sestamibi-Speicherung bzw. Efflux und Expression des p-Glykoproteins wäre auch ein Einsatz der Szintigraphie mit ^{99m}Tc-Sestamibi zur Evaluierung der Multidrug-Resistenz bei geplanter Chemotherapie denkbar.

Als Fazit kann gesagt werden, daß die bisher vorliegenden Ergebnisse zwar vielversprechend sind, weitere gezielte klinische Untersuchungen an Tumorzentren jedoch nötig sind, bevor definitiv über Indikationen und die Einsatzmöglichkeit der Mammaszintigraphie mit ^{99m}Tc-Sestamibi in der klinischen Routine entschieden wird.

◆ ^{99m}Tc-Tetrofosmin

K. H. Bohuslavizki, H. Wolf, W. Brenner, C. Bolling und E. Henze

Einleitung

Die Möglichkeiten einer Unterscheidung von Knoten in der weiblichen Brust in benigne oder maligne durch die Mammazintigraphie mit ^{99m}Tc-Sestamibi wurde im letzten Kapitel ausführlich dargestellt.

Aufgrund seines ähnlichen Verhaltens zu ^{99m}Tc-Sestamibi als Perfusionstracer im Myokard wurde in neuester Zeit auch Tetrofosmin zur Mammaszintigraphie vorgeschlagen (Ivancevic et al. 1996; Lind et al. 1996a, b, 1997). Dabei wurden eine Sensitivität von 61–91%, eine Spezifität von 72–81%, ein positiver prädiktiver Wert von 63% und ein negativer prädiktiver Wert von 94% erreicht. Dies würde im Fall einer fehlenden Anreicherung das Vorliegen eines Mammakarzinoms mit hoher Wahrscheinlichkeit ausschließen. Andererseits ist aus Zellkulturversuchen bekannt, daß die Aufnahme von Tetrofosmin in Tumorzellen geringer ist als die von Sestamibi (Wolf et al. 1996a, b; Arbab et al. 1996; De Jong et al. 1996).

Im folgenden Kapitel sollen daher die klinischen Ergebnisse der Mammaszintigraphie mit Tetrofosmin mit Ergebnissen aus Zellkulturversuchen bei Mammakarzinomzellinien korreliert und die klinische Wertigkeit von Tetrofosmin und Sestamibi bei dieser Fragestellung abgegrenzt werden.

Methodik

Radiopharmakon

Wie bei Sestamibi handelt es sich bei Tetrofosmin um einen einwertigen kationischen Komplex, dessen Lipophilie durch die organischen Liganden hervorgerufen wird. Das Technetium liegt in der Oxidationsstufe +V als TcO_2^+-Kern vor. Das chelatisierende Ligandenmolekül bildet die Komplexbindung, ähnlich wie bei MDP, über 2 Phosphoratome aus.

Untersuchungstechnik

Untersucht wurden 35 Patientinnen mit positiver Mammographie und/oder positivem Tastbefund. Alle Patientinnen erhielten im Rahmen des üblichen präoperativen Stagings zusätzlich eine Mammaszintigraphie nach i. v.-Injektion von 600 MBq ^{99m}Tc-Tetrofosmin am kontralateralen Arm. Mit einer Doppelkopfkamera mit niederenergetischem, hochauflösendem Kollimator (Bodyscan, Siemens) wurden 5 min und 1 h p. i. Ganzkörperaufnahmen akquiriert. Einzelaufnahmen der Mammae von links und rechts lateral in Bauchlage wurden 15 min p. i. an einer Großfeld-Gammakamera (Philips Gamma Diagnost Tomo) mit einem niederenergetischen Parallellochkollimator angefertigt. Die Patientinnen wurden auf einem selbstgefertigten Lagerungskissen so gelagert, daß die Mammae frei hingen. Zur Quantifizierung wurde bei fokalen Traceranreicherungen ein Tumor/Background-Quotient in der üblichen ROI-Technik bestimmt. Fokale Tracermehrbelegungen wurden darüber hinaus semiquantitativ in 4 Klassen eingeteilt:

- 0: keine Nuklidmehrbelegung,
- 1: leichte Nuklidmehrbelegung,
- 2: deutlich erkennbare Nuklidmehrbelegung,
- 3: starke Nuklidmehrbelegung.

Die Ergebnisse der visuellen sowie der quantitativen Beurteilung wurden bei allen Patientinnen mit den histologischen Ergebnissen verglichen.

Zellkulturversuche

Humane Mammakarzinom-Zellinien (MCF 7, DKFZ Heidelberg) wurden in Kulturflaschen mit 75 cm^2 Grundfläche bei 37°C und einem pH von 6,8–7,4 in modifiziertem L-15-Leibowitz-Medium mit Zusatz von 10% fetalem Kälberserum, 20 mmol/l L-Glutamin und 0,8 mg/l Gentamycin (alle Biochrom KG, Berlin) gezüchtet. Bei Erreichen von 20–30 Mio. Zellen pro Kulturflasche wurden diese in einzelne Kulturflaschen mit 25 cm^2 Grundfläche überführt, die dann jeweils etwa 5 Mio. Zellen enthielten. Danach wurden jeweils 20 kBq ^{99m}Tc-Sestamibi oder ^{99m}Tc-Tetrofosmin zugesetzt und die Traceraufnahme in die Zellen in Abhängigkeit von der Zeit im Bohrloch unter standardisierten Bedingungen gemessen. Die Inkubationsintervalle variierten dabei zwischen 20 und 240 min. Pro Ansatz und pro Inkubationsintervall wurden 5 Kulturflaschen parallel untersucht. Die Traceraufnahme wurde durch Entfernen des Kulturmediums und durch Waschen mit 10 ml kalter physiologischer Kochsalzlösung (4°C) unterbrochen. Nach der physikalischen Zerfallskorrektur wurde der Uptake des Radiotracers quantitativ bestimmt und auf 1 Mio. Zellen normiert. Die Ergebnisse wurden als Mittelwert ± Standardabweichung angegeben.

Klinische Anwendung und Ergebnisse

Die histologische Aufarbeitung ergab 31 Mammakarzinome von unterschiedlichem histologischem Subtyp: 25 waren duktal, 5 lobulär, eines papillär. Der Tumordurchmeser betrug 0,4 –6,1 cm. Darüber hinaus wurden 4 Fibroadenome mit Durchmessern zwischen 1,5 und 3,5 cm gesichert.

Im Bereich der Axilla wurden histologisch 11 Mammakarzinom-Metastasen und ein entzündlich veränderter Lymphknoten gefunden.

Bezüglich des Primärtumors ergab die Szintigraphie mit ^{99m}Tc-Tetrofosmin richtig-positive Befunde bei 16 Patientinnen, falsch-negative bei 15, falsch-positive bei einer Patientin und richtig-negative bei 3 Patientinnen. Dies entspricht einer Sensitivität von 52% und einer Spezifität von 75%. Der mittlere Tumor/Background-Quotient betrug bei richtig-positiven Tumoren 1,45 ± 0,13, bei richtig-negativen 1,19 und bei den falsch-negativen 1,02 ± 0,14. Ein Beispiel für ein richtig-positives Szintigramm zeigt Abb. 3.12.

Im Bereich der axillären Metastasen ergab die Szintigraphie ein richtig-positives Ergebnis bei 2, ein falsch-positives Ergebnis bei einer, ein richtig-negatives Ergebnis bei 16 und ein falsch-negatives Ergebnis bei 11 Patientinnen. Dies entspricht einer Sensitivität von 15% bzw. einer Spezifität von 95%.

Uptakemessungen an Zellkulturen

In Abb. 3.13 ist die Aufnahme von ^{99m}Tc-Tetrofosmin und ^{99m}Tc-Sestamibi in Mammakarzinomzellen über die Zeit gezeigt. Die beiden verwendeten Tracer zeigten eine Anreicherung mit Sättigungskinetik. Die Aufnahme von Tetrofosmin lag ab 40 min Inkubationszeit jedoch zu jedem Zeitpunkt signifikant unterhalb von Sestamibi ($p<0,05$). Nach 1 h Inkubationszeit betrug die Aufnahme 2,49 ± 0,18% für Sestamibi und 1,76 ± 0,10% für Tetrofosmin.

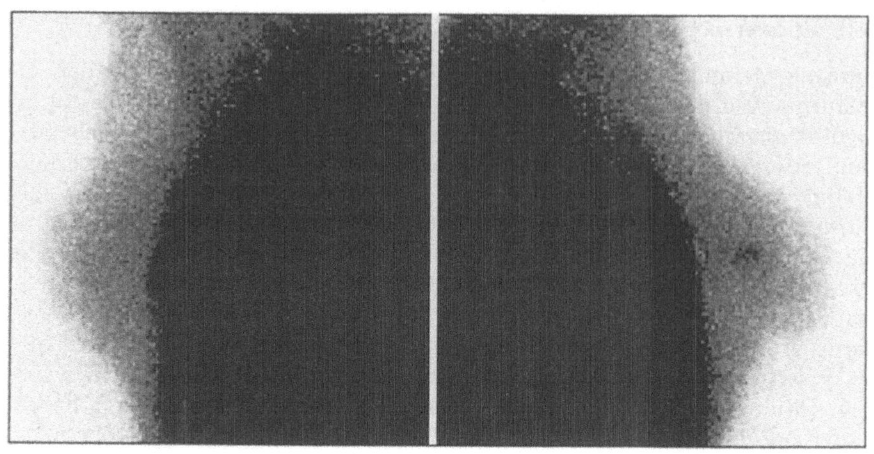

Abb. 3.12 a, b. Mammaszintigraphie mit ^{99m}Tc-Tetrofosmin. Starke fokale Mehrspeicherung rechts (**b**) bei Mammakarzinom (Tumor/Background Quotient = 1,6). Zum Vergleich normale Speicherung der linken Mama (**a**)

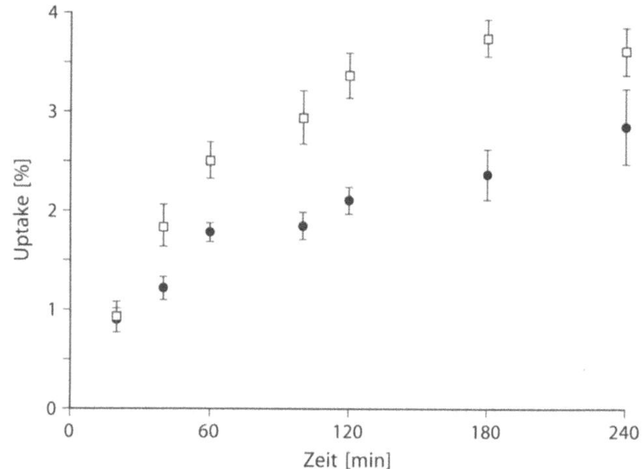

Abb. 3.13. Zelluläre Aufnahme von ^{99m}Tc-Tetrofosmin *(gefüllte Symbole)* und ^{99m}Tc-Sestamibi *(offene Symbole)* in MCF7-Mammakarzinom-Zellkulturen in Abhängigkeit von der Inkubationszeit

Bewertung

Die Mammaszintigraphie mit dem Perfusionstracer ^{99m}Tc-Sestamibi erwies sich in den letzten Jahren auch bei größeren Patientenkollektiven als vielversprechende nichtinvasive Methode zur Dignitätsbeurteilung suspekter Brusttumoren mit einer Sensitivität von 84–94% und einer Spezifität von 70–100% (Khalkhali et al. 1994, 1995a; Bourgeois 1995; Kao et al. 1994a, b; Hassan et al. 1989; Taillefer et al. 1995; Burak et al. 1994; Scopinaro et al. 1994; Jochelson et al. 1994; Tiling et al. 1996a, b; Palmedo et al. 1996c, d). Es lag daher nahe, das bei der Myokardperfusions-Szintigraphie zu ^{99m}Tc-Sestamibi äquivalente ^{99m}Tc-Tetrofosmin auch für diese Indikation zu überprüfen. Dabei wurden bisher kontroverse Ergebnisse bezüglich der Anwendbarkeit von Tetrofosmin für diese Indikation veröffentlicht (Ivancevic et al. 1996; Lind et al. 1996a, b, 1997). Dies ist insbesondere unter dem Aspekt eines niedrigeren Uptakes von Tetrofosmin in Tumorzellkulturen interessant (Wolf et al. 1996a, b; De Jong et al. 1996; Arbab et al. 1996).

Es lag daher nahe, klinische Ergebnisse bezüglich der Mammaszintigraphie mit ^{99m}Tc-Tetrofosmin mit In-vitro-Daten aus Zellkulturversuchen an Mammakarzinom-Zellinien zu vergleichen. In unserem Patientenkollektiv fanden wir dabei eine deutlich niedrigere Sensitivität für die Detektion des Primärtumors mit Tetrofosmin als dies in der Literatur für Sestamibi angegeben ist. Dies ging mit einem mittleren Tumor/Background-Quotienten von etwa 1,4 einher, der ebenfalls deutlich niedriger lag als der für ^{99m}Tc-Sestamibi veröffentlichte (Bourgeois et al. 1995; Taillefer et al. 1995; Khalkhali et al. 1995a). Der kleinste richtig-positive Befund wies einen Durchmesser von 0,4 cm auf, der größte falsch-negative Befund einen Durchmesser von 3,5 cm.

Diese Ergebnisse der Patientenuntersuchungen werden durch In-vitro-Daten unterstützt. In verschiedenen Tumor-Zellkulturen fand sich ein im Vergleich zu Sestamibi niedrigerer Uptake von Tetrofosmin (De Jong et al. 1996; Arbab et al. 1996). Darüber hinaus konnte auch in eigenen Experimenten mit Mammakarzinom-Zellkulturen ein um etwa 30% niedrigerer Uptake von Tetrofosmin gemessen werden (Wolf et al. 1996a, b). Dies korreliert mit den bei Patientinnen ermittelten niedrigeren Tumor/Background-Quotienten und mit einer verminderten Sensitivität der Mammaszintigraphie mit ^{99m}Tc-Tetrofosmin.

Daher ist sowohl aufgrund der klinischen als auch der In-vitro-Daten aus Zellkulturversuchen ^{99m}Tc-Tetrofosmin als Radiodiagnostikum zur Dignitätsbeurteilung von Mammatumoren im Vergleich zu ^{99m}Tc-Sestamibi als Tracer der zweiten Wahl anzusehen.

^{201}Tl-Chlorid

R. Tiling und F.-J. Gildehaus

^{201}Tl-Chlorid hat sich in einer Vielzahl von Untersuchungen als geeignetes Radiopharmakon für die Diagnostik maligner Tumoren erwiesen. Erstmals wurden 1976 von Cox et al. ein zufällig im Rahmen einer Myokardszintigraphie als fokale Mehrspeicherung entdecktes Bronchialkarzinom beschrieben (Cox et al. 1976). Hisida et al. untersuchten 1978 173 Patientinnen mit malignen Tumoren (darunter erstmals 2 Patientinnen mit Mammakarzinomen) und 76 Patientinnen mit gutartigen Veränderungen (Hisida et al. 1978). Bei dieser Untersuchung erreichte die Szintigraphie mit ^{201}Tl-Chlorid bei der Karzinomerkennung eine Sensitivität von 64% und eine Spezifität von 61%. Sluyser u. Hoefnagel bewiesen 1988 anhand von Tierversuchen mit auf Mäuse transferierten Mammakarzinomen, daß sich ^{201}Tl-Chlorid vermehrt in malignen Mammatumoren akkumuliert (Sluyser u. Hoefnagel 1988). Der zweite, klinische Teil dieser Studie beinhaltete erstmals die gezielte Untersuchung von 15 an Mammakarzinomen erkrankten Patientinnen. Die Autoren erzielten hierbei sehr gute Ergebnisse und kamen zu dem Schluß, daß die Tumorszintigraphie mit ^{201}Tl-Chlorid eine sehr nützliche Methode auch für die Früherkennung von Mammakarzinomen sein kann.

Sehweil et al. beschrieben in der Folgezeit differenziertere Ergebnisse der Tumorszintigraphie mit dem primär zur Myokardszintigraphie eingesetzten Radiopharmakon ^{201}Tl-Chlorid (Sehweil et al. 1990). Bei allen 20 Patientinnen wies dabei der Primärtumor eine Mehrspeicherung auf, und in 4 von 6 Fällen wurde ein histologisch gesichertes Lokalrezidiv erkannt. Nachdem nur bei 3 von 15 Patientinnen Lymphknotenmetastasen als Mehrspeicherung nachgewiesen worden waren, folgerten die Autoren, daß ^{201}Tl-Chlorid zwar sehr sensitiv bei der Diagnostik des Primärtumors ist, jedoch für das Staging von Mammakarzinomen keine klinische Rolle einnehmen dürfte.

Eine neuere Arbeit von Waxman et al. beschrieb die Verwendung von ^{201}Tl zur Differenzierung von benignen und malignen palpablen Raumforderungen (Waxman et al. 1993). Dazu wurden 81 Patientinnen mit tastbaren Veränderungen szintigraphisch untersucht. Von 47 Patientinnen mit histologisch gesicherten Mammakarzinomen waren dabei szintigraphisch 45 richtig als fokale Mehrspeicherungen erkannt worden, was eine Sensitivität von 96% ergab. Bei den 34 Patientinnen mit benignen Veränderungen war lediglich bei 3 Fibroadenomen eine falsch-positive Diagnose erhoben worden (Spezifität 91%). Zu beachten ist bei diesen günstigen Resultaten jedoch die Tatsache, daß das kleinste untersuchte Karzinom einen Durchmesser von 13 mm aufwies und 40 Karzinome >16 mm waren. Zum anderen wurde ein stark vorselektiertes Patientengut mit klinisch tastbaren Raumforderungen untersucht, was die Wertigkeit der Ergebnisse in der klinischen Routinediagnostik relativieren dürfte. Eine weitere Studie von Lee et al. mit einem stärker gemischten Patientengut beschrieb eine Sensitivität von 80% bei einer Spezifität von 96% (Lee et al. 1993).

Als Anreicherungsmechanismus wird die perfusionsabhängige Aufnahme des Kaliumanalogons Thallium über die Na-K-ATPase in die Zelle angenommen. Diese Annahme basiert u. a. auf einer Arbeit von Baker et al., in der über Ergebnisse mit Kalium-42 berichtet wird, das nach i. v.-Injektion eine deutliche Anreicherung in Mammakarzinomen zeigte (Baker et al. 1955). Daraus wurde geschlossen, daß maligne Tumoren gegenüber benignen Läsionen durch ihre gesteigerte metabolische Rate eine erhöhte Kaliumkonzentration, d. h. eine erhöhte Na-K-ATPase-Aktivität aufweisen. In-vivo- und In-vitro-Untersuchungen über den Uptakemechanismus des ^{201}Tl in Tumorzellen wurden von Sehweil et al. durchgeführt, die aufgrund der nicht proportionalen Verteilung der Aktivität von ^{201}Tl und ^{99m}Tc-Mikrosphären in Normal- und Tumorgewebe schlossen, daß der ^{201}Tl-Uptake nicht allein vom regionalen Blutfluß, sondern auch durch die Aktivität der Na-K-ATPase bestimmt wird (Sehweil et al. 1989). Sie konnten weiterhin zeigen, daß durch die selektive Blockade dieses Transportsystems mit Digoxin die Aufnahme des Tracers in die Zelle signifikant erniedrigt wird. Bei der Verwendung dieses Radiopharmakons sind jedoch die spezifischen physikalischen Gegebenheiten des Nuklids, wie die niedrigere Gammaenergie (80 keV), die gegenüber dem ^{99m}Tc geringere Reichweite im Gewebe und die höhere Strahlenexposition (effektive Äquivalentdosis: 23 mSv bei 100 MBq ^{201}Tl-Chlorid gegenüber 5–6 mSv bei 740 MBq ^{99m}Tc-Sestamibi) bei Untersuchungen mit ^{201}Tl zu berücksichtigen. Zudem sind auch biokinetische Eigenschaften wie eventuelle Rückverteilungsphänomene zu beachten.

Bezüglich der Untersuchungstechnik wäre hinzuzufügen, daß für die Mammaszintigraphie mit ^{201}Tl-Chlorid eine Aktivitätsmenge von ca. 110 MBq verwendet wird. Die Aufnahmetechnik variiert nach Literaturangaben, wobei ähnlich der Mammaszintigraphie mit ^{99m}Tc-Sestamibi oder ^{99m}Tc-Tetrofosmin frühe Aufnahmen (5 min p. i) am aussagekräftigsten sind. Die oben erwähnten Untersuchungen erfolgten in Rückenlage der Patientin mit erhobenen Armen, wobei anteriore und oblique Aufnahmen angefertigt wurden. Nach eigenen Erfahrungen ist diese Untersuchungstechnik jedoch nicht optimal, da gering speichernde Läsionen infolge Überlagerung auf anterioren Aufnahmen nicht von Myokard, Leber oder Hintergrund zu differenzieren sind.

Bewertend kann gesagt werden, daß im Vergleich zu ^{99m}Tc-markierten Radiopharmaka die Tumorszintigraphie mit dem reinen Perfusionsmarker ^{201}Tl-Chlorid derzeit sowohl auf wissenschaftlicher als auch auf klinischer Ebene aus den erwähnten Gründen eine untergeordnete Rolle spielt.

◆ ^{99m}Tc-markierte Phosphonate (MDP)

S. PICCOLO, S. LASTORIA und P. MUTO

Neben den in den vorausgegangenen Kapiteln besprochenen kationischen lipophilen ^{99m}Tc-Komplexen und ^{201}Tl-Chlorid wird auch ^{99m}Tc-MDP derzeit auf eine klinische Anwendungsmöglichkeit bei der Diagnostik des Mammakarzinoms untersucht. Kürzlich konnte gezeigt werden, daß sich ^{99m}Tc-MDP in malignen, aber nicht in benignen Tumoren der Mamma anreichert; dadurch wird eine differentialdiagnostische Zuordnung ermöglicht (Piccolo et al. 1995, 1997a, b).

Aufgrund ihrer Anreicherung in knochenbildendem Gewebe werden Phosphonate üblicherweise für die Skelettszintigraphie eingesetzt. Doch schon in frühen Arbeiten wurde eine Akkumulation des Tracers auch in malignen Weichteiltumoren beschrieben (Ell 1983; Garty et al. 1989; Berg et al. 1973; Ross McDougall u. Pistenma 1974). Darüber hinaus hatte sich gezeigt, daß auch Mammakarzinome einen MDP-Uptake aufweisen und als Weichteilspeicherung im Skelettszintigramm abgegrenzt werden können. Die Mechanismen, die die MDP-Aufnahme im extraossären Gewebe steuern, sind noch nicht vollständig geklärt. Einige die MDP-Speicherung begünstigende Faktoren sind jedoch bekannt. Dabei handelt es sich u. a. um erhöhten Blutfluß,

Angioneogenese, vergrößertes Interstitium sowie lokale Veränderungen des pH-Werts und der Kalziumkonzentration, insbesondere des Anteils an freien Ca^{2+}-Ionen (Worseley u. Lentle 1993; Schmitt et al. 1974).

Aufbauend auf diesen Grundlagen wurde die mögliche Bedeutung des gezielten Einsatzes von ^{99m}Tc-MDP im Rahmen der szintigraphischen Bildgebung des Mammakarzinoms untersucht. Dabei wurden im Vergleich zur Skelettszintigraphie einige methodische Neuerungen vorgenommen: Der Zeitpunkt des Aufnahmebeginns (5–10 min p. i.) und die Positionierung der Patientin in Bauchlage, wie auch schon von Khalkhali und anderen Autoren bei der Szintigraphie mit ^{99m}Tc-Sestamibi empfohlen (Khalkhali et al. 1995a; Taillefer et al. 1995).

In dieser Untersuchung, deren Ergebnisse im folgenden vorgestellt werden, wurden anfänglich Frauen mit großen tastbaren oder mammographisch nachweisbaren Mammatumoren untersucht. Dies diente dazu, die Möglichkeit des Nachweises eines Mammakarzinoms mit Hilfe dieser Methode zu verifizieren. Die positiven Ergebnisse in dieser Patientengruppe ermutigten zu breiter angelegten Untersuchungen, um die Wertigkeit dieses neuen diagnostischen Verfahrens in der klinischen Anwendung zu evaluieren. Das Interesse konzentrierte sich dabei auf die Fälle, in denen die üblichen diagnostischen Verfahren (Mammographie, Sonographie, MRT) zu keinem eindeutigen Ergebnis geführt hatten.

Über einen Zeitraum von 3 Jahren wurden 660 Patientinnen mit einer hohen Vortestwahrscheinlichkeit für ein Mammakarzinom untersucht. Die Patientinnen wurden von der chirurgischen Klinik vor einer geplanten offenen Biopsie überwiesen, sofern die durchgeführten Voruntersuchungen keine eindeutige Befundekonstellation ergeben hatten. Keine der Patientinnen hatte sich vor Durchführung der Mammaszintigraphie einer Operation, FNP oder einer Strahlentherapie der Mamma unterzogen. Die Szintigraphie fand innerhalb eines Monats nach der Mammographie statt. Die Mammographien wurden dabei von erfahrenen Radiologen in 3 Kategorien eingeteilt:

- 1. sicheres Mammakarzinom,
- 2. Verdacht auf Mammakarzinom
- 3. unklar (bei fehlender Übereinstimmung mit den Ergebnissen der klinischen Untersuchung oder fehlenden Hinweisen auf eine Malignität).

Die Mammaszintigraphie wurde folgendermaßen durchgeführt: Es wurden laterale Aufnahmen beider Mammae in Bauchlage und eine anteriore Aufnahme unter Einschluß der Axillae in aufrechter Patientenposition angefertigt. Die Akquisition wurde 5–10 min p. i. (740 MBq ^{99m}Tc-MDP, Injektion am kontralateralen Arm) gestartet. Die Aufnahmedauer betrug jeweils ca. 5 min, es wurden jedoch mindestens 150.000 cts gesammelt. Um ein Durchscheinen des gegenseitigen Arms zu verhindern, wurde zwischen beiden Mammae eine 5 mm dicke Bleiabschirmung plaziert.

Die Befundung der Szintigramme erfolgte nach visuellen Kriterien, wobei „negativ" gleichbedeutend mit fehlendem Nachweis einer fokalen MDP-Anreicherung war und „positiv" den Nachweis eines oder mehrerer Bezirke mit erhöhtem MDP-Uptake bedeutete. Die Ergebnisse wurden mit den histologischen Befunden korreliert und daraus Sensitivität, Spezifität sowie negativer und positiver Vorhersagewert bestimmt.

Mit der durch offene Biopsie gewonnenen Histologie konnten 547 der Läsionen als maligne und 113 als benigne eingestuft werden. Tabelle 3.6 zeigt die Mammaszintigraphie-Befunde in Relation zu den histologischen Ergebnissen. In Tabelle 3.7 sind die szintigraphischen Ergebnisse in Korrelation zu Tumorgröße und Mammographiebefund dargestellt.

Die Sensitivität betrug 92% und die Spezifität 91%. Die Sensitivität war abhängig von der Tumorgröße und bewegte sich zwischen 68% bei Läsionen <10 mm Durchmesser und 95% bei einer Größe von 10–20 mm. Bei Tumoren >20 mm betrug die Sensitivität 100%. Da auch Läsionen mit einem ma-

Tabelle 3.6. Ergebnisse der Mammaszintigraphie mit ^{99m}Tc-MDP in Relation zur Histopathologie

Histologie	n	Szintigraphie			
		rp	rn	fp	fn
Karzinome	547	504	–	–	43
Duktal infiltrierend	325	312	–	–	13
Lobulär infiltrierend	52	48	–	–	4
DCIS	60	50	–	–	10
LCIS	28	22	–	–	6
Mischtyp	43	40	–	–	3
Medullär	17	14	–	–	3
Kolloidal	16	13	–	–	3
Papillär	6	5	–	–	1
Benigne Läsionen	113	–	103	10	–
Fibroadenome	43	–	37	6	–
Fibrozystische Mastopathie	40	–	36	4	–
Mit mäßigen bis starken Atypien	*7*	–	*3*	*4*	–
Papillom(-atose)	14	–	14	–	–
Mastitis	8	–	8	0	–
Narbe	5	–	5	0	–
Fettgewebsnekrose	3	–	3	0	–

Tabelle 3.7. Ergebnisse der Mammaszintigraphie mit ^{99m}Tc-MDP in Relation zur Größe der Läsionen

Histologie	n	Szintigraphie			Mammographie		
		Positiv	Negativ	Sensitivität [%]	Maligne	Suspekt	Unklar
Karzinome	547	504	43	92	432	58	57
<10 mm	94	64	30	68	59	17	18
11–20 mm	266	253	13	95	205	28	33
21–50 mm	147	147	0	100	130	11	6
Inflammatorisch	40	40	0	100	38	2	0
Benigne Läsion (7–35 mm)	113	10	103	–	0	63	50

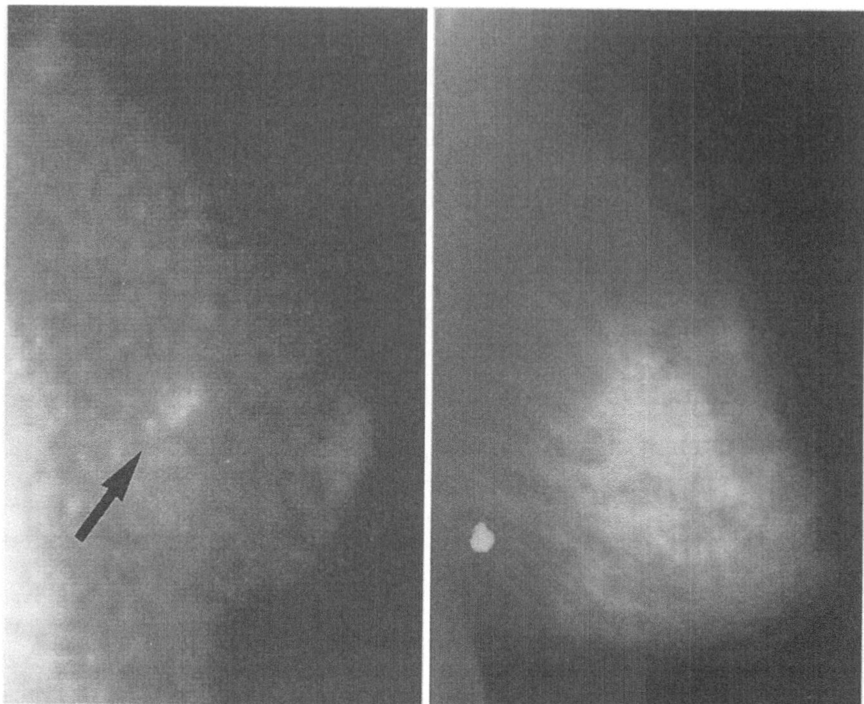

Abb. 3.14 a, b. Positive Mammaszintigraphie bei einer 36jährigen Patientin (**a**). Ein 6×6 mm messender Tumor im äußeren Quadranten wurde histologisch als DCIS klassifiziert. Die Mammographie (**b**) war aufgrund des dichten Drüsenkörpers nicht beurteilbar

ximalen Durchmesser von 6–8 mm szintigraphisch nachgewiesen werden konnten (Abb. 3.14), lassen sich falsch-negative Befunde nicht durch die Tumorgröße allein erklären. Der Nachweis kleiner Tumoren wird jedoch entscheidend durch die Lokalisation und die Größe der Mamma beeinflußt. Die meisten nicht dargestellten Karzinome befanden sich in den inneren Quadranten großer Mammae. Für oberflächlich lokalisierte Karzinome könnte die anteriore Aufnahme für den szintigraphischen Nachweis von Bedeutung sein. Ein falsch-positiver Befund wurde nur in sehr wenigen Fällen (9/110) erhoben. Dabei handelte es sich um 5 Fibroadenome und 4 fibrozystische Mastopathien. Im Gegensatz dazu zeigte die Mehrzahl der benignen Veränderungen (Papillomatose, Mastitis, Narben und Fettnekrosen) keinen MDP-Uptake. In der Untergruppe von 228 Patientinnen, deren Mammographiebefunde als suspekt oder unklar eingestuft wurden, ergaben sich histologisch 115 Karzinome und 113 benigne Erkrankungen. Bei Läsionen >15 mm ergab die Szintigraphie, unabhängig vom Tastbefund und von der Lokalisation, in 87% der Fälle einen richtigen Befund. Bei 86 Patientinnen wurde szintigraphisch ein Mammakarzinom und bei 103 Patientinnen eine gutartige Erkrankung richtig diagnostiziert. Abbildung 3.14 zeigt ein Beispiel für einen positiven szintigraphischen Befund bei einem Mammakarzinom, das mammographisch als unklar gewertet wurde.

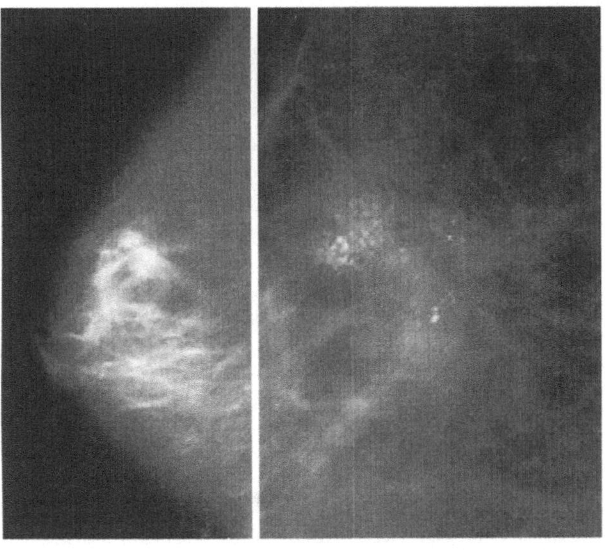
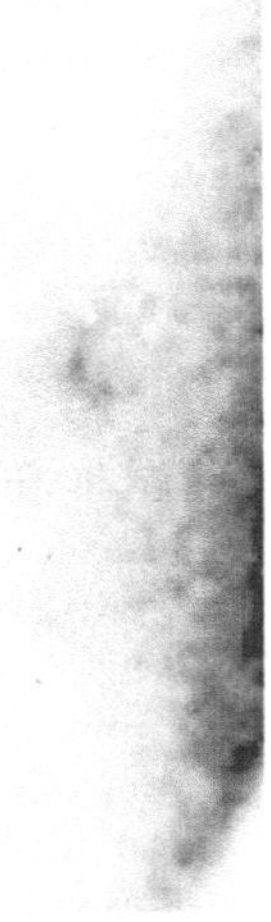

a b, c

Abb. 3.15 a–c. Die Mammographie zeigt gruppierte Verkalkungen (**a**), (besser erkennbar in der Vergrößerungsaufnahme (**b**)) der linken Brust einer 57jährigen Patientin mit Mammakarzinom. In der Mammaszintigraphie (**c**) stellt sich die entsprechende Region als fokale Mehrspeicherung richtig-positiv dar

Bei 67 Patientinnen mit mammographisch nachgewiesenen Verkalkungen wurden histologisch 41 Karzinome und 26 benigne Erkrankungen nachgewiesen. Die Szintigraphie war in 38 von 41 Fällen richtig-positiv und in 23 von 28 Fällen richtig-negativ. Daraus ergab sich eine Sensitivität von 93% und eine Spezifität von 82%. Die wichtigste Beobachtung scheint dabei zu sein, daß bei nicht malignen Kalzifizierungen in der großen Mehrzahl der Fälle kein MDP-Uptake nachweisbar war. Ein Beispiel für ein positives Szintigramm bei einem Karzinom mit mammographisch nachgewiesenem Mikrokalk gibt Abb. 3.15.

Die Sensitivität der Mammaszintigraphie mit ^{99m}Tc-MDP hängt im wesentlichen von 3 Faktoren ab:

- 1. Um eine hohe szintigraphische Nachweisrate zu gewährleisten, ist es unerläßlich, hohe Qualitätsansprüche sowohl an die Aufnahmetechnik als auch an die Darstellung und Dokumentation der Szintigramme zu stellen.
- 2. Auch die Tumorgröße und -lokalisation haben einen erheblichen Einfluß auf die Ergebnisse. Alle falsch-negativen Befunde wurden bei Tumoren <15 mm erhoben, die in der Tiefe von großen Mammae lokalisiert waren.
- 3. Schließlich werden die Resultate auch von der Prävalenz des Mammakarzinoms in der untersuchten Population beeinflußt. In dieser Patientengruppe betrug das Verhältnis von Karzinomen zu benignen Erkrankungen 4,8 : 1, wohingegen es in der klinischen Routine genau umgekehrt sein dürfte.

Hierbei ist jedoch zu berücksichtigen, daß in dieser Studie ungeachtet des Verhältnisses von benignen zu malignen Läsionen eine hohe Absolutzahl von verschiedenen gutartigen Erkrankungen der Mamma untersucht wurde, wobei mammographisch jeweils ein unklarer Befund erhoben wurde. In 10 von 113 Fällen wurde ein falsch-positiver MDP-Uptake beobachtet. Hierbei handelte es sich um besondere Formen von Fibroadenomen und 4 fibrozystischen Mastopathien mit schweren Zellatypien. Letztere werden im allgemeinen als Grenzfälle klassifiziert, da diese Patientinnen ein 5- bis 7fach höheres Risiko haben, ein Mammakarzinom zu entwickeln.

Die Gruppe der Patientinnen mit unklaren klinischen und mammographischen Befunden, aber histologisch nachgewiesenen benignen Erkrankungen ist die Zielgruppe für die Mammaszintigraphie. Dahinter steht die Absicht, durch richtig-negative szintigraphische Befunde die Zahl der unnötigen Biopsien zu verringern. Andererseits können bei Patientinnen mit unklaren Mammographien und positivem MDP-Uptake Karzinome richtig erkannt werden, insbesondere dann, wenn sie eine Größe von >15 mm aufweisen.

Der interessanteste Aspekt dieser Arbeit scheint die Möglichkeit der Darstellung und Differenzierung von gut- und bösartigen Kalzifizierungen zu sein. Es sind aber weitere Untersuchungen mit anderen ^{99m}Tc-Tracern (Sestamibi, Tetrofosmin) erforderlich, um festzustellen, ob es sich hierbei um eine spezielle Eigenschaft von MDP handelt. Bis zu diesem Zeitpunkt liegen noch keine großen vergleichenden Studien bezüglich der verschiedenen Tc-markierten Tracer vor.

◆ Estrogene

K. Scheidhauer und A. Scharl

Einleitung

Die Bestimmung des Estrogen-Rezeptor-(ER-)Status des Primärtumors als histochemisch oder biochemisch erhobener Parameter gehört zur Basisdiagnostik beim Mammakarzinom. Ein positiver ER-Status ist für eine erfolgreiche Hormontherapie und die Prognoseeinschätzung von Bedeutung. Während die normale Brustdrüse relativ wenig Hormonrezeptoren enthält, ist in mehr als der Hälfte aller Mammakarzinome der Rezeptorgehalt deutlich erhöht (De Sombre et al. 1987; Osborne et al. 1980).

Estrogenrezeptoren sind ligandenaktivierte Faktoren der Transskriptionsregulation (Beato 1989). Estradiol (E_2) gelangt zunächst durch passive Diffusion in die Tumorzelle und bindet sich mit hoher Affinität und Spezifität an den Estrogenrezeptor (ER) (Wittliff 1984). Die Interaktion des Ligand-Rezeptor-Komplexes mit der DNA erfolgt an speziellen, transskriptionsaktivierenden Nukleotidsequenzen, die als „estrogene responsive elements“ (ERE) bezeichnet werden und innerhalb der jeweiligen Promotorregion liegen. Die Stoffwechselwirkung der Estrogene erfolgt über die Aktivierung von Genen, deren Genprodukte den Zellzyklus kontrollieren. Es kommt zu Veränderungen der DNA-Transskription und damit der zellulären Proteinsynthese (Beato 1989; Lippman 1988).

Die biochemischen und histochemischen Verfahren zur Bestimmung des Rezeptorstatus erfordern die operative/bioptische Gewinnung von genügend Tumorgewebe. Daher werden sie in der Regel lediglich am Primärtumor durchgeführt und nur selten bei Rezidiven oder Metastasen (Wagner u. Gassel 1989). Dies scheitert zudem oft schon an der Materialgewinnung. Eine qualitative und quantitative Rezeptoranalyse ist an kryokonserviertem Gewebe möglich, aber auch an bereits formalinfixierten Geweben mittels Immunhistochemie und monoklonalen Antikörpern (Andersen u. Poulsen 1989; Göhring et al. 1996). Die Ergebnisse der einzelnen Verfahren differieren z. T. (Beck et al. 1989; Scharl et al. 1989). Die Rezeptorverteilung im Tumor ist oft inhomogen und kann zudem zwischen Primärtumor und Metastasen variieren (Allegra et al. 1980; Klinga et al. 1982; Scharl et al. 1989).

Die Expression von Estrogenrezeptoren in Mammakarzinomen markiert eine höhere funktionelle Differenzierung der Tumoren, die mit einer höheren morphologischen Differenzierung einhergeht (Göhring et al. 1996; Tulusan et al. 1982). Eine vermutete Korrelation zwischen mammographisch sichtbaren Parenchymveränderungen und dem Estrogenrezeptorgehalt der Tumorzellen konnte jedoch nicht gesichert werden (Ciatto et al. 1989). Patientinnen mit rezeptorpositiven Karzinomen besitzen zudem generell eine günstigere Prognose (Alexieva-Figusch et al. 1988; Chevallier et al. 1988; Göhring et al. 1996; Kaufmann et al. 1989).

Das Wachstumsverhalten von Mammakarzinomen kann durch Veränderungen des hormonellen Milieus beeinflußt werden. Ein Ansprechen auf eine endokrine Therapie ist bei rezeptornegativen Tumoren nur in etwa 10%, bei rezeptorpositiven Karzinomen dagegen in 40–70% zu erwarten (Osborne 1987; Rausch u. Kiang 1988; Schnuerch 1991). Der Rezeptorgehalt der Zellen nimmt mit zunehmender Entdifferenzierung ab, er kann zudem durch eine endokrine Therapie, Chemotherapie oder Strahlentherapie beeinflußt werden (Maysinger et al. 1977; Mende et al. 1978). Der Estrogenrezeptornachweis und die rezeptororientierte endokrine Therapie gelten heute als etablierte diagnostisch-therapeutische Standards in der Behandlung von Brustkrebspatientinnen (Schnuerch 1991). Eine nichtinvasive Rezeptordiagnostik durch eine Rezeptorszintigraphie würde die simultane Ermittlung des Rezeptorstatus in mehreren Tumorlokalisationen ermöglichen, d. h. z. B. gleichzeitig in Metastasen mehrerer Organe und im Primärtumor. Auch eine sequentielle Rezeptorbestimmung im Verlauf der Erkrankung wäre möglich. Nicht zuletzt würden sich Möglichkeiten für wissenschaftliche Studien eröffnen, etwa zur Untersuchung der Kinetik von Liganden und Liganden-Rezeptor-Bindungen. Unsere Kenntnisse der Hormonrezeptoren beruhen bisher auf „Momentaufnahmen" zum Zeitpunkt der Gewebeentnahme. Die Dynamik der Expression von Estrogenrezeptoren kann bisher nicht erfaßt werden. Eine szintigraphische Technik zur Rezeptordiagnostik könnte möglicherweise pathologische Veränderungen auf der zellulären Ebene bereits in vivo feststellen, indem primär funktionelle Veränderungen vor einer morphologisch sichtbaren Veränderung erfaßt würden.

In einigen klinischen Studien wurde daher untersucht, inwiefern die Szintigraphie mit markierten Estrogenderivaten als eine nichtinvasive Methode zur In-vivo-Darstellung von estrogenrezeptorreichem Gewebe geeignet ist (Kenady et al. 1993; Mintun et al. 1988; Preston 1990; Rijks et al. 1996a, c, Scheidhauer et al. 1991).

Methodik

Radiopharmaka

Der Bindungsmechanismus von Estrogenen an Estrogenrezeptoren ist hochspezifisch; die Suche nach radioaktiv markierbaren rezeptorspezifischen Derivaten zum szintigraphischen In-vivo-Nachweis der Rezeptoren wurde bereits in den 40er und 50er Jahren begonnen (Glascock u. Hoekstra 1959; Twombly u. Schoenewaldt 1950). Zahlreiche Arbeitsgruppen, vor allem die um Katzenellenbogen, entwickelten eine Reihe von radioaktiv markierten Estrogenderivaten, von denen aber nur wenige in vivo getestet wurden (Mathias et al. 1987; McManaway et al. 1986; Scharl u. Holt 1993). Die ersten Untersuchungen zur In-vivo-Rezeptorszintigraphie bei Menschen wurden mit dem Positronenstrahler Fluor-18 als 16α-[^{18}F]Fluor-17β-Estradiol publiziert (Mintun et al. 1988).

Hochberg entwickelte 1979 das biologisch aktive, radioaktiv markierte Steroidhormon 16α-[^{125}I]iodestradiol, das die erforderlichen Kriterien für einen Radiotracer zum Nachweis von Hormonrezeptoren erfüllte: eine hohe Rezeptoraffinität bei gleichzeitig geringer unspezifischer Bindung sowie eine hohe chemische und metabolische Stabilität (Hochberg 1979). Die Synthese dieser Verbindung erfolgte ausgehend von der 16β-Bromverbindung durch einen nukleophilen Brom-Iod-Austausch. Der wesentliche Nachteil dieser Synthese war die lange Reaktionszeit von etwa 2 Tagen, so daß nur das langlebige Isotop ^{125}I (Halbwertszeit: 60 Tage) eingesetzt werden konnte, das jedoch aufgrund seiner niederenergetischen γ-Strahlung nicht für die In-vivo-Szintigraphie geeignet ist. Durch den Einsatz eines Kronenethers (Benzo-15-Krone-5) als Katalysator für die nukleophile Halogenaustauschreaktion konnte die Reaktionszeit für die Markierung auf etwa 20 min herabgesetzt werden, was erstmals die Verwendung von ^{123}I (Halbwertszeit 13 h) ermöglichte (Pavlik et al. 1990). Die exakte chemische Bezeichnung dieser Substanz lautet 16α-[^{123}I]iodo-estra-1,3,5-(10)triene-3,17β-diol, in der Kurzform 16α-[^{123}I]iodo-estradiol oder E_2 für Estradiol bzw. ^{123}I-E_2 für die markierte Form. Dieses Estradiol wurde in den USA und in einer multizentrischen Studie in Deutschland eingesetzt (Kenady et al. 1993; Preston et al. 1990; Scheidhauer et al. 1991). Daneben wurden auch weitere Estrogenderivate wie 11β-Methoxy-E_2 oder 16α-[^{123}I]iodovinyl-11β-methoxyestradiol klinisch eingesetzt, die im Vergleich mit 16α-E_2 einige Vorteile bei gleicher oder sogar höherer Rezeptorspezifität aufweisen (Eckelmann et al. 1979; Hanson et al. 1982; McGuire u. Clark 1983). Eine holländische Arbeitsgruppe berichtete kürzlich über weitere ^{123}I-markierte Estradiolderivate im Tierexperiment (Rijks et al. 1996b) sowie über erste klinische Studien mit dem 11β-methoxy-17α-[^{123}I]iodovinylestradiol, kurz Z-^{123}I-MIVE (Rijks et al. 1996a, c).

Die beiden genannten, klinisch eingesetzten ^{123}I-markierten Substanzen zeichnen sich durch eine rasche Elimination aus dem Blut aus. Das Auswaschen aus rezeptornegativem Gewebe erfolgt ebenfalls sehr schnell. Die transhepatische Ausscheidung führt zu einer raschen, intensiven Anreicherung des Tracers in der Leber und anschließendem Abfluß in den Darm. Dies entspricht den Ergebnissen tierexperimenteller Studien (Scharl et al. 1991, 1995; Scharl u. Holt 1993). Die Bindung des Tracers an Rezeptoren führt zu einer über mehrere Stunden persistierenden Anreicherung in rezeptorreichen Geweben. Dies erlaubt eine sehr frühzeitige Bildgebung in der beim Mammakarzinom interessierenden Thoraxregion. Durch weitere Modifikationen am Z-17α-[^{123}I]iodovinyl-11β-chloromethylestradiol, nämlich durch Blockierung des in der Leber stattfindenden Metabolismus in der 3-O-Position, konnten eine höhere Tumoranreicherung, eine niedrigere Leberspeicherung und intestinale Radioaktivität und auch höhere Tumor/Blut-Quotienten erzielt werden (Quivy et al. 1996). Klinische Erfahrungen mit diesem Tracer liegen bisher nicht vor.

Insgesamt ist die Zahl der klinischen Untersuchungen mit radioaktiv markierten Estrogenderivaten gering; dies liegt zum einen an der relativ schwierigen Markierungstechnik und den sehr kleinen Substanzmengen, zum anderen behindern auch patentrechtliche Fragen die häufigere und kommerzielle Anwendung dieses vielversprechenden diagnostischen Verfahrens.

Untersuchungstechnik

Für die PET-Tracer (^{18}F-Markierungen, Halbwertszeit 110 min) sollten Scanner der neuen Generation mit einem möglichst großen Gesichtsfeld zur Verfügung stehen, um mit vertretbarem Zeitaufwand ein möglichst großes Meßfeld zu erfassen, insbesondere auch die axillären Lymphknotenstationen. Mit den heute möglichen Ganzkörpertechniken gibt es für diese PET-Tracer noch keine Erfahrungen. Als günstige Akquisitionszeiten werden 90–110 min p. i. angegeben; nach den Erfahrungen mit der FDG-PET und aufgrund der schnellen Tracerelimination aus dem Blut sollten aber auch frühere Aufnahmen ab etwa 30 min p. i. möglich sein. Die Tracerapplikation sollte generell nicht auf der betroffenen Seite durchgeführt werden, um falsch-positive Herdbefunde im Bereich des Venenwinkels durch Aktivitätsretention zu vermeiden.

Die Gammakamera-Szintigramme mit ^{123}I-markierten Estrogenderivaten können ab ca. 20 min p. i. aufgenommen werden, am günstigsten ca. 1–3 h p. i., aufgrund der dann geringeren Leberspeicherung. Die Elimination des i. v.-applizierten ^{123}I-E_2 aus dem Blut erfolgt sehr schnell, bereits nach ca. 10 min ist auf den Ganzkörperaufnahmen keine wesentliche Blutpooldarstellung mehr nachweisbar (Abb. 3.16). Bei sehr späten Aufnahmen (bis zu 24 h p. i.) steigen zwar die Tumor/Untergrund-Quotienten an, die Zählraten sinken aber, so daß für qualitativ ausreichende Aufnahmen sehr lange Meßzeiten resultieren. Die Datenakquisition erfolgt mit konventionellen Großfeld-Gamma- und SPECT-Kameras. Dabei sollte ein Niedrigenergiekollimator mit hoher Auflösung verwendet werden. Neben planaren Aufnahmen des Thorax und ggfs. Ganzkörperszintigrammen sollten stets Tomographien (SPECT) des

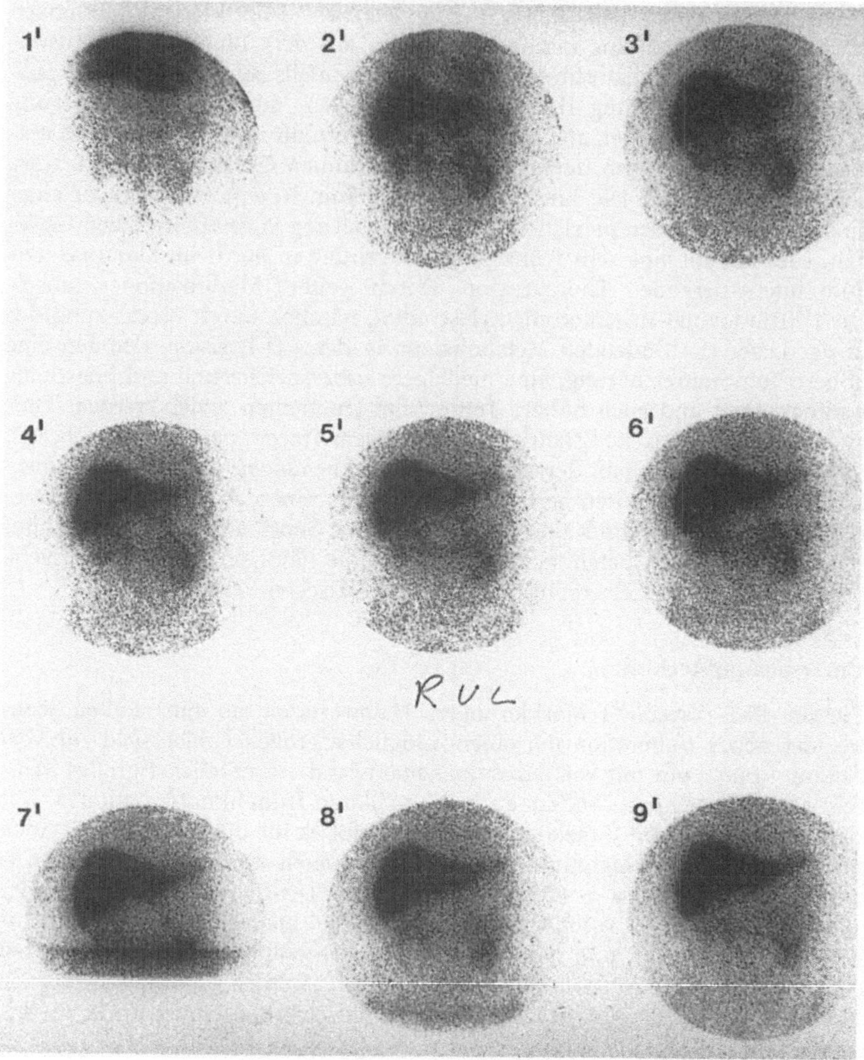

Abb. 3.16. Planare ventrale Sequenzszintigramme (1–9 min p. i.) von Thorax bzw. Abdomen nach i. v.-Injektion von ^{123}I-Estradiol: rasche First-pass-Extraktion aus dem Blut in die Leber. (Nach Scheidhauer et al. 1991)

Thorax angefertigt werden. Spezielle Lagerungstechniken können ebenfalls hilfreich sein, wie z. B. die Bauchlagerung unter Verwendung von Aussparungen in der Liege für laterale Sichten der Mammae. Die Aufnahmezeiten sollte bei planaren Aufnahmen maximal 10 min betragen. SPECT-Aufnahmen von mehr als 30–40 min sind Patienten kaum zumutbar.

Aufgrund der Überstrahlung der kaudalen Thoraxabschnitte durch die Leberaktivität sind die Aufnahmen oft nur nach starker Übersteuerung auswertbar; hier hilft eine Abdeckung der Aktivitätsmaxima im Bereich der Le-

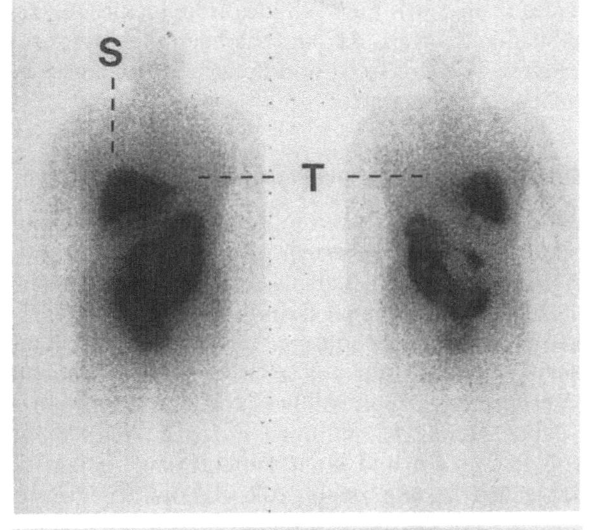

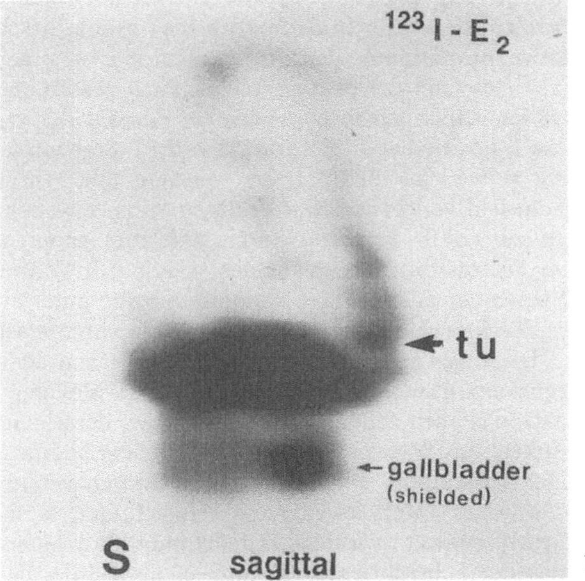

Abb. 3.17 a, b. ^{123}I-Estradiol-Szintigraphie einer Patientin mit primärem Mammakarzinom rechts unten außen. Kein Tumornachweis wegen Überlagerung der rechten Mamma durch die hohe Leberaktivität (**a**). In der SPECT (sagittaler Schnitt wie markiert) Nachweis einer fokalen Speicherung ventral der Leber in der rechten Mamma unten außen (**b**). (Aus Scheidhauer et al. 1991)

ber, z. B. mit einer Röntgenbleischürze (Scheidhauer et al. 1991). Die Anwendung der tomographischen Technik ermöglicht die exakte räumliche Zuordnung von Überlagerungen (Abb. 3.17). Durch Aktivitätsspitzen können jedoch Rekonstruktionsartefakte auftreten und dadurch die Beurteilbarkeit z. B. der Leber beeinträchtigt sein. Die regionären Lymphabflußgebiete (Mediastinum, Axillen, Supraklavikulargruben) und die kontralaterale Mamma können mit der SPECT meist vollständig erfaßt werden. Dies setzt voraus, daß alle interessierenden Regionen im Gesichtsfeld der Gammakamera liegen, was in der Regel nur durch große Rechteckkollimatoren erreicht werden kann (Scheidhauer et al. 1991). Eine Schilddrüsenblockierung z. B. mit Perchlorat sollte regelmäßig erfolgen, da bei fehlender Blockierung vor allem in den Spätaufnahmen Schilddrüsen- und Speicheldrüsenanreicherungen als Zeichen freien Iodids zu sehen sind.

Klinische Anwendung und Ergebnisse

Bei den bisher publizierten klinischen Untersuchungen wurden bevorzugt Patientinnen mit gesichertem primärem Mammakarzinom oder bekannten Metastasen untersucht, seltener auch Patientinnen, bei denen lediglich der Verdacht auf ein Mammakarzinom bestand. Der PET-Tracer 16α-[^{18}F]Fluor-17β-Estradiol fand – schon aus logistischen und Kapazitätsgründen (PET-Scanner) – bisher nur in relativ kleinen Patientenkollektiven Anwendung (McGuire et al. 1991; Mintun et al. 1988): Mintun et al. berichteten über eine Gruppe von 12 Patientinnen mit primärem Mammakarzinom mit Tumoren von 1,6–6,0 cm und einer Patientin mit einem benignen Tumor, der keine Tracerspeicherung zeigte. Alle Karzinome wiesen dagegen in der PET eine Speicherung des 16α-[^{18}F]Fluor-17β-Estradiol auf, die teilweise als sehr deutlich, teilweise jedoch als fraglich bzw. gering beschrieben wurde. Die quantitative Bestimmung der Traceraufnahme wies dabei eine hohe Korrelation ($r = 0{,}96$) mit der postoperativ in vitro bestimmten Estrogenrezeptorkonzentration auf. Allerdings wurden im Bereich der axillären Lymphknoten auch falsch-positive und falsch-negative PET-Ergebnisse erzielt. Der für diese Studie verwendete PET-Scanner verfügte über ein relativ kleines axiales Gesichtsfeld von 10 cm, was erklären kann, daß zum einen nicht alle Axillaregionen erfaßt werden konnten und zum anderen möglicherweise Artefakte im Feldrandbereich entstanden waren. Die Autoren sehen einen möglichen Nutzen vor allem in der Verlaufskontrolle unter einer Hormontherapie (Therapieansprechen) und in der Evaluation von Metastasen.

Die enge quantitative Korrelation zwischen der in vitro gemessenen Estrogenrezeptorkonzentration und der PET-Messung in vivo ließ sich in der nachfolgenden Studie von McGuire aus derselben Arbeitsgruppe bei Patientinnen mit Metastasen eines Mammakarzinoms jedoch nicht wiederholen. Hierfür könnten eine Reihe von Faktoren verantwortlich sein: So stammte der In-vitro-Wert jeweils vom Primärtumor, es sind jedoch Unterschiede im Rezeptorgehalt zwischen Primärtumor und Metastasen bei 20–25% der Patientinnen beschrieben (Kamby et al. 1989). Die Sensitivität der Rezeptorszintigraphie lag mit 93% bei 57 Metastasen ($n = 16$ Patientinnen) gleichwohl sehr hoch, allerdings war das Vorliegen eines rezeptorpositiven Primärtumors ein Eingangskriterium der Studie. Zwei falsch-positive Befunde werden berichtet (Strahlenfibrose bzw. Ermüdungsfraktur), wobei auch in dieser Studie nur kleine axiale Meßfelder von jeweils 10–20 cm untersucht wurden. Bei 7 Patientinnen konnte eine Verlaufskontrolle nach Beginn der Hormontherapie mit Antiestrogenen (Rezeptorblockade) durchgeführt werden; diese zeigte in allen Fällen eine deutliche Reduzierung der Aktivitätsaufnahme, im Schnitt um fast zwei Drittel der Ausgangsspeicherung. Dies belegt die hohe Rezeptorspezifität des verwendeten Tracers (McGuire et al. 1991).

Größere Patientenkollektive konnten mit den ^{123}I-markierten Tracern untersucht werden, namentlich auch in Deutschland im Rahmen einer Multicenterstudie mit dem zeitweilig kommerziell verfügbaren ^{123}I-E_2 (Scheidhauer et al. 1991). In dieser Arbeit wird insbesondere auf technische und tracerbedingte Schwierigkeiten der Rezeptorszintigraphie eingegangen, die z. T. durch die zwischenzeitliche technische Entwicklung in der Datenverarbeitung gelöst werden könnten. Weitere Studien mit jeweils mehr als 20 Patientinenn stammen aus den USA (Kenady et al. 1993; Preston et al. 1990). Die Applikation des ^{123}I-E_2 erfolgte i. v. in einem Volumen von 6–10 ml, entsprechend $<$20 ng E_2 und einer Aktivität von ca. 110 MBq. Wie bei der geringen Substanzmenge auch nicht anders zu erwarten, wurden in keiner der Studien Nebenwirkungen beobachtet. Nach einer persönlichen Mitteilung von Smolarz waren Versuche mit einer subkutanen Tracerinjektion im Sinne einer Lymphszintigraphie zur spezifischen Darstellung von Lymphknotenmetastasen nicht erfolgreich.

Der Anreicherungskontrast der nachgewiesenen Tumoren erwies sich in allen Studien als relativ gering, es ließen sich Tumor/Nichttumor-Quotienten im Bereich von 1,3–2,1 für Tumoren bis zu 4 cm Größe erzielen (Scheidhauer et al. 1991). Die Sensitivität der ^{123}I-E_2-Szintigraphie beim Tumornachweis in der Primärdiagnostik ist mit 67% relativ gering. Da zudem auch benigne Veränderungen einen positiven Rezeptorstatus zeigen können, z. B. Mastopathien, ist eine Differenzierung zwischen malignen und benignen Läsionen nicht möglich. Daher kann die ^{123}I-E_2-Szintigraphie sicher keine Rolle als Screeningmethode spielen. Eine Differenzierung zwischen einer fokalen Anreicherung (maligne Läsion) und einer diffusen Mehrbelegung (Mastopathie), wie sie von Preston diskutiert wurde (persönliche Mitteilung), konnte bisher in anderen Studien nicht bestätigt werden.

Bei 4 Patientinnen lagen skelettszintigraphisch und röntgenologisch gesicherte multiple Skelettmetastasen vor; in keinem Fall konnten alle Herde durch die ^{123}I-E_2-Szintigraphie erkannt werden. Bei einer Patientin fiel auf, daß einerseits nicht alle skelettszintigraphisch identifizierten Herde gesehen wurden, insbesondere Herde im zentralen Stammskelett wurden von der hohen Leberaktivität überlagert. Andererseits stellten sich einzelne Herde deutlich besser im ^{123}I-E_2-Szintigramm dar als im Skelettszintigramm, was am ehesten als Hinweis auf eine Knochenmarkmetastasierung zu interpretieren ist. Die Sensitivität beim Nachweis von Fernmetastasen lag mit 67% zwar nicht sehr hoch (Scheidhauer et al. 1991), jedoch ist es zur Beurteilung der Wertigkeit der Rezeptorszintigraphie nicht sinnvoll, die Ergebnisse dieses rein funktionellen Verfahrens mit den Resultaten von anderen morphologisch-anatomisch orientierten diagnostischen Methoden zu vergleichen. Bei der gewünschten hohen Spezifität der Rezeptorliganden *dürfen* rezeptornegative Tumoren nicht nachgewiesen werden. Die Nachweisrate von 67% bei den Primärtumoren stimmt in etwa mit der Häufigkeit rezeptorpositiver Mammakarzinome überein (De Sombre et al. 1987). Aussagekräftiger ist der Vergleich der Rezeptorszintigraphie mit der In-vitro-Rezeptorbestimmung. In einer Gruppe von 20 untersuchten Karzinomen stimmten in 15 Fällen (75%) die Ergebnisse der In-vivo-Szintigraphie mit denen der In-vitro-Rezeptorbe-

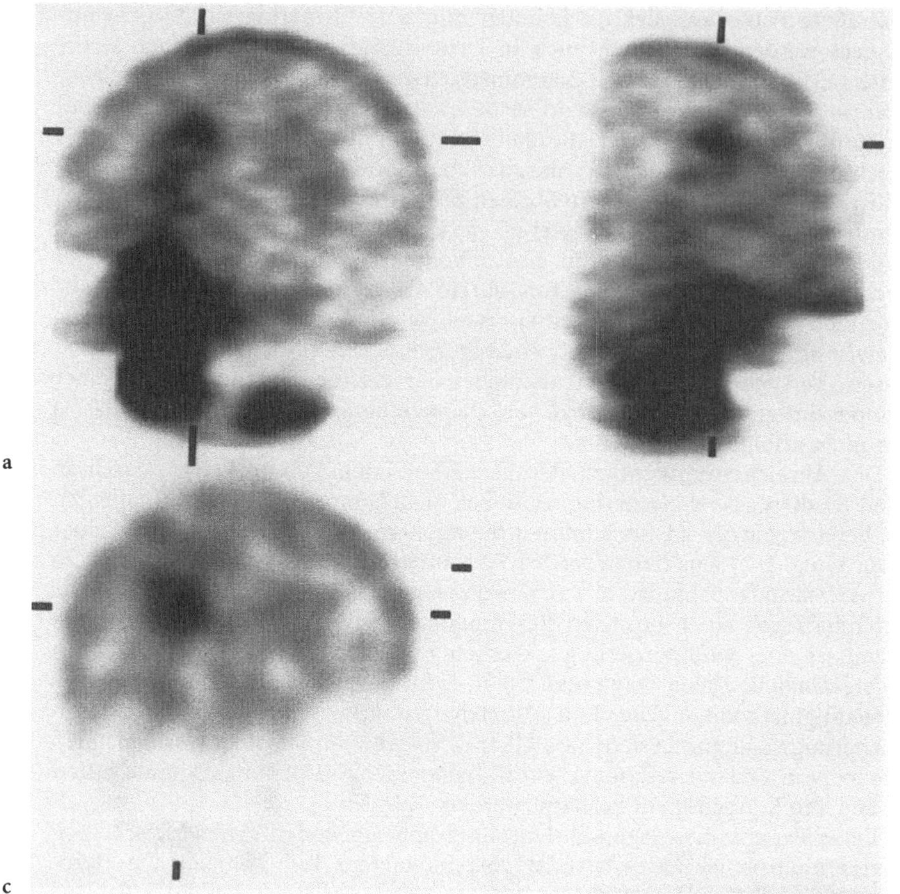

Abb. 3.18 a–c. ^{123}I-Estradiol-Szintigraphie bei rechtsseitiger Lungenmetastasierung eines Mammakarzinoms. Koronarer (**a**), sagittaler (**b**), und transversaler (**c**) SPECT-Schnitt mit deutlicher Speicherung im Tumor

stimmung überein (Scheidhauer et al. 1992). Dies entspricht auch der Übereinstimmung, die beobachtet wird, wenn man die Ergebnisse verschiedener In-vitro-Rezeptorbestimmungen vergleicht, z. B. Immunhistochemie und DCC-Assay (Beck et al. 1989; Scharl et al. 1989). Die Abb. 3.18 zeigt eine rezeptorpositive Lungenmetastasierung (Abb. 3.18).

Nur bei wenigen Patientinnen wurde eine axilläre Metastasierung nachgewiesen. Bei einzelnen Patientinnen wurden bei der Szintigraphie auch retrosternal bzw. parasternal Anreicherungen gefunden. Da im Mediastinum kein Zielorgan für ER vorhanden ist und eine Fehlbeurteilung durch Blutpoolaktivität wegen der raschen Clearance auszuschließen ist, müssen hier mediastinale Lymphknotenmetastasen diskutiert werden.

Preston berichtete über sehr lange Vorlaufzeiten einer positiven Rezeptorszintigraphie vor der histologischen Verifizierung eines Karzinoms (Preston

1996). Erst die systematische Beobachtung des klinischen Verlaufs wird in solchen Fällen hierüber Aufschluß geben können. Im Hinblick auf die häufig sehr eingreifende Therapie und auf die prognostische Bedeutung des Rezeptorstatus erscheint diese Beobachtung aber äußerst interessant und verdient weitere Studien und Verlaufsbeobachtungen.

Kenady et al. erzielten in einer Gruppe von 29 Patientinnen zwar eine Sensitivität und Spezifität von jeweils mehr als 92% (Kenady et al. 1993); die Aussagefähigkeit dieser Untersuchung ist jedoch eingeschränkt, da die Patientenauswahl und die Tumorcharakteristika nicht eindeutig beschrieben wurden. So wurde auch eine Reihe von Rezidivtumoren untersucht. Als untere Grenze der detektierbaren Tumorgröße wird 1–2 cm genannt. Genauere Angaben stehen aber nicht zur Verfügung, so daß ein Vergleich der Studien schwierig ist (Kenady et al. 1993). Falsch-positive Befunde können demnach bei einem Zustand nach operativer Exploration beobachtet werden. Hervorzuheben ist gleichwohl die hohe Übereinstimmung der Befundung durch unterschiedliche Untersucher.

Die jüngsten klinischen Untersuchungen mit 11β-methoxy-17α-[^{123}I]iodovinylestradiol, kurz Z-^{123}I-MIVE, stammen von einer Amsterdamer Arbeitsgruppe (Rijks et al. 1996a, c). Bei einer Gruppe von 11 Patientinnen wurden alle Tumoren erkannt. Das Tumor/Untergrund-Verhältnis lag zwischen 1,3 und 2,9 und damit in der Größenordnung der ^{123}I-E_2-Szintigraphie. Leider wird der in vitro bestimmte Rezeptorstatus der Tumoren nicht angegeben. Bei 3 Patientinnen ließ sich in einer Verlaufskontrolle kurz nach Beginn einer Antiestrogentherapie mit Tamoxifen (Rezeptorblockade) der Tumor nicht mehr darstellen, was einen spezifischen, rezeptorvermittelten Anreicherungsmechanismus auch des Z-^{123}I-MIVE belegt. In einer zweiten Patientengruppe mit Rezidivtumoren und Metastasen wurden mit der gleichen Substanz alle bekannten Läsionen dargestellt (Rijks et al. 1996a). Die höchsten Tumor/Untergrund-Quotienten betrugen bis zu 9,7 und wurden im Knochen bzw. Knochenmark gefunden; dies bestätigt die genannten Beobachtungen einer teilweise sehr guten Speicherung im Knochen bzw. Knochenmark bei der Verwendung des ^{123}I-E_2.

Bewertung

Radioaktiv markierte Estrogenrezeptorliganden sind Tracer für eine funktionelle Rezeptordiagnostik. Aufgrund ihrer Rezeptorspezifität können sie per se keine befriedigende Sensitivität zur Detektion von Primärtumoren oder Metastasen erzielen, da nur 50–70% der Mammakarzinome rezeptorpositiv sind. Das heißt zunächst auch, daß die Estrogenrezeptor-Szintigraphie weder zum Tumorscreening noch zum Staging sinnvoll einsetzbar wäre.

Jedoch sind sowohl ^{18}F-markierte als auch ^{123}I-markierte Estradiolderivate für eine In-vivo-Darstellung der Estrogenrezeptoren geeignet. Die aus Tierexperimenten und In-vitro-Untersuchungen bekannte hohe Spezifität läßt sich auch für den In-vivo-Einsatz beim Menschen bestätigen. Tracer mit Positronenstrahlern sind wegen der kurzen Halbwertszeit von ^{18}F jedoch kaum für eine weite Verbreitung geeignet, da sie an die Nähe und Verfügbarkeit eines

Zyklotrons und eines entsprechend ausgerüsteten radiochemischen Labors gebunden sind. Die Zahl der verfügbaren PET-Scanner hat sich dagegen in den letzten Jahren in Deutschland spürbar vergrößert, so daß von daher keine prinzipielle Einschränkung mehr besteht. Dennoch wären ^{123}I-markierte Estradiolderivate wesentlich breiter einsetzbar, da im Vergleich zu den PET-Scannern die Zahl der Gammakameras einschließlich moderner Mehrkopfsysteme um ein Vielfaches höher liegt.

Die Ergebnisse der bisher veröffentlichten Studien zur ^{123}I-E_2-Szintigraphie sind unter Berücksichtigung der zum Zeitpunkt der oben genannten Untersuchungen bestehenden technischen Limitationen sehr vielversprechend. Ansätze für eine Optimierung des Untersuchungsverfahrens sind verbesserte Tracer mit einem höheren Tumorkontrast und weniger störenden Überlagerungen in diagnostisch relevanten Lokalisationen. Erwünscht wären z. B. Tracer mit einer höheren renalen gegenüber der hepatobiliären Exkretion sowie die Verwendung höherer Aktivitäten; der Einsatz von modernen Mehrkopfkamera-Systemen ließe eine zusätzliche Verbesserung der Photonenausbeute erwarten.

Ein potentielles klinisches Einsatzgebiet der ^{123}I-E_2-Szintigraphie ist die nichtinvasive Bestimmung des Rezeptorstatus bei bekannter Läsion, z. B. auch zum Nachweis eines Rezeptorwechsels unter einer Therapie. Mit einer Untersuchung könnten mehrere Läsionen gleichzeitig untersucht werden; sequentielle Untersuchungen im Verlauf einer Erkrankung wären möglich. Für wissenschaftliche Studien zur Untersuchung der Kinetik von Liganden und Liganden-Rezeptor-Bindungen und der Dynamik der Expression von Estrogenrezeptoren wäre die Rezeptorszintigraphie zudem ein ideales Werkzeug. Die mittlerweile verfügbare Software zur Bildfusion könnte dabei die Verbindung von morphologischer Diagnostik (CT, MRT) oder unspezifischer Tumorszintigraphie wie der FDG-PET mit der spezifischen funktionellen Information der Rezeptorszintigraphie ermöglichen (Pietrzyk et al. 1995).

Eine interessante Beobachtung mit möglicherweise therapeutischer Relevanz ist die Feststellung, daß Radioliganden, die niedrigenergetische Strahlen aussenden (Auger-Elektronen) selektiv toxisch für rezeptorpositive Zellen sind. Durch die Anlagerung des Rezeptor-Ligand-Komplexes kommt die DNA in Reichweite der Auger-Strahlen, es entstehen irreversible DNA-Brüche. Untersuchungen in vitro konnten nachweisen, daß ^{123}I-E_2 oder ^{125}I-E_2 hochtoxisch für estrogenrezeptorpositive Tumorzellen sind, während in rezeptornegativen Zellen kein derartiger Effekt auftritt (Beckmann et al. 1993; De Sombre et al. 1992).

◆ Monoklonale Antikörper

K. Scheidhauer und A. Scharl

Einleitung

Das Mammakarzinom läßt sich, wie andere maligne Tumoren auch, durch die exprimierten Antigene immunologisch charakterisieren. So werden spezifische monoklonale Antikörper (MAK) gegen tumorassoziierte Antigene in der Immunhistopathologie zur Gewebecharakterisierung wie auch in Immunoassays zur Bestimmung tumorassoziierter Antigene im Serum als sog. Tumormarker eingesetzt. Da Antikörper nach Markierung mit geeigneten Radioisotopen ihre Eigenschaft der Antigenbindung meist behalten, lassen sich nach Applikation dieser Antikörper oder auch nur ihrer bindungsspezifischen Fragmente über die Antigen-Antikörper-Reaktion sowohl Primärtumoren als auch Metastasen szintigraphisch darstellen (Radioimmunszintigraphie). Zunächst standen lediglich polyklonale Antikörper zur Verfügung, erst die Entdeckung der Hybridomtechnik zur Produktion monoklonaler Antikörper bereitete den Weg zu einer intensiven Erforschung und Etablierung der Immunszintigraphie (Köhler u. Milstein 1975). Aufgrund der spezifischen Antigenbindung sind MAK bei Markierung mit einem geeigneten β-Strahler prinzipiell auch für therapeutische Anwendungen (Radioimmuntherapie) geeignet (Goldenberg 1995).

Methodik

Antikörper gegen das Antigen CA 15-3 sind als Serumtumormarker in der Nachsorge beim Mammakarzinom zwar weit verbreitet, die In-vivo-Anreicherungskontraste dieses Antikörpers sind für eine erfolgreiche immunszintigraphische Bildgebung jedoch zu gering. Bisher wurden für die Immunszintigraphie in erster Linie Antikörper gegen onkofetale Antigene wie das CEA (carcinoembryonales Antigen), gegen HMFG (humanes Milchfettglobulin) und gegen epitheliale Membranantigene wie das TAG-72 eingesetzt (De Land et al. 1982; Epenetos et al. 1982; Rainsbury et al. 1983). Die Aufnahmeparameter für die Szintigramme hängen von verschiedenen Faktoren ab, es gibt hier kein einheitliches Schema. So resultiert aus der Verwendung von Fragmenten (z. B. Fab), also kleineren Molekülen, eine schnellere Kinetik als bei intakten Antikörpern. Die Wahl des am besten geeigneten Radionuklids sollte sich primär nach solchen Kriterien richten, ist aber in der Praxis mehr von der Verfügbarkeit und den physikalischen Eigenschaften des Radionuklides (Halbwertszeit, γ-Energie) und der radiochemischen Handhabung abhängig. Bei ^{99m}Tc-Markierungen können die szintigraphischen Aufnahmen meist nach 4–6 h und bis zu 24 h p. i. durchgeführt werden, bei ^{111}In- oder ^{131}I-Markierungen dagegen erst nach 2–5 Tagen. Die SPECT-Technik kann, unabhängig vom eingesetzten Radionuklid, die Ergebnisse meist verbessern (Perkins et al. 1988).

Klinische Anwendung und Ergebnisse

Es gibt vergleichsweise nur wenige klinische Studien, die sich mit der Frage des immunszintigraphischen Nachweises und der Verlaufskontrolle von Primärtumoren oder Metastasen befassen (s. oben). Die meisten klinischen Daten wurden bisher im Rahmen klinischer Anwendungsstudien erarbeitet. Insbesondere sind in der Primärdiagnostik lediglich relativ große Tumoren für diese Technik zugänglich (Perkins u. Pimm 1991). Insgesamt sind die bisherigen Ergebnisse für einen diagnostischen Einsatz bei Verdacht auf einen Primärtumor wie auch bei der Metastasensuche enttäuschend.

Bewertung

Die hohen Erwartungen, die in die Immunszintigraphie gesetzt wurden, haben sich generell nicht oder nur in sehr begrenztem Umfang erfüllt, wie z. B. bei der Entzündungsszintigraphie durch die spezifische Markierung von Granulozyten durch MAK. Dies gilt auch für die Anwendung beim Mammakarzinom. Eine breitere klinische Akzeptanz der Immunszintigraphie zum Nachweis eines primären Mammakarzinoms ist derzeit kaum zu erwarten, da Mammographie, Sonographie, MRT und auch szintigraphische Techniken wie FDG-PET und Sestamibi-SPECT hierzu besser geeignet sind (s. hierzu entsprechende Kapitel). Für die Metastasensuche ist der zu erzielende Anreicherungskontrast zu gering, zumal die Antigenexpression sehr heterogen sein kann und z. B. vom Differenzierungsgrad abhängig ist. Für einen Routineeinsatz der Immunszintigraphie als Diagnoseverfahren bei Rezidiv- oder Metastasenverdacht wären nur kommerziell verfügbare Antikörper in injektionsfertiger Aufbereitung (^{111}In- bzw. mit Einschränkung auch ^{131}I-Markierung) oder als einfach zu markierender ^{99m}Tc-Kit sinnvoll. Diese Möglichkeit besteht derzeit in Deutschland lediglich für Anti-CEA-Antikörper bzw. deren Fragmente.

Da das Mammakarzinom als relativ strahlensensibel gilt – die Radiotherapie gehört seit langem zu den Eckpfeilern der Therapie des Mammakarzinoms – sind die Hoffnungen auf eine Etablierung der Radioimmuntherapie nicht unberechtigt. MAK könnten in solchen Therapiekonzepten weniger als alleinige Therapieform eine Rolle spielen als vielmehr in Kombination z. B. mit anderen immunbiologischen Pharmazeutika oder als Auslöser einer immunologischen Triggerung wie der Induktion von antiidiotypischen Antikörpern oder anderweitiger Zellaktivierungen. In dieser Form werden antikörpervermittelte Effekte im Rahmen einer differenzierten, multimodalen Therapie am ehesten Bedeutung erlangen können (De Nardo 1995; Wagner et al. 1997).

◆ Andere Radiopharmaka

R. Tiling

^{99m}Tc-DTPA

De Rossi setzte 1975 erstmals bei 13 Patientinnen ^{99m}Tc-DTPA zur szintigraphischen Darstellung bösartiger Neoplasien der Brust ein und beschrieb ausschließlich richtig-positive und richtig-negative Ergebnisse (De Rossi 1975). In der Folgezeit berichteten weitere Untersucher über sehr optimistische Resultate mit Sensitivitäten und Spezifitäten von 96–100%. Allerdings wurden nur kleine Gruppen mit jeweils unterschiedlichen Aufnahmeprotokollen untersucht (Focacci et al. 1975; Cuschieri et al. 1981). Nachdem die Ergebnisse dieser Studien jedoch von anderen Autoren nicht bestätigt werden konnten und zudem auch quantitative SPECT-Daten eine breite Überschneidung zwischen dem Speicherverhalten benigner und maligner Tumoren belegten (Wendt et al. 1984), wurde die Methode kritisch und zurückhaltend bewertet und bald verlassen.

^{111}In-Octreotide

Bisher existieren nur vorläufige Ergebnisse über die Möglichkeit der szintigraphischen Darstellung primärer Mammakarzinome mit ^{111}In-markierten Somatostatinrezeptor-Analoga. Van Eijck et al. zeigten an 50 an Mammakarzinomen erkrankten Patientinnen, daß die Somatostatinrezeptor-Szintigraphie die Mammakarzinome zu 75% richtig-positiv darstellen konnte (Van Eijck et al. 1994). Duktal-invasive Karzinome waren dabei im Vergleich zu lobulären Karzinomen besser zu erkennen. Zusätzlich konnten nicht tastbare axilläre Lymphknotenmetastasen nachgewiesen werden. Vural et al. berichteten, daß 15 von 17 Mammakarzinomen korrekt mit der Somatostatinrezeptor-Szintigraphie erkannt wurden (Vural et al. 1995).

Gegenwärtig ist die Rolle der ^{111}In-Octreotideszintigraphie in der bildgebenden Mammadiagnostik noch unbestimmt. Die ersten Ergebnisse deuten darauf hin, daß somatostatinrezeptorpositive Mammakarzinome und deren Rezidive eine Mehrspeicherung des Radiopharmakons aufweisen, was vor allem bei der Frühdiagnostik symptomfreier Rezidive von Bedeutung sein könnte. Dabei scheint die Szintigraphie sensitiver zu sein als die Bestimmung der Serum-Tumormarker. In den Fällen, in denen die Szintigraphie ein Rezidiv eines rezeptorpositiven Karzinoms nachweisen konnte, waren die Tumormarker CA15-3 und CEA im Serum nur in der Minderzahl erhöht (Krenning et al. 1995). Im Hinblick auf eine denkbare Therapie mit Somatostatinanaloga wäre der Einsatz der Szintigraphie mit ^{111}In-Octreotide zur Selektion geeigneter Patientinnen möglich. Ob jedoch die Sensitivität ausreicht, diese sehr kostenaufwendige Methode in der klinischen Routinediagnostik einzusetzen, muß abgewartet werden. Dennoch werden an die Verwendung rezeptorspezifischer Peptide wie des Somatostatins noch große Hoffnungen und Erwartungen geknüpft.

3.1.2 Positronenemissionstomographie (PET)

N. Avril, J. Dose, F. Jänicke und M. Schwaiger

Einleitung

Die Positronenemissionstomographie (PET) ist ein diagnostisches Verfahren, mit der die regionale Verteilung von positronenemittierenden Radionukliden im Körper gemessen und bildlich dargestellt wird. Die heute zur Verfügung stehenden PET-Radiopharmaka gestatten es, die verschiedenen Funktionen des Gewebes zu untersuchen. Dazu werden Substrate biochemischer Reaktionen, Rezeptorliganden, Neurotransmitter oder andere Biomoleküle radioaktiv markiert, um Stoffwechselvorgänge, Rezeptorbindungen, die regionale Gewebsperfusion sowie komplexe neuronale Prozesse zu messen. Ein entscheidender Vorteil der PET beruht darauf, daß die in biologischen Systemen am häufigsten vorkommenden Atome Kohlenstoff, Sauerstoff und Stickstoff (^{11}C, ^{15}O und ^{13}N) mit einer günstigen Halbwertszeit zur Verfügung stehen. So wird mit der derzeit bei onkologisch-diagnostischen Fragestellungen am häufigsten verwendeten 2-[^{18}F]Fluor-2-deoxy-D-glukose (FDG) der regionale Glukosemetabolismus im menschlichen Körper in parametrischen Schnittbildern bzw. in räumlicher Ansicht dargestellt. Grundlage für die diagnostische Verwendung des regionalen Glukosestoffwechsels sind die Veränderungen im Metabolismus der Zelle als Folge der malignen Transformation. Zwischenzeitlich wurde in einer Reihe von Studien gezeigt, daß maligne Tumoren anhand des erhöhten Glukosestoffwechsels nachgewiesen werden können. Im Jahr 1989 wurde erstmals über eine PET-Untersuchung bei einer Patientin mit einem Rezidiv eines Mammakarzinoms berichtet. In dem Rezidivtumor wurde im Vergleich zum umgebenden Gewebe eine verstärkte Anreicherung von 2-[^{18}F]Fluor-2-deoxy-D-glukose gezeigt (Kubota et al. 1989). Die Arbeitsgruppe von Wahl et al. aus Ann Arbor (MI, USA) berichtete 1991 über 12 Patientinnen mit fortgeschrittener Brustkrebserkrankung (Wahl et al. 1991). Neben allen Primärtumoren konnten auch Knochen-, Weichteil- und Lymphknotenmetastasen mit der PET nachgewiesen werden. Bei 28 Frauen mit einem suspekten Mammakarzinom fanden Adler et al. in einer prospektiven Untersuchung eine Sensitivität von 96% und eine Spezifität von 100% (Adler et al. 1993). Diese ersten, erfolgversprechenden Berichte führten zu weiteren PET-Studien bei Patientinnen mit suspektem oder bekanntem Mammakarzinom, um die diagnostische Bedeutung der PET im klinischen Alltag zu evaluieren.

Methodik

Grundprinzipien der PET

Da es sich bei den für die PET verwendeten Positronenstrahlern vorwiegend um Nuklide mit kurzer Halbwertszeit handelt, wird für deren Herstellung bis auf wenige Ausnahmen ein Zyklotron in der Nähe des PET-Scanners benötigt. Bei einem Zyklotron handelt es sich um einen Teilchenbeschleuniger, bei dem durch Beschuß mit hochenergetischen Protonen oder Deuteronen aus stabilen Targetkernen in einer Kernreaktion instabile Nuklide erzeugt werden. Durch Protonenbeschuß von ^{14}N beispielsweise dringt ein Proton in den Stickstoffkern ein und führt durch Emission eines α-Teilchens (2 Protonen und 2 Neutronen) zu dem Positronenstrahler ^{11}C. Beim radioaktiven β-Zerfall gehen instabile, neutronenarme Atomkerne in einen stabileren Energiezustand über. Durch die Umwandlung eines Protons im Atomkerns in ein Neutron werden ein Positron (β^+) und ein Neutrino (n) emittiert. Die beim

Positronenzerfall frei werdende Energie verteilt sich dabei auf das Positron und das Neutrino. Das Positron wird durch Wechselwirkung mit der umgebenden Materie sehr schnell abgebremst (ca. 10^{-10} s), während sich das Neutrino als masseloses und elektrisch neutrales Teilchen ungehindert fortbewegt. Die Positronen sind Antiteilchen der elektrisch negativ geladenen Elektronen, weshalb sie sich abhängig von ihrer kinetischen Energie mit einem Elektron in der Umgebung verbinden. Bei diesem als Annihilation bezeichneten Vorgang wandeln sich die Massen der beiden Teilchen in elektromagnetische Strahlung mit einer Energie von 511 keV um. Aufgrund der Impuls- und Energieerhaltung werden beide γ-Quanten in diametraler Richtung in einem Winkel von ca. 180° emittiert. Mit einem Positronen-Emissions-Tomographen werden diese γ-Quanten durch ringförmig angeordnete Szintillationskristalle registriert. Wird zur gleichen Zeit an gegenüberliegenden Szintillationskristalldetektoren ein Signal ermittelt, ist der Ort des Positronenzerfalls auf der direkten Verbindungslinie lokalisiert. Dieses als Koinzidenzmessung bezeichnete Verfahren führt zu einer elektronischen Kollimation, so daß mechanische Kollimationsverfahren wie bei der Gammakamera nicht erforderlich sind. Anhand multipler gemessener Projektionen werden mit Hilfe mathematischer Verfahren die Ortslokalisationen der Positronenzerfälle rekonstruiert.

Die gebräuchlichsten Bildrekonstruktionsverfahren sind die beschriebene gefilterte Rückprojektion oder die iterative Rekonstruktion. Damit entstehen vergleichbar der CT oder MRT zweidimensionale Schnittbilder, die die regionale Radioaktivitätsverteilung repräsentieren. Die heute in der klinischen Routine eingesetzten PET-Scanner verfügen über eine Ortsauflösung von ca. 5–7 mm. Es werden jedoch derzeit Geräte mit einer Auflösung von unter 4 mm entwickelt. Im Vergleich zu konventionellen nuklearmedizinisch-diagnostischen Verfahren beruhen die wesentlichen Vorteile der PET auf der höheren Ortsauflösung und darin, nicht nur Unterschiede in der regionalen Aktivitätsverteilung in vivo darzustellen, sondern die Aktivitätskonzentration einer beliebigen Volumeneinheit auch quantitativ zu messen. Dazu ist jedoch eine Korrektur der Photonenabschwächung erforderlich. Abhängig von der Dichte der Strukturen im Körper, die γ-Quanten vom Ort ihrer Entstehung bis zu den Szintillationskristalldetektoren durchdringen, werden die γ-Quanten trotz der vergleichsweise hohen Energie unterschiedlich abgeschwächt. Die Halbwertsdicke für Photonen aus dem Annihilationsvorgang beträgt im Gewebe ca. 7 cm. Die entsprechenden Abschwächungskoeffizienten werden mit einer Transmissionsmessung bestimmt. Dazu bewegen sich im Positronen-Emissions-Tomographen integrierte radioaktive Quellen um den Patienten, deren Strahlung mit den jeweils gegenüberliegenden Szintillationskristalldetektoren gemessen wird. Das Profil der individuellen Photonenabsorption kann dann zur Korrektur der Emissionsdaten verwendet werden.

Eine klinische PET-Untersuchung mit quantitativer Messung der regionalen Aktivitätskonzentration besteht somit aus einer Emissionsmessung der aus dem Annihilationsvorgang resultierenden γ-Quanten und einer Transmissionsmessung zur Korrektur der Photonenabschwächung. Die Transmissionsmessung erfolgt entweder vor Injektion des Radiopharmakons oder am Ende der Untersuchung. Die mit der PET gewonnenen digitalen Bilder repräsentieren quantitative Daten und reflektieren die regionale Tracerkonzentration in den verschiedenen Geweben. Damit können auf einzigartige Weise nichtinvasiv biochemische oder physiologische Prozesse in vivo untersucht werden. Neben dem wissenschaftlichen Potential gewinnt die PET derzeit in vielen Bereichen der Medizin, vornehmlich in der Neurologie und Kardiologie, aber auch in der Onkologie, wesentliche diagnostische Bedeutung.

PET-Radiopharmaka

Durch die zunehmende Verbreitung der PET, zunächst in der Forschung und nun auch in der klinischen Diagnostik, wurden entsprechend der unterschiedlichen Fragestellungen eine Vielzahl neuer Radiopharmaka entwickelt. Die für die Untersuchung von Patienten einerseits günstigen Halbwertszeiten (HWZ) von ^{11}C-Kohlenstoff (20 min), ^{15}O-Sauerstoff (2 min) und ^{13}N-Stickstoff (10 min) führen zu erheblichen Problemen bei der Integration dieser Atome in Biomoleküle. Daher mußten neue Verfahren entwickelt werden, um innerhalb von wenigen Halbwertszeiten die Positronenemitter über chemische Reaktionen stabil zu integrieren. Dabei sollte das radioaktiv markierte Molekül dem nichtmarkierten Substrat in seinen chemischen, physikalischen und biologischen Eigenschaften identisch oder zumindest weitgehend ähnlich sein. ^{18}F-Fluor beispielsweise, mit einer HWZ von 110 min, substituiert ein Wasserstoffatom in der Desoxyglukose. Ausgehend von der Tetraacetyl-2-triftyl-mannose entsteht durch nukleophilen Austausch mit ^{18}F-Fluorid die Tetraacetyl-2-[^{18}F]Fluor-2-deoxy-glukose, die weiter zu 2-[^{18}F]Fluor-2-deoxy-D-glukose hydrolisiert wird. Mit einem 11-MeV-Zyklotron (Siemens RDS 112) kann man so bei einer Stromstärke von 20 mA mit einer Einstrahlzeit von 1 h in einem mit ^{18}O-H_2O gefüllten Target ca. 15 GBq (400 mCi) ^{18}F-Fluorid produzieren. In der sich anschließenden ca. 1 h dauernden Markierungssynthese erhält man ca. 5–6 GBq (150 mCi) ^{18}F-Fluordeoxyglukose, was einer radiochemischen Ausbeute von durchschnittlich 60% (HWZ-korrigiert) entspricht. Nach einer abschließenden Qualitätskontrolle (ca. 30 min) kann das Radiopharmakon verwendet werden.

■ **Grundlagen für die diagnostische Verwendung von PET-Radiopharmaka.** Die maligne Transformation geht mit charakteristischen Alterationen im zellulären Erscheinungsbild einher und führt zu entscheidenden Veränderungen im Metabolismus der Zellen, die auch als „metabolic phentotype of malignancy“ beschrieben wurden (Weber 1977). Neben einer Zunahme der DNA-Syntheserate und einer gesteigerten Utilisation von Aminosäuren findet sich auf zellulärer Ebene auch eine verstärkte Glykolyse. Diese biochemischen Veränderungen stellen die Grundlage für PET-Untersuchungen von malignen Tumoren dar.

Wesentlich für deren Darstellung ist die im Verhältnis zum umgebenden Gewebe erhöhte Aufnahme des Radiopharmakons durch die Tumorzellen, die zu einem diagnostisch verwertbaren Kontrast in den PET-Aufnahmen führt. Tumoren unterscheiden sich auch in ihrer Durchblutung vom umgebenden Gewebe. Die neoplastischen Gefäße sind sehr variabel, sowohl in ihrer durchschnittlichen Länge, dem histologischen Aufbau als auch in der Permeabilität. Durch arteriovenöse Shunts ändert sich die Relation von Vaskularisation und Durchblutung. Da häufig ein Mißverhältnis zwischen Tumorwachstum und Gefäßneubildung besteht, kommt es bei unzureichender Vaskularisation zu einer nekrotischen Umwandlung des Tumorgewebes. Multitraceruntersuchungen mit PET erlauben mit ^{11}C- oder ^{15}O-Kohlenmonoxid (^{11}CO oder $C^{15}O$)-markierten Erythrozyten vergleichende Messungen des Blutvolumens, des Blutflusses mit ^{15}O-Wasser ($H_2{}^{15}O$), ^{15}O-Butanol oder ^{13}N-Ammoniak ($^{13}NH_3$) sowie der Sauerstoffextraktion bzw. des Sauerstoffverbrauchs mit ^{15}O-Sauerstoff ($^{15}O_2$) (Beaney et al. 1984). Diese Untersuchungen sind derzeit jedoch in erster Linie von wissenschaftlichem Interesse und nur von untergeordneter diagnostischer Bedeutung.

Mammakarzinome exprimieren intrazelluläre Steroidrezeptoren, wobei die Bestimmung der Estrogen- und Progesteronrezeptoren klinisch derzeit die größte Bedeutung hat. Diese Rezeptoren spielen sowohl eine Rolle in der Abschätzung der individuellen Prognose der Mammakarzinompatientinnen als auch in der Entscheidung einer adjuvanten Hormontherapie. Zur nichtinvasiven Bestimmung des Rezeptorstatus von Primärtumoren und Metastasen mit PET stehen Rezeptorliganden wie ^{18}F-Fluorestradiol und ^{18}F-Fluorprogesteron zur Verfügung (Dehdashti et al. 1991; McGuire et al. 1991).

Verschiedene Tracer wurden entwickelt, um den Aminosäurentransport (^{11}C-Methionin), die Proteinsyntheserate (^{11}C-Tyrosin, ^{11}C-Methionin) oder die Zellproliferation zu bestimmen (^{11}C-Thymidin, ^{18}F-Fluordeoxyuridin, ^{124}I-Iododeoxyuridin). Die schwierige und aufwendige Herstellung dieser Tracer oder aber der nur begrenzte Kontrast in den PET-Aufnahmen haben eine weitere Verbreitung dieser Methoden bisher begrenzt. Dagegen ermöglicht die verstärkte Glykolyse von malignen Tumoren PET-Untersuchungen mit dem Glukoseanalogon ^{18}F-Fluordeoxyglukose. Die meisten Gewebe nutzen die Glykolyse vorwiegend unter anaeroben Bedingungen als Energielieferant. Warburg et al. entdeckten in den 20erJahren in Tumorzellen eine verstärkte aerobe Glykolyse; das bedeutet, daß auch in Gegenwart von Sauerstoff Glukose nur zu Laktat metabolisiert wird (Warburg et al. 1930, Warburg 1956). Dieses Phänomen ist mit einer Zunahme der zellmembranständigen Glukosetransportproteine sowie einer erhöhten Aktivität der die Glykolyse kontrollierenden Enzyme verbunden. Inzwischen sind 5 Systeme für den transmembranösen Transport von Glukose bekannt (Glut I-V), die in unterschiedlicher Verteilung in den verschiedenen Geweben vorkommen (Yamamoto et al. 1990). In Tumorzellen wird besonders der insulinunabhängige Glukosetransporter Glut I verstärkt exprimiert (Brown u. Wahl 1993). Als Folge der gesteigerten Glukoseutilisation findet sich ein erhöhter Influx von FDG in die Tumorzellen. Über die nachfolgend beschriebenen Mechanismen resultiert eine intrazelluläre FDG-Akkumulation, die mit PET diagnostisch genutzt wird.

▪ **Dreikompartiment-Modell für ^{18}F-Fluordeoxyglukose.** Zur In-vivo-Bestimmung des Glukoseverbrauchs von Hirngewebe wurde von Sokoloff et al. das Deoxyglukose-Modell entwickelt (Sokoloff et al. 1977). Es basiert ursprüng-

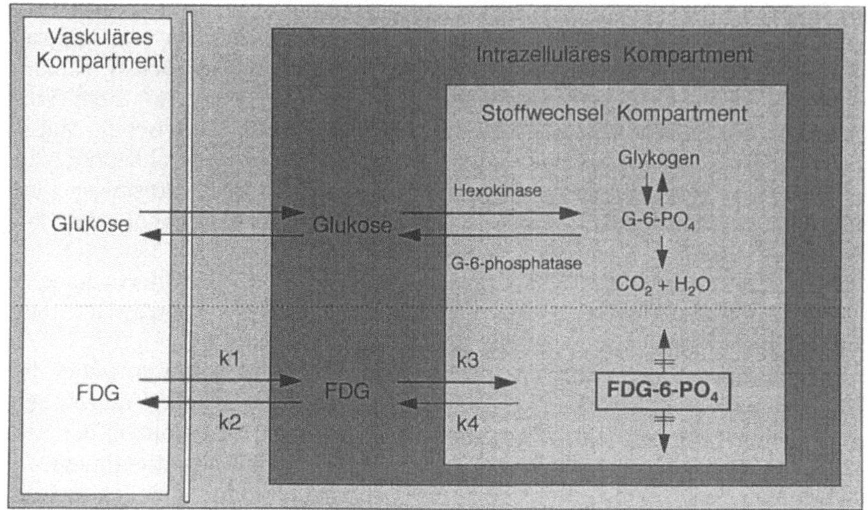

Abb. 3.19. Dreikompartiment-Modell für ^{18}F-Fluordeoxyglukose. Aus dem 1., vaskulären Kompartiment wird ^{18}F-Fluordesoxyglukose in das 2. Kompartiment (extra- und intrazellulärer Raum) entsprechend der Transportrate k1 aufgenommen bzw. zurücktransportiert (k2). Nach der Phosphorylierung (k3) akkumuliert FDG-6-phosphat im 3. Stoffwechselkompartiment, da die Dephosphorylierung (k4) nur sehr langsam abläuft. (Nach Sokoloff et al. 1977)

lich auf der Verwendung autoradiographischer Methoden mit ^{14}C-Kohlenstoff-markierter Deoxyglukose. Es kann jedoch bei einer Markierung mit einem Positronenstrahler analog auch mit der PET verwandt werden. ^{18}F-Fluordeoxyglukose wird nach i. v.-Applikation rasch im Blut verteilt. Dem Sokoloff-Modell liegt nun die Annahme zugrunde, daß der Transport über die Zellmembran schneller abläuft als die Passage durch die Kapillarmembran. Damit stehen das interstitielle und das freie intrazelluläre Kompartiment praktisch immer im Gleichgewicht und können zu einem gemeinsamen Kompartiment zusammengefaßt werden (s. Abb. 3.19). Die Aufnahme der Fluordeoxyglukose in dieses zweite Kompartiment wird über die Transportrate k1 beschrieben, der Rücktransport von FDG in das intravasale Kompartiment durch die Transportrate k2. Das nur im Zytoplasma vorkommende Enzym Hexokinase katalysiert den ersten Schritt im Stoffwechselweg der Glykolyse. Das durch Phosphorylierung entstandene FDG-6-phosphat (Transportrate k3) repräsentiert das dritte Kompartiment. Die Dephosphorylierung ist wegen der geringen Konzentration von Glukose-6-phosphatase in Tumorzellen gering, so daß die Transportrate k4 vernachlässigt werden kann. Wegen der fehlenden Hydroxylgruppe in der Zweierposition ist die Weiterreaktion von FDG-6-phosphat zu Fruktose-6-phosphat blockiert. Da FDG-6-phosphat weder ein Substrat für die Glykogensynthese noch für den Pentosephosphatzyklus ist, kommt es zu einer intrazellulären Akkumulation von FDG-6-phosphat. Aufgrund der relativ geringen Extraktion von Fluordeoxyglukose über die Kapillarmembran ist die Konzentration im Plasma entlang der Kapillaren praktisch konstant und damit der Transport in das Gewebe weitgehend unabhängig von der Durchblutung.

▪ **Klinische Anwendung von ^{18}F-Fluordeoxyglukose.** Die ersten klinischen Arbeiten über Tumoren mit ^{18}F-Fluordeoxyglukose gehen auf Di Chiro et al. zurück, die Hirntumoren mit Hilfe der PET untersuchten (Di Chiro et al. 1982). Zwischenzeitlich wurde an verschiedenen Malignomen gezeigt, daß diese mit FDG-PET bildlich dargestellt werden können (Conti et al. 1996; Rigo et al. 1996; Strauss u. Conti 1991). Bei Patienten findet sich unter Ruhebedingungen nur im Gehirn und in der Herzmuskulatur eine verstärkte FDG-Aufnahme, während die übrigen Organe einen niedrigen basalen Glukosestoffwechsel aufweisen. Die Glukoseutilisation der Herzmuskulatur ist zusätzlich vom Blutglukose- bzw. Insulinspiegel abhängig und wird unter Nüchternbedingungen, unter denen onkologische PET-Untersuchungen durchgeführt werden, in der Regel nicht gesteigert. In den Nieren führt die Konzentration und Elimination von ^{18}F-Fluordeoxyglukose zu einer passageren Aktivitätsanreicherung. Auch die ableitenden Harnwege können durch die renale Elimination von ^{18}F-Fluordeoxyglukose in den PET-Aufnahmen eine Aktivitätsretention aufweisen.

Ein nicht zu vernachlässigender Aspekt bei der Betrachtung der verstärkten FDG-Aufnahme von malignen Tumoren ist die Abhängigkeit des zellulären Glukosemetabolismus von verschiedenen physiologischen Faktoren. Neben dem Blutfluß, der sowohl die Verfügbarkeit von ^{18}F-Fluordeoxyglukose als auch die Oxygenierung und Substratversorgung des Gewebes beeinflußt, spielen peritumorale Faktoren wie entzündliche Reaktionen und die Immunantwort des Körpers eine wesentliche Rolle. Die Anreicherung von ^{18}F-Fluordeoxyglukose ist keinesfalls spezifisch für maligne Tumoren. Besonders entzündliche Veränderungen wie Abszesse, aktive granulomatöse Prozesse einschließlich der Sarkoidose führen zu einer verstärkten FDG-Anreicherung (Lewis u. Salama 1994; Tahara et al. 1989). Autoradiographische Untersuchungen am Tiermodell zeigten, daß aber auch in Tumoren ein erheblicher Anteil der FDG-Aufnahme auf die intensive Glykolyse von aktiven Makrophagen zurückgeführt werden kann (Kubota et al. 1992). Allerdings konnten diese Ergebnisse für tierexperimentelle Mammakarzinome nicht bestätigt werden (Brown et al. 1995). Auch im Münchner Patientengut zeigte eine erneute Auswertung der histologischen Präparate von Patientinnen mit Mammakarzinomen, die vorher mit PET untersucht wurden, keine wesentliche Infiltration der Tumoren mit Entzündungszellen.

PET-Untersuchungstechnik der Mamma

Je nach verwendetem PET-Scanner werden in der Regel 31–47 axiale Schichten mit einer Schichtdicke von 3,7–4,51 mm gleichzeitig akquiriert. Das entspricht dem axialen Gesichtsfeld („field of view“) eines PET-Scanners von 10–15 cm. Allerdings stehen bereits Geräte mit einem Gesichtsfeld von 25 cm zur Verfügung. Die Dauer einer Emissionsaufnahme beträgt üblicherweise zwischen 5 und 20 min. Je nach Fragestellung können statische Aufnahmen eines Gesichtsfeldes durchgeführt werden oder - durch Aneinanderfügen von Emissionsaufnahmen mehrerer Körperregionen - Untersuchungen in Ganzkörpertechnik. Da die Gesamtuntersuchungszeit durch die Compliance des Patienten, die biologische Halbwertszeit des verwendeten Tracers und die Verfügbarkeit des PET-Scanners begrenzt ist, werden entweder einzelne Abschnitte des Körpers mit einer längeren Emissionsmessung (15-20 min) und entsprechend hoher Zählratenstatistik untersucht oder Ganzkörperaufnahmen (Emissionsmessung 5-15 min) mit reduzierter Detailauflösung durchgeführt. In der Literatur sind für Untersuchungen der weiblichen Brust beide Techniken beschrieben. Um zur Charakterisierung von Läsionen der Mamma die höchstmögliche diagnostische Genauigkeit von PET-Untersuchungen zu erzielen, sind einzelne statische Emissionsaufnahmen mit einer Dauer von 15-20 min vorzuziehen.

Alternativ kann auch der zeitliche Verlauf der Tracerakkumulation im Gewebe untersucht werden. Dazu werden nach der Lagerung der Patientin im PET-Scanner und der Injektion des Radiopharmakons Emissionsdaten über einen Zeitraum von 1 h oder länger kontinuierlich akquiriert. Derartige dynamische Untersuchungen sind aufwendiger als statische Emissionsaufnahmen, ermöglichen aber eine differenzierte quantitative Erfassung der regionalen Tracerakkumulation. Entsprechend der Zeitdauer der Emissionsaufnahmen müssen durch die Patientin verursachte Bewegungsartefakte berücksichtigt werden. Üblicherweise werden PET-Untersuchungen in Rückenlage durchgeführt. Neben der eingeschränkten Beurteilbarkeit ist die Mamma jedoch in dieser Positionierung durch die Atemexkursionen des Thorax zusätzlichen Bewegungsartefakten unterworfen. Mit einer einfachen Schaumstoffauflage für die Scannerliege können die Patientinnen bequem in Bauchlage untersucht werden. Vier Schaumstoffblöcke mit einer Abmessung von ca. 40×50×15 cm werden mit ihrer Unterseite der Wölbung der Scannerliege angepaßt. Bei der Lagerung der Patientin befindet sich die Brust ohne äußere Kompression oder artifizielle Deformierungen in dem Raum zwischen dem Kopfteil und den übrigen Schaumstoffblöcken. Für eine Untersuchung der axillären Lymphknoten wird die Scannerliege bei unveränderter Lagerung der Patientin um eine Gesichtsfeldposition verschoben und eine weitere Emissions- und Transmissionsmessung im Bereich der Axilla durchgeführt. Bei alleiniger Untersuchung der axillären Lymphknoten oder, falls die Bauchlage nicht weiter toleriert wird, kann der Bereich der Axilla auch in Rückenlage untersucht werden.

Vor der Applikation der ^{18}F-Fluordeoxyglukose sollte der Blutzuckerspiegel bestimmt werden, da er für die spätere Auswertung der PET-Untersuchung hilfreich ist. Um die Stoffwechselsituation zu standardisieren, sollten die Patientinnen nüchtern sein oder zumindest während der letzten 4 h vor der Untersuchung keine Nahrung zu sich genommen haben. Ein erhöhter Blutglukosespiegel führt zu einer geringeren Tracerakkumulation im Gewebe, was in einem verminderten Kontrast und damit einer schlechteren Erkennung von Tumoren resultiert. In die ersten PET-Studien wurden Diabetiker häufig nicht mit einbezogen, da wenig über die Interferenz des Diabetes mellitus mit der FDG-Aufnahme in Tumoren bekannt war. Erhöhte Blutzuckerwerte können generell eine verminderte diagnostische Aussagekraft der PET bedingen; daher sollten sie zum Zeitpunkt der FDG-Injektion unter 200 mg/dl liegen. Bei Werten über 250 mg/dl sollte die PET-Untersuchung auf einen späteren Termin, nach Stabilisierung der Stoffwechselsituation, verschoben werden. Eine kurzfristige Normalisierung des Blutzuckerwerts durch Injektion von Insulin ist nicht zu empfehlen, da Insulin zu einer verstärkten Aufnahme von Glukose und damit auch FDG in Leber- und Muskelgewebe führt. In den PET-Aufnahmen führt dies zu einer unerwünschten, intensiven FDG-Anreicherung in der Muskulatur.

In der Regel erfolgt die Applikation von 100–700 MBq ^{18}F-Fluordeoxyglukose, wobei die meisten Zentren zwischen 250–350 MBq verwenden. Die Strahlenexposition einer PET-Untersuchung liegt im mittleren Bereich verglichen mit anderen nuklearmedizinischen Untersuchungsverfahren. Bei Verwendung von 350 MBq ^{18}F-Fluordeoxyglukose errechnet sich eine Äquivalentdosis von ca. 10 mSv. Nach Möglichkeit sollte zur Injektion der zur fraglichen Läsion kontralaterale Arm verwendet werden, da versehentliche paravenöse Applikationen zu falsch-positiven Befunden im Bereich der axillären Lymphknoten führen können. Bei dynamischen Aufnahmen oder, falls vor der Tracerinjektion zuerst eine Transmissionsmessung durchgeführt wird, kann problemlos auch eine Fußvene verwendet werden. Bei einer bereits im Scanner in Bauchlage plazierten Patientin sollte die i. v.-Injektion in den am Körper anliegenden Arm vermieden werden, da bei dieser Lagerung gelegentlich ein Aktivitätsdepot an einer Venenklappe im Bereich der Axilla verbleiben kann. Statische Emissionsaufnahmen werden in der Regel zwischen 40 und 60 min nach der FDG-Injektion gestartet. Bei einem zu frühen Untersuchungsbeginn findet sich noch eine deutliche Untergrundaktivität mit einer möglichen Darstellung von Blutgefäßen. Daher sollte zu einer besseren Abgrenzung gegenüber tumorbefallenen Lymphknoten zur Untersuchung der Axilla eine Wartezeit von mindestens 60 min mit Emissionsaufnahmen zwischen 60 und 80 min p. i. eingehalten werden. Um artifizielle FDG-Anreicherungen zu vermeiden, sollten die Patientinnen nach der Injektion zumindest während der ersten 30 min ruhig und entspannt sein, da Bewegungen zu einer deutlichen FDG-Aufnahme in die entsprechende Muskulatur führen können.

Auswertung von PET-Untersuchungen der Mamma

Nach einer Rekonstruktion der transmissionskorrigierten Emissionsaufnahmen stehen die digitalen Bilder auf dem Monitor des PET-Rechners oder einer angeschlossenen Auswerteeinheit zur Verfügung. Bei Untersuchungen der Mamma repräsentieren die axialen Schnittbilder den mittleren Thorax einschließlich beider Arme. Eine bessere Zuordnung der anatomischen Strukturen gelingt anfangs durch einen direkten Vergleich der rekonstruierten Emissionsdaten mit den Transmissionsaufnahmen, die im Grundprinzip einer CT mit limitierter Detailauflösung entsprechen. Es bleibt dem jeweiligen Betrachter überlassen, ob die axialen Schnittbilder reorientiert werden, d. h. von der Bauchlage, in der die Aufnahmen erfolgten, zurück in Rückenlage gedreht werden. Dieses Vorgehen empfiehlt sich, um Verwirrungen über die Seitenlokalisation einer Läsion zu vermeiden und um die Bilder direkt mit anatomi-

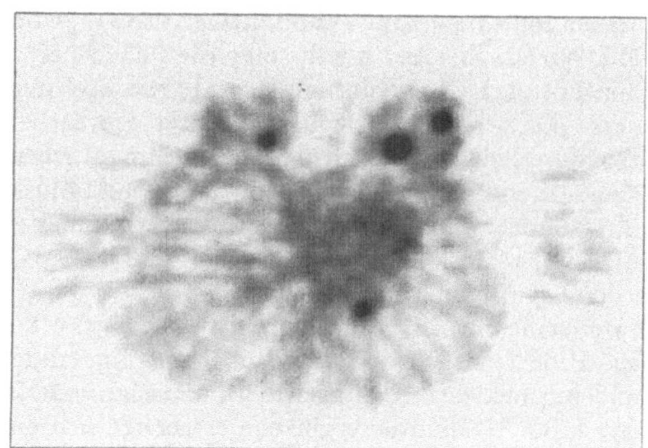

a

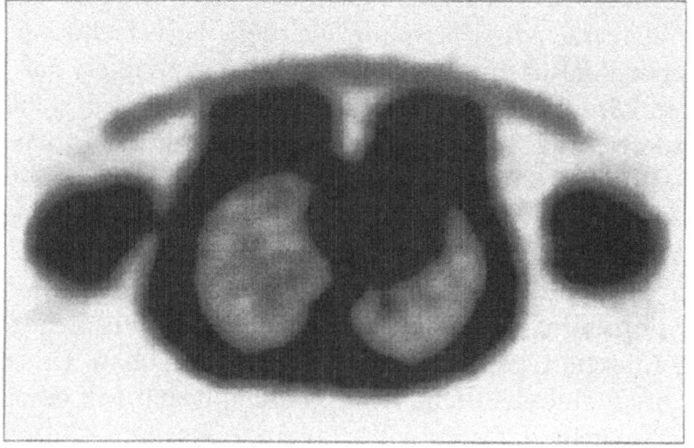

b

Abb. 3.20. a Transmissionskorrigierte Emissionsaufnahme. In der linken Mamma sind 2 fokale Herde mit intensiver FDG-Anreicherung zu erkennen, in der rechten Mamma ein weiterer Focus; zusätzlich Nachweis einer fokalen Mehrspeicherung in der linken Lunge. Histologisch fand sich ein multizentrisches bilaterales Mammakarzinom mit einer Lungenmetastase. **b** Korrespondierende axiale Transmissionsaufnahme der oberen Thoraxregion. Neben dem Lungenparenchym sind das Mediastinum und die Herzregion zu erkennen. Beide Arme waren am Körper angelegt

scher Bildgebung, wie beispielsweise MR-tomographischen Aufnahmen der Mamma oder einer CT des Thorax vergleichen zu können. Abbildung 3.20 a zeigt ein axiales Schnittbild einer schwächungskorrigierten Emissionsaufnahme des Thorax mit Darstellung beider Mammae, Abb. 3.20 b die korrespondierende Transmissionsaufnahme. Im Muskel- und Fettgewebe ist eine geringe, diffuse FDG-Anreicherung zu erkennen. Im Vergleich zum Mediastinum ist die FDG-Aufnahme im Lungenparenchym deutlich geringer. Die Herzregion stellt sich mit inhomogener, leicht verstärkter FDG-Anreicherung dar. Die FDG-Akkumulation in der Herzmuskulatur ist in der Regel nicht wesentlich erhöht. Bei deutlicher Darstellung des Myokards ist an eine nicht ausreichende Nahrungskarenz zu denken, daher sollte der Blutzuckerspiegel anhand des Untersuchungsprotokolls überprüft werden. Allerdings findet sich gelegentlich, häufiger bei jungen Patientinnen, eine positive Herzdarstellung auch nach mehr als 12-stündiger Nahrungskarenz.

■ **Visuelle Bildinterpretation.** Bei der Bilddarstellung der PET-Aufnahmen besteht je nach verwendeter Software die Möglichkeit, die Grau- oder Farbskala auf die maximale Aktivitätsanreicherung innerhalb einer Schicht oder auf das Maximum der gesamten Untersuchung zu normieren. Um eine bessere Vergleichbarkeit der einzelnen axialen Schichten zu erzielen, sollte die maximale Aktivitätsanreicherung innerhalb einer Untersuchung als Referenz verwendet werden. Das Gewebe der weiblichen Brust besteht im wesentlichen aus Drüsenparenchym und Fettgewebe. Da der Glukosestoffwechsel und damit die FDG-Aufnahme in Lipozyten gering ist, finden Aktivitätsanreicherungen vorwiegend im Drüsenparenchym statt. Der typische Befund eines Mammakarzinoms ist eine umschriebene, intensive FDG-Anreicherung, die sich eindeutig vom umgebenden Gewebe abgrenzt. Für die Befundung hat sich eine Einteilung der Intensität der FDG-Anreicherung in 3 Kategorien als sinnvoll erwiesen:

- 1. *positiv*: deutliche fokale FDG-Anreicherung, typisch für maligne Läsion;
- 2. *unklar*: inhomogen, mäßig intensive FDG-Anreicherung;
- 3. *negativ*: kein Nachweis einer umschriebenen FDG-Anreicherung.

Für wissenschaftliche Auswertungen wird häufig eine differenzierte Klassifizierung in 5 oder mehr Gruppen vorgenommen, deren exakte Definition allerdings auch dem die Patientin betreuenden Arzt vertraut sein sollte. Der Befundbericht sollte weiterhin eine möglichst genaue Beschreibung der Tumorlokalisation enthalten. Die Frage, ob die Läsion noch in den äußeren, zwischen oder bereits in den inneren Quadranten liegt, kann bei sehr geringer Untergrundaktivität des umgebenden Gewebes manchmal nur unter Zuhilfenahme der Transmissionsaufnahme entschieden werden. Die Bestimmung der mittleren axialen Schicht zwischen der oberen und unteren Begrenzung der Mammae ist für die Zuordnung in die oberen und unteren Quadranten hilfreich. Auch sollte zwischen brustwandnahen und mamillennahen Läsionen unterschieden werden.

■ **Quantitative Auswertung.** Für eine quantitative Bestimmung der Traceraufnahme im Gewebe ist eine Korrektur der Photonenabschwächung erforderlich. Eine einfache Methode ist die Bestimmung der Aktivitätsverhältnisse des Tumors im Vergleich zum normalen Gewebe. Dazu wird die Region-of-interest-(ROI-)Technik verwendet, bei der am Monitor des PET-Rechners die zu untersuchende Läsion als „region" erfaßt und die Aktivitätskonzentration einer bestimmten Volumeneinheit ermittelt wird. Diese ist unter anderem von der injizierten Dosis und dem Verteilungsvolumen abhängig. Die Bestimmung des „standardized uptake value" (SUV) ist bei onkologischen PET-Untersuchungen das am häufigsten angewandte Quantifizierungsverfahren und trägt der körpergewichtsabhängigen Tracerverteilung Rechnung. Der SUV-Wert eines Tumors ermittelt sich nach der Formel:

SUV = (gemessene Gewebekonzentration [Bq/g])/(injizierte Dosis[Bq])/(Körpergewicht [g])

Anderen Begriffen wie „differential absorption ratio" (DUR), „differential uptake ratio" (DAR) oder „standardized uptake ratio" (SUR) liegt ebenfalls eine Normierung der Tracerkonzentration einer Läsion in Relation zur injizierten Dosis und dem Körpergewicht zugrunde. Da Fettgewebe im Vergleich zum restlichen Körper einen geringen Glukosestoffwechsel und damit eine niedrige FDG-Aufnahme aufweist, wurde die Verwendung der „lean body mass" als korrigiertes Körpergewicht vorgeschlagen. Diese errechnet sich nach der Formel

$$45{,}5 + 0{,}91 \times (\text{Größe des Patienten [cm]} - 152)$$

(Zasadny u. Wahl 1993). Bei einem anderen Verfahren wird zur Normierung und Standardisierung von PET-Untersuchungen die Körperoberfläche (KOF) verwandt (Kim et al. 1994):

$$\text{KOF [m}^2\text{]} = 7{,}184 \times 10^{-3} \times \text{Gewicht des Patienten [kg]}^{0{,}425} \times \text{Größe des Patienten [cm]}^{0{,}725}$$

Bei der Interpretation dieser einfachen Quantifizierungsverfahren sind eine Reihe von Fehlerquellen zu berücksichtigen, auf deren Bedeutung für die Mammadiagnostik noch näher eingegangen wird. Die Größe einer ROI, die um einen Tumor gezeichnet wird, ist abhängig von den Kriterien des Untersuchers und hat einen erheblichen Einfluß auf den Mittelwert der Aktivitätskonzentration im Tumor. Weniger untersucherabhängig ist die Verwendung der maximalen Aktivitätskonzentration innerhalb einer ROI. Die FDG-Aufnahme in Tumoren ist ein dynamischer Vorgang, der sich in einer steigenden Zeitaktivitätskurve über dem Tumor ausdrückt. Abhängig vom Zeitpunkt der Emissionsmessung kann sich diese Kurve noch in der Anstiegsphase, in der Plateauphase oder bereits im abfallenden Kurventeil befinden. Für den gleichen Tumor werden somit zeitabhängig unterschiedliche Aktivitätskonzentrationen ermittelt. Um SUV-Werte von verschiedenen Tumoren vergleichen zu können, muß die Aktivitätskonzentration zum gleichen Zeitpunkt oder über einen vergleichbaren Zeitraum nach der Tracerinjektion gemessen werden. Der aktuelle Blutzuckerspiegel hat einen nicht zu vernachlässigenden Einfluß auf die FDG-Aufnahme in Tumoren. Abhängig von der Glukosekonzentration im Plasma verändert sich das Verhältnis von Glukose- und FDG-Molekülen. Eine mögliche Korrektur wird durch Normierung der SUV-Werte auf einen gewählten Bezugswert (z. B. 100 mg/dl) erreicht. Blutglukosenormierte SUV-Werte errechnen sich nach der Formel:

$$\text{SUV (glukosenormiert)} = (\text{SUV} \times \text{Glukosekonzentration im Plasma}/100)$$

Bei kleinen Tumoren stellt jedoch der sog. Partialvolumeneffekt die wichtigste Einflußgröße dar. Abhängig von der Ortsauflösung des PET-Scanners wird bei Objekten, die kleiner sind als das Doppelte des Auflösungsvermögens, die Aktivitätskonzentration falsch-niedrig gemessen. Mit Hilfe von Phantommessungen, bei denen Kugeln mit unterschiedlichem Durchmesser mit gleichen Aktivitätskonzentrationen gefüllt werden, können Korrekturfaktoren für die unterschiedlichen Tumorgrößen ermittelt werden.

Für Hirnuntersuchungen wurde die Bestimmung der regionalen metabolischen Rate für Glukose etabliert (Reivich et al. 1985). Dafür wurde ein Kompartimentmodell entwickelt, das die arterielle Tracerkonzentration sowie den zeitlichen Verlauf der regionalen FDG-Akkumulation im Gewebe berücksichtigt. Zur genauen Bestimmung der Tracertransportkonstante (k) erfordert diese Methode sowohl arterielle Blutentnahmen nach der FDG-Applikation, als auch ein dynamisches PET-Untersuchungsprotokoll mit konsekutiven Emissionsaufnahmen über einen bestimmten Zeitraum (ca. 60 min). Zur Bestimmung der Eingangsfunktion, d. h. der FDG-Konzentration, die dem Gewebe und damit einem Tumor zur Aufnahme zur Verfügung steht, können ersatzweise auch arterialisierte venöse Blutentnahmen verwendet werden. Dazu wird durch Erwärmen einer Hand der Blutfluß so gesteigert, daß die Differenz zwischen arterieller und venöser Tracerkonzentration minimiert wird. Bei Untersuchungen der Mamma kann die arterielle Eingangsfunktion auch über eine in der linken Herzkammer plazierte ROI oder über ein großes Gefäß ermittelt werden. Dies ermöglicht die Berechnung der Tracertransportrate (K), die im Fall von ^{18}F-Fluordeoxyglukose die Glukoseverbrauchsrate reflektiert. Patlak et al. entwickelten in einem Dreikompartiment-Modell ein einfaches graphisches Verfahren zur Ermittlung der Tracertransportrate (K) (Patlak et al. 1983). Die Methode basiert auf der Bedingung, daß der Rückfluß aus dem 3. Kompartiment vernachlässigbar gering ist. Aufgrund der geringen Enzymaktivität der Glukose-6-phosphatase in Tumorzellen ist dies für ^{18}F-Fluordeoxyglukose der Fall. Damit ergibt sich nach einer bestimmten Äquilibrierungszeit für den unidirektionalen Transport in das 3. Kompartiment ein stetiger Zuwachs, der nur noch vom arteriellen Angebot abhängt. Aus der Steigung dieser Kurve kann folglich die Glukoseverbrauchsrate bestimmt werden. Beide Verfahren benötigen jedoch einen Korrekturfaktor („lumped constant", LC), um die Akkumulation von ^{18}F-Fluordeoxyglukose mit der Glukoseutilisation vergleichen zu können. Die LC ist für das Gehirngewebe zwar bekannt, steht aber für Tumoren derzeit nicht zur Verfügung. Basierend auf den bisherigen Erfahrungen ist es allerdings fraglich, inwieweit die LC für alle Tumoren gleich ist oder ob nicht sogar die LC von Primärtumor und Metastasen beim gleichen Patienten unterschiedlich sind.

Klinische Anwendung und Ergebnisse

Bis heute existieren nur wenige wissenschaftliche Untersuchungen zur Verwendung der PET in der Diagnostik des Mammakarzinoms. Die meisten Studien umfassen nur ein relativ kleines Patientenkollektiv, vorwiegend Frauen mit fortgeschrittener Erkrankung und entsprechend großen Tumoren.

Eine Arbeitsgruppe aus Turku, Finnland, berichtete erstmals über eine verstärkte FDG-Anreicherung in Metastasen von Mammakarzinomen (Minn u. Soini 1988). Bei 14 von 17 (82%) Patientinnen wurde mit einer speziell kollimierten Gammakamera eine im Vergleich zum umgebenden Gewebe verstärkte FDG-Anreicherung in Lymphknoten-, Lungen- und Lebermetastasen nachgewiesen. Aus dem gleichen Jahr datiert eine Arbeit von Kubota et al., die erstmals mit der PET eine verstärkte FDG-Anreicherung in einem Rezidiv eines Mammakarzinoms zeigten (Kubota et al. 1989). In Ann Arbor untersuchten Wahl et al. ein Kollektiv von 12 Patientinnen mit fortgeschrittenem primärem bzw. metastasierendem Mammakarzinom (Wahl et al. 1991). Die Bildakquisition erfolgte entweder dynamisch bis 60 min nach i. v.-Applikation von ca. 370 MBq (10 mCi) ^{18}F-Fluordeoxyglukose oder über einen Zeitraum von 50–60 min p. i. als statische Aufnahme. Bei 10 Mammakarzinomen mit einer durchschnittlichen Größe von 6 cm – der Durchmesser der kleinsten Läsion betrug 3,2 cm – zeigte sich eine intensive FDG-Anreicherung. Darüber hinaus wurden aus anderen Untersuchungen bereits bekannte Knochen- und Weichteilmetastasen, aber auch zusätzliche Lymphknotenmetastasen durch die PET-Untersuchung dargestellt.

Nach dieser ersten Patientenstudie wurde anhand weiterer Untersuchungen mit zunächst noch kleinen Fallzahlen gezeigt, daß mit der PET Mammakarzinome diagnostiziert werden können. Eine Arbeitsgruppe aus Los Angeles untersuchte 14 Frauen in Ganzkörpertechnik, davon 10 mit einem Mammakarzinom (Tse et al. 1992). Mit PET wurden 12 von 14 Mammakarzinomen richtig erkannt. Nieweg et al. vom Anderson Cancer Center in Houston berichteten bei 10 von 11 Patientinnen über ein richtig-positives PET-Ergebnis, während ein tubuläres Karzinom mit einem Durchmesser von 1 cm nicht dargestellt werden konnte (Nieweg et al. 1993). Anhand dieser Studien war nur wenig über die FDG-Anreicherung in benignen Mammaläsionen bekannt. Nieweg et al. fanden neben einem deutlich abzugrenzenden Mammakarzinom eine leicht erhöhte FDG-Anreicherung in einer fibrozystischen Mastopathie. Demgegenüber wiesen die restlichen benignen Läsionen keinen verstärkten Glukosestoffwechsel auf. Diese ersten Untersuchungen zeigten, daß zumindest fortgeschrittene Mammakarzinome infolge des gesteigerten Glukosestoffwechsels mit hoher Wahrscheinlichkeit mit der PET nachgewiesen werden können.

Adler et al. untersuchten in einer prospektiven Studie bei 28 Frauen die diagnostische Bedeutung der PET (Adler et al. 1993). Bei 22 Patientinnen mit 35 suspekten Mammaläsionen fanden sich histologisch 26 Mammakarzinome; 3 Patientinnen hatten 2 Karzinome in der gleichen Brust und eine Patientin ein bilaterales Mammakarzinom. Für die Untersuchungen wurde ein PET-Scanner (Scanditronix SP 3000) mit einem axialen Gesichtsfeld von 10,5 cm und einer Ortsauflösung von 11,5 mm verwendet. Im Bereich der Mamma wurden 14 axiale Schichten mit einer Schichtdicke von 0,75 cm akquiriert. Nach i. v.-Injektion von bis zu 740 MBq (20 mCi) FDG erfolgten die PET-Untersuchungen in Rückenlage der Patientinnen über einen Zeitraum von 40–60 min nach der Tracerapplikation. Die PET ermöglichte eine Differenzierung von 27 malignen und 8 benignen Tumoren mit einer Sensitivität von 96% und einer Spezifität von 100%. Das kleinste nachgewiesene Mammakarzinom hatte eine Größe von 1,0×1,5×1,0 cm. Anderseits wurde ein 2,7×2,0×2,8 cm großes Mammakarzinom falsch-negativ bewertet. Diese PET-Untersuchung war allerdings wegen Rekonstruktionsartefakten im Bereich der Mamma nur eingeschränkt beurteilbar. Interessanterweise zeigte sich bei einer Patientin mit einer ausgeprägten nonpuerperalen Mastitis keine erhöhte FDG-Anreicherung, wenngleich auch keine Angaben über die nähere Histologie dieser Läsion und insbesondere den Anteil der Entzündungszellen vorlagen.

Verschiedene Studien über die diagnostische Bedeutung der PET bei anderen Malignomen hatten gezeigt, daß entzündliche Veränderungen prinzipiell in einer deutlichen FDG-Anreicherung resultieren können und damit die Spezifität dieser Methode reduzieren können (Lewis u. Salama 1994; Römer et al. 1997; Tahara et al. 1989). Die übrigen benignen Mammaläsionen - 5 Zysten und 2 fibrozystische Mastopathien - zeigten ebenfalls keine gesteigerte FDG-Anreicherung. Zystische Läsionen waren in den PET-Aufnahmen als umschriebene Areale verminderter Traceraufnahme zu erkennen. Hoh et al. untersuchten 34 Patientinnen mit Verdacht auf Mammakarzinom oder mit einer bereits metastasierenden Erkrankung in Ganzkörpertechnik (Hoh et al. 1993). Auch mit dieser Methode konnten 15 von 17 Primärtumoren dargestellt werden. Bei den beiden falsch-negativen Fällen handelte es sich um ein diffus infiltrierendes Mammakarzinom und um ein ca. 1,4×1,3×0,8 cm großes duktal-invasives Mammakarzinom.

Diese überaus erfolgversprechenden Ergebnisse zur Diagnostik von Mammakarzinomen führten dazu, die klinische Bedeutung von PET-Untersuchungen der Mamma prospektiv weiter zu evaluieren. Von besonderem Interesse waren dabei Fragen nach der diagnostischen Genauigkeit, mit der durch eine PET-Untersuchung Mammakarzinome nachgewiesen oder ausgeschlossen werden können und inwieweit sich der hohe positiv-prädiktive Wert der PET in größeren Studien bestätigt. In Köln wurden 30 Frauen mit suspekten Läsionen der Mamma untersucht und bei 21 von 23 Mammakarzinomen ein positives PET-Ergebnis gefunden (Scheidhauer et al. 1996). Bei einer Patientin zeigte sich durch die PET-Untersuchung als zusätzliche Information ein multifokales Karzinom mit 3 Läsionen von 4–10 mm Durchmesser. Bei 3 weiteren Patientinnen wurden mit der PET ebenfalls multifokale Karzinome erkannt, die allerdings bereits aus der konventionellen Bildgebung bekannt waren. Bei einer Frau mit positivem PET-Ergebnis zeigte sich trotz mammographisch nicht suspekter Mikrokalzifikationen histologisch ein Mammakarzinom. Andererseits waren 2 Läsionen der Tumorklassifikation pT1c (1–2 cm Größe) in der PET-Untersuchung falsch-negativ bewertet worden. Bei einer dieser Patientinnen bestand ein Diabetes mellitus mit erhöhtem Blutzuckerspiegel, der als mögliche Ursache für den falsch-negativen Befund in Frage kommt. Die Autoren kommen zu dem Schluß, daß PET bei unschlüssiger konventioneller Mammadiagnostik die Zahl der Operationen bei benignen Läsionen reduzieren kann. Allerdings wurden in dieser Studie nur 7 Patientinnen mit benignen Läsionen untersucht.

Am Klinikum rechts der Isar, München, wurde in einer prospektiven Studie die diagnostische Wertigkeit von PET-Untersuchungen bei Verdacht auf Mammakarzinom präoperativ evaluiert. Mit einem PET-Scanner (Siemens ECAT 951/R31) wurden im Bereich beider Mammae 31 axiale Schichten mit einer Schichtdicke von 3,4 mm rekonstruiert. Die Ortsauflösung innerhalb einer axialen Schicht beträgt bei diesem Gerät ca. 7–8 mm. Einschlußkriterien für die Studie waren eine auffällige Mammographie oder ein pathologischer Tastbefund der Brust, so daß eine Indikation zur operativen Abklärung bestand. Bei 51 Patientinnen lag für 72 Läsionen eine Histologie als Referenz vor (Avril et al. 1996a). Bei den 31 benignen Läsionen handelte es sich über-

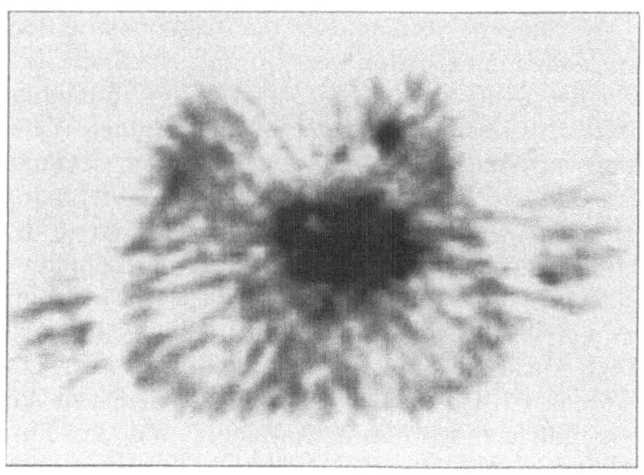

Abb. 3.21. Axiale transmissionskorrigierte Emissionsaufnahme. Typischer Befund eines invasiven Mammakarzinoms mit einem Durchmesser von ca. 1,8 cm

wiegend um proliferierende oder fibrös-zystische Mastopathien. Weiterhin fanden sich 5 Fibroadenome mit einer mittleren Größe von 1,2 cm sowie ein duktales Adenom (1,2 cm), eine Fettgewebsnekrose und eine fokale nonpuerperale Mastitis. Bei den 41 Mammakarzinomen überwogen die duktal-invasiven Karzinome neben 9 invasiv-lobulären Karzinomen. Die Tumorgröße lag im Mittel bei 2,5 cm und reichte von 0,3–9,0 cm (Abb. 3.21).

Zur Auswertung wurden die schwächungskorrigierten Emissionsdaten über einen Zeitraum von 40–60 min nach der Injektion von FDG verwendet. Bei der Auswertung der PET-Bildgebung wurden die FDG-Anreicherungen den Kategorien „unauffällig", „suspekt" oder „fokal" zugeordnet. Von 29 der infolge deutlicher fokaler Traceranreicherungen als positiv gewerteten Untersuchungen wurde in 28 Fällen histopathologisch ein Karzinom nachgewiesen; 13 Mammakarzinome wurden nicht zweifelsfrei erkannt. Daraus ergab sich eine Sensitivität von 68% und eine Spezifität von 97%. Wurden neben den deutlich fokalen FDG-Anreicherungen zusätzlich auch die suspekten Läsionen im Sinne eines Mammakarzinoms gewertet, stieg die Sensitivität auf 83% während die Spezifität jedoch auf 84% abfiel. Die Sensitivität der PET-Diagnostik war abhängig von der Tumorgröße. Von 5 Mammakarzinomen mit einem Durchmesser <1 cm wurde kein Karzinom eindeutig erkannt. Damit zeigte diese Studie eine wesentliche Limitation von PET-Untersuchungen in der Mammadiagnostik: Mammakarzinome können nicht mit ausreichender Sicherheit ausgeschlossen werden. Die Sensitivität ist zwar einerseits abhängig von der Tumorgröße, so daß vorwiegend Karzinome <1 cm Durchmesser nicht erkannt werden. Dennoch werden auch bei palpablen Tumoren mindestens 10–20% der Karzinome mit der PET nicht diagnostiziert. Aufgrund des eingeschränkten negativ-prädiktiven Werts (70–93%) kann bei Patientinnen, bei denen aufgrund der konventionellen Mammadiagnostik der Verdacht auf ein Mammakarzinom besteht, der Malignitätsverdacht durch eine PET-Untersuchung nicht mit ausreichender Sicherheit ausgeschlossen werden. Damit ist zweifelhaft, inwieweit die Zahl der Operationen, denen benigne Veränderungen des Brustdrüsengewebes zugrunde liegen, durch eine zusätzliche PET-Untersuchung reduziert werden kann.

Diese Schlußfolgerungen bestätigen sich auch an einem erweiterten Patientenkollektiv von 81 Frauen mit 111 histologisch untersuchten Läsionen (Dose et al. 1997). Abhängig von den oben bereits aufgeführten Auswertungskriterien lag die Sensitivität zwischen 61 und 80% und die Spezifität zwischen 78 und 98%. Als mögliche Ursachen falsch-negativer Befunde kommen sowohl methodische als auch tumorbiologische Ursachen in Frage. Aufgrund der limitierten Auflösung der derzeit verfügbaren PET-Scanner wird die Aktivitätsanreicherung in kleinen Tumoren deutlich unterschätzt. Auch die Histologie der Tumoren spielt eine wichtige Rolle. So werden in den PET-Untersuchungen lobulär-invasive Karzinome relativ zu Ihrem Vorkommen häufiger falsch-negativ gewertet. Ein weiterer wichtiger Faktor ist die zelluläre Zusammensetzung und Strukturierung der Tumoren. Abhängig vom relativen Tumorzellanteil wurden auch vereinzelt Tumoren mit einer Größe von >4 cm nicht mit PET erkannt. Zum Glukosestoffwechsel von In-situ-Karzinomen liegen bisher nur wenige Erfahrungen vor. Bei 3 von 6 In-situ-Karzinomen lag die FDG-Aufnahme im Grenzbereich zwischen benignen und malignen Veränderungen der Brust, während die restlichen nicht invasiven Karzinome eine eindeutig pathologische Glukoseutilisation aufwiesen.

Differentialdiagnostisch ist, wie oben bereits ausgeführt, bei positiver PET-Diagnostik immer an entzündliche Veränderungen zu denken, da auch Entzündungszellen einen erhöhten Glukosestoffwechsel aufweisen können. In der Mammadiagnostik spielt dieses Problem allerdings nur eine untergeordnete Rolle, da die nonpuerperale Mastitis mit charakteristischer Anamnese und klinischem Erscheinungsbild auftritt.

Differentialdiagnostische Schwierigkeiten können jedoch bei der Abgrenzung gegenüber einem inflammatorischen Karzinom auftreten. Aus diesem Grunde erscheint eine Unterscheidung zwischen Mastitis und inflammatorischem Mammakarzinom mit PET nicht möglich.

Benigne Läsionen mit fokal erhöhter FDG-Aufnahme sind selten. Ein ca. 1,2 cm großes duktales Adenom führte zu einem falsch-positiven Befund (Abb. 3.22), während Fibroadenome in der Regel keine verstärkte FDG-Anreicherung aufweisen und daher gut von Malignomen zu unterscheiden sind. Fi-

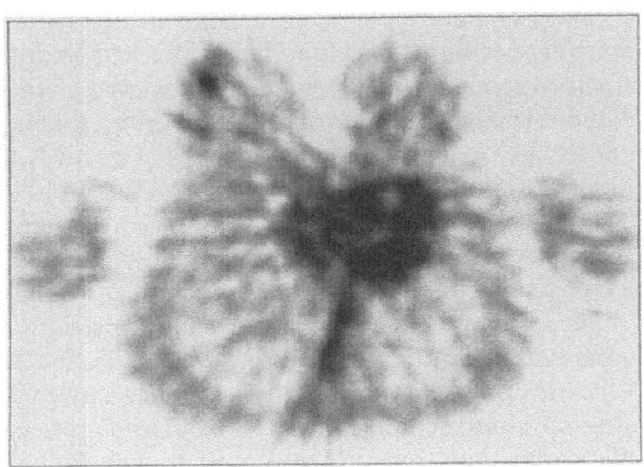

Abb. 3.22. Axiale transmissionskorrigierte Emissionsaufnahme. Falsch-positive FDG-Anreicherung in einem 1,2 cm großen duktalen Adenom

brozystische und proliferierende Mastopathien sind häufig nur durch eine geringe diffuse Steigerung des Glukosestoffwechsels gekennzeichnet und sind nach den bisherigen Erfahrungen unschwer von Malignomen zu differenzieren. Nur ausgeprägt proliferierende Mastopathien, insbesondere mit Atypien im histologischen Bild, zeigen eine mäßig verstärkte, aber ebenfalls diffuse FDG-Anreicherung.

■ **Ergebnisse der quantitativen Auswertung.** Da mit der PET die regionale Aktivitätskonzentration quantitativ bestimmt werden kann, ist es möglich, die FDG-Aufnahme eines Tumors zu messen. Dazu wird, wie oben beschrieben, ein „standardized uptake value" (SUV-Wert) errechnet, indem die mit der PET im Tumor gemessene Aktivitätskonzentration auf die injizierte Aktivität und das Körpergewicht der Patientin normiert wird. Zur optimalen Differenzierung von benignen und malignen Läsionen wurde ein SUV-Schwellenwert von 2,1 ermittelt (Avril et al. 1997). Alle Tumoren mit höheren SUV-Werten wurden nach diesem Kriterium als maligne eingestuft. Vergleichbar der visuellen Auswertung der PET-Bildgebung, ergibt sich eine Sensitivität von 69% und eine Spezifität von 90%. Bei niedrigeren Schwellenwerten ist die Sensitivität entsprechend höher, während die Spezifität abnimmt.

Der auflösungsbedingte und somit von der Tumorgröße abhängige Partialvolumeneffekt führt bei kleinen Tumoren zu einer Unterschätzung der FDG-Aufnahme. Nach der Partialvolumenkorrektur steigt bei gleichem SUV-Schwellenwert (SUV = 2,1) die Sensitivität auf 81%. Für die quantitative Bestimmung der regionalen Aktivitätskonzentration ist es wichtig, die Limitationen dieser Methodik zu kennen und entsprechend zu berücksichtigen. Eine Partialvolumenkorrektur erfordert die Kenntnis der Größe einer Läsion, die nicht immer aus der Mammographie bestimmt werden kann. Daher wurde vorgeschlagen, das axiale Aktivitätsprofil einer Läsion in den PET-Aufnahmen zur Abschätzung der Tumorgröße zu verwenden (Schad et al. 1996). Eine generelle Limitation der Partialvolumenkorrektur ist darin zu sehen, daß diese nicht bei Läsionen angewendet werden kann, die sich nicht von der umgebenden Hintergrundaktivität abheben.

Für die Bestimmung der mittleren Aktivitätskonzentration in einem Tumor ist die Größe der ROI von entscheidender Bedeutung. Dagegen ist die Verwendung des Maximalwerts innerhalb einer ROI weniger untersucherabhängig. Bei einem Vergleich von 46 benignen und 51 malignen Tumoren zeigte sich jedoch, daß die Verwendung der maximalen Aktivitätskonzentration die geringste diagnostische Genauigkeit aufweist (Avril et al. 1997). Anderseits resultiert aus der Kombination von Partialvolumenkorrektur und Normierung auf den Blutglukosespiegel die höchste diagnostische Genauigkeit. In Tabelle 3.8 sind bei vorgegebenen Spezifitätswerten von 80 und 90% die entsprechenden SUV-Schwellenwerte und die daraus resultierenden Sensitivitäten angegeben.

Für klinische Untersuchungen nicht unwichtig ist die Frage, inwieweit dynamische PET-Aufnahmen einen diagnostischen Vorteil ergeben. Dynamische Untersuchungsprotokolle sind wesentlich aufwendiger und erfordern deutlich längere Untersuchungszeiten als statische. Im Vergleich zu einer statischen Bildakquisition mit einer 20minütigen Emissionsaufnahme und einem

Tabelle 3.8. Zur Differenzierung von benignen und malignen Tumoren der Mamma wurden verschiedene Verfahren zur regionalen Quantifizierung der FDG-Anreicherung verglichen. Bei Spezifitätswerten von 80% und 90% sind die korrespondierenden Sensitivitätswerte und die entsprechenden SUV-Schwellenwerte wiedergegeben. (Mod. nach Avril et al. 1997)

	(Spezifität 90%)		(Spezifität 80%)	
	SUV-Schwellenwert	Sensitivität [%]	SUV-Schwellenwert	Sensitivität [%]
SUV [av]	2,1	69	1,8	75
SUV [av-pv]	2,1	81	1,8	85
SUV [av-glc]	1,5	74	1,3	78
SUV [av-pv-glc]	1,5	85	1,3	90
SUV [max]	2,8	66	2,4	71
SUV [max-pv]	2,9	77	2,4	86
SUV [max-glc]	2,0	72	1,7	78
SUV [max-pv-glc]	2,0	82	1,7	87

SUV [av], SUV [max]: mittlere bzw. maximale Aktivitätskonzentration innerhalb einer ROI, *[pv]* nach Partialvolumenkorrektur, *[glc]* nach Normierung auf einen Blutglukosespiegel von 100 mg/dl.

15minütigen Transmissionsscan dauert eine dynamische PET-Untersuchung mehr als doppelt so lang. Es zeigte sich jedoch, daß die Bestimmung der Tracertransportrate (K) nach dem Patlak-Modell keinen diagnostischen Vorteil in der Differenzierung von benignen und malignen Tumoren gegenüber der Verwendung von SUV-Werten ergibt.

Für die praktische Durchführung und Auswertung von PET-Untersuchungen der Mamma empfiehlt sich eine 15- bis 20minütige Emissionsaufnahme mit nachfolgender Transmissionsmessung und eine Kombination aus visueller Beurteilung der PET-Bildgebung und quantitativer Bestimmung der FDG-Aufnahme in der fraglichen Läsion. Dieses Vorgehen führt nach den bisherigen Erfahrungen zur höchsten diagnostischen Aussagekraft bezüglich der Dignitätsbestimmung von Mammatumoren. Es ist allerdings zu berücksichtigen, daß eine weitere Unterscheidung zwischen den verschiedenen histologischen Typen des Mammakarzinoms auch mit Hilfe der Bestimmung der FDG-Aufnahme in den Tumoren nicht möglich ist. Da auch andere Neoplasien durch einen erhöhten Glukosestoffwechsel gekennzeichnet sind, kann ebenfalls nicht zwischen Mammakarzinomen und anderen malignen Erkrankungen, wie z. B. einem Lymphom differenziert werden.

Bewertung

Nachdem sich bisher nur wenige Arbeitsgruppen mit dem Einsatz der PET in der Diagnostik von Mammakarzinomen beschäftigt haben, können noch keine festen Indikationen etabliert werden. Es sind jedoch bereits Zukunftsperspektiven zu erkennen. Die PET-Diagnostik ist als Screening-Verfahren ungeeignet, da wesentliche Voraussetzungen, wie die allgemeine und kostengünstige Verfügbarkeit, nicht gegeben sind. Daher wird zum jetzigen Zeitpunkt der Stellenwert der Mammographie durch die PET nicht verändert. Die PET kann jedoch bei einer unklaren konventionellen Mammadiagnostik, wie z. B. bei Patientinnen mit einem mammographisch eingeschränkt beurteilbaren dichten Drüsenparenchym eine weitere Abklärung suspekter Läsionen ermöglichen. Dabei ist besonders der hohe positiv-prädiktive Wert einer PET-Untersuchung hervorzuheben. Nach den bisherigen Erfahrungen ergänzen sich die hohe Sensitivität der MR-tomographischen Untersuchungen der Mamma mit der hohen Spezifität der PET. Da beide Untersuchungsverfahren in Bauchlage durchgeführt werden, kann bei einer axialen Schnittbildrekonstruktion und vergleichbaren Schichtdicke die Signaländerung nach der KM-Gabe in der MR-Mammographie direkt mit der Stoffwechselaktivität einer Läsion verglichen werden. Dem steht gegenüber, daß eine operative Abklärung suspekter Mammaläsionen noch immer als Verfahren der Wahl anzusehen ist.

Besonders angesichts der hohen Kosten der beiden bildgebenden Verfahren und ihrer limitierten diagnostischen Aussagekraft sind die Indikationen streng zu stellen. Somit sind aufgrund der bisherigen Erfahrungen PET-Untersuchungen zur Abklärung von suspekten Mammatumoren derzeit noch immer wissenschaftlich kontrollierten Untersuchungen vorbehalten. Die Ergebnisse aus den bisher untersuchten hochselektiven Patientenkollektiven können keinesfalls verallgemeinert werden.

Ein weiteres mögliches Einsatzgebiet der PET ist die Rezidivdiagnostik nach einer brusterhaltenden Operation (BEO) beziehungsweise nach einer Strahlentherapie. Wahl et al. zeigten bei 2 Frauen mit Siliconimplantaten, daß auch unter diesen diagnostisch schwierigen Bedingungen lokal rezidivierende Mammakarzinome ohne besonderen Aufwand und ohne Beeinträchtigung der Bildqualität erkannt werden können (Wahl et al. 1994). Allerdings sind auch zu dieser Indikation noch kontrollierte Studien erforderlich.

Die PET erlaubt auch ein Therapie-Monitoring. Mehrere Arbeitsgruppen fanden eine sehr enge Korrelation zwischen der initialen Abnahme des Glukosestoffwechsels von Mammakarzinomen und dem Ansprechen auf eine Chemo- bzw. Hormontherapie (Bassa et al. 1996; Jansson et al. 1995; Wahl et al. 1993). Von besonderem Interesse ist dabei das frühzeitige Erkennen von Nonrespondern, damit eine Therapie individuell modifiziert werden kann. In laufenden Studien wird derzeit untersucht, inwiefern das Ansprechen eines Tumors bereits kurz nach der Einleitung einer Chemotherapie vorausgesagt werden kann.

Welcher zusätzliche klinische Nutzen kann sich aus Untersuchungen mit der PET ergeben? Die der Stoffwechselsteigerung von Malignomen zugrunde liegende Ursache wurde bisher nicht eindeutig identifiziert. Bei Hirntumoren fand sich jedoch eine signifikante Korrelation zwischen dem Malignitätsgrad und der Glukoseutilisation (Di Chiro 1986). Kopf-Hals-Tumoren mit einer hohen Proliferationsrate wiesen eine höhere Aufnahme von ^{18}F-Fluordeoxyglukose auf als solche mit einer geringeren Proliferationsrate (Minn et al. 1988). Die PET ermöglicht damit über die Bildgebung hinaus eine nichtinvasive Charakterisierung von Tumoren.

Durch radioaktive Markierung von Estrogen- und Progesteronanaloga wird zudem versucht, den Hormonrezeptorstatus von Mammakarzinomen und deren Metastasen in vivo zu bestimmen. Neben einer Verbesserung der

Diagnostik hängt die klinische Akzeptanz sicher auch von der prognostischen Aussagekraft neuer bildgebender Verfahren ab. Es ist zu erwarten, daß die Tracermethode in Kombination mit der PET die Quantifizierung tumorbiologischer Parameter in vivo ermöglichen wird und damit einen Beitrag zur individuellen Risikostratifizierung leisten kann.

3.2 Regionäre Lymphknoten

3.2.1 Szintigraphie

H. PALMEDO

^{99m}Tc-Sestamibi und andere Radiopharmaka

Einleitung

Die Hypothese über die Entstehung von Metastasen beim Mammakarzinom hat sich in den letzten Jahrzehnten grundlegend geändert. Halsted postulierte im vergangenen Jahrhundert, daß das Mammakarzinom sich per continuitatem vom Primärtumor über die nachgeschalteten Lymphknotenstationen und schließlich hämatogen in Lunge, Knochen, Leber und anderen Organen ausbreitet (Halsted 1895). Dabei sah er die Lymphknotenstationen als primäre Barriere vor der weiteren hämatogenen Streuung. Der Gedanke war, mit einer Operation möglichst das gesamte Tumorgewebe auszuräumen und somit eine hämatogene Streuung unmöglich zu machen.

Als es sich zeigte, daß radikale und superradikale Operationstechniken die Überlebenszeit im Vergleich zu eingeschränkten operativen Verfahren nicht verbessern konnten, setzte ein Umdenken ein (Halsted 1895; Lacour et al. 1976; Patey u. Dyson 1948; Fisher 1985). Unabhängig vom Operationsverfahren lag die Fünfjahresüberlebensrate zwischen 60 und 70%. Hinzu kam die Beobachtung, daß bei ca. 25% der Patientinnen mit einem Mammakarzinom eine Fernmetastasierung ohne das gleichzeitige Vorliegen von axillären Metastasen auftrat (Donegan 1979). Somit wurde eine neue Hypothese erarbeitet, die davon ausgeht, daß Karzinome mit unterschiedlicher Metastasierungsaktivität existieren: Tumoren, die längere Zeit lokal beschränkt wachsen, und Tumoren, die frühzeitig zu hämatogener Absiedlung neigen. Im Rahmen dieser Erkenntnis erfuhr die chirurgische Entfernung der axillären Lymphknoten einen grundlegenden Bedeutungswandel. Die axilläre Dissektion diente in erster Linie zur Erfassung des lokalen Lymphknotenbefalls als prognostischer Indikator und nur in wenigen Fällen zur Senkung der Mortalität (Fisher et al. 1989).

Die Lymphe der Mamma wird zu 97% in die axillären Lymphknoten und nur zu 3% in die Mammaria-interna-Kette abgeleitet (Osborne 1991). Man unterscheidet die axillären Lymphknoten nach Level I (lateral des Lateralrandes des M. pectoralis minor), Level II (interpektoral, Rotter-Lymphknoten) und Level III (medial des Medialrandes des M. pectoralis minor) (Berg 1955).

Alle anderen Lymphknotenmetastasen, also auch die der supraklavikulären oder kontralateralen Lymphknoten werden als Fernmetastasen (M1) klassifiziert (Spiessl 1992).

Zum Zeitpunkt der Diagnosestellung eines Mammakarzinoms sind in 50% der Fälle die axillären Lymphknoten bereits befallen. Die Axilla stellt den Hauptort des lokoregionalen Befalls dar (Boag 1971). Hierbei findet sich fast immer ein Befall im Level I–II alleine (60%) oder in Kombination mit Level II oder III (Veronesi et al. 1987). Bei den routinemäßig durchgeführten Operationstechniken wird die Lymphknotengruppe Level I–II disseziert. In 85% der Fälle spiegelt das Ergebnis dieser Untersuchung den gesamten lokoregionalen Befall wieder. Ein Befall der Mammaria-interna-Gruppe ist besonders bei zentralem oder medialem Tumorsitz zu finden (Dahl-Iversen 1952). Die Wahrscheinlichkeit für das Vorliegen von Mammaria-interna-Metastasen beträgt, je nach Tumorsitz, bei einer lymphknotennegativen Axilla bis zu 14% und bei einer lymphknotenpositiven Axilla bis zu 72% (Hardley 1975).

Wenngleich die axilläre Metastasierungsrate mit der Tumorgröße korreliert, zeigen sich bei 20% der Patientinnen mit einem Mammakarzinom von einer Größe <0,5 cm bereits regionale Lymphknotenmetastasen (Smart et al. 1978). Demgegenüber fehlt bei 30% der großen primären Mammakarzinome die axilläre Metastasierung. Dies läßt sich mit dem unterschiedlichen biologischen Verhalten der Tumoren erklären. Zwischen der Anzahl der befallenen axillären Lymphknoten und der Mortalität wurde eine enge Korrelation nachgewiesen (Nemoto et al. 1983). Dies verschafft dem Kliniker die Möglichkeit, schon nach der Primärtherapie eine prognostische Aussage bezüglich des weiteren Krankheitsverlaufs zu treffen. Das wichtigste prognostische Kriterium neben der Tumorgröße ist die Anzahl der axillären Lymphknotenmetastasen (Valagussa et al. 1978). Dabei werden 3 Risikogruppen unterschieden (Carter et al. 1989; Fisher et al. 1985):

- 1. keine axillären Metastasen,
- 2. 1–3 Lymphknotenmetastasen,
- 3. mehr als 3 befallene Lymphknoten.

Die Kenntnis des axillären Status ist unabdingbar für das Staging entsprechend der TNM-Klassifikation. Das Staging ist Voraussetzung dafür, daß die Patientin einer optimalen und individuellen Therapie zugeführt wird, die eine höchstmögliche Wirkungsrate mit minimalen Nebenwirkungen verbindet (Gelber et al. 1993). Ob eine axilläre Dissektion auch dann durchgeführt werden muß, wenn das Ergebnis dieser Untersuchung auf die Stadieneinteilung keinen Einfluß mehr hätte oder ob sie zum „tumor debulking", also aus primär palliativen Gründen notwendig ist, wird z. Z. in Studien untersucht.

Methodik

Radiopharmaka

Als Radiopharmaka wurden in neuerer Zeit vor allem ^{99m}Tc-Methoxyisobutylisonitril (Sestamibi), ^{201}Tl-Chlorid und ^{99m}Tc-Tetrofosmin eingesetzt. Jedoch fanden auch Präparate wie ^{111}In-Octreotide, ^{123}I- bzw. ^{18}F-markierte

Estrogene und verschiedene Antikörper ihren Einsatz. In den vorhergehenden Kapiteln wurde ausführlich über die Radiopharmazie berichtet.

Untersuchungstechnik

Die überwiegende Zahl der oben genannten Untersuchungen wurde mit Hilfe der planaren Szintigraphie durchgeführt. In der Regel werden bei Verwendung einer 256-Matrix 10minütige statische Aufnahmen des Thorax und der Halsregion durchgeführt. Die Patientin liegt dabei auf dem Rücken oder auf dem Bauch, die Arme sind angehoben und hinter bzw. vor dem Kopf verschränkt. Dabei werden ventrale und laterale und evtl. oblique Szintigramme angefertigt.

SPECT-Aufnahmen sollten mit einer 128-Matrix und einer Aufnahmezeit von mindestens 30 s/frame und 3–6° Winkelschritten durchgeführt werden. Die Lagerung der Patientin bei der SPECT ist dieselbe wie bei den statischen Aufnahmen.

Wird die Patientin bei den Aufnahmen nicht mit erhobenen Armen untersucht, muß eine erhöhte Zahl von falsch-positiven Befunden in Kauf genommen werden, bedingt durch unspezifische axilläre Anreicherungen und Überlagerungseffekte des Weichteilgewebes. Die statischen Aufnahmen können auch an der sitzenden Patientin durchgeführt werden.

Die Aufnahmen können bereits 5–10 min nach der Injektion von 740 MBq (20 mCi) ^{99m}Tc-Sestamibi bzw. ^{99m}Tc-Tetrofosmin begonnen werden, jedoch sind auch noch Aufnahmen bis zu 60 min p. i. aussagekräftig. Vor und nach der Injektion des ^{99m}Tc-Sestamibi sollte physiologische Kochsalzlösung injiziert werden. Dies ist wichtig, um erstens eine streng intravenöse Injektion zu garantieren und zweitens um die im Injektionssystem verbleibende Aktivität herauszuspülen. Ein Paravasat wird über die Lymphbahnen abtransportiert und kann somit zu einer unspezifischen Anreicherung in den axillären Lymphknoten führen. Daher sollte die Injektion des Radiopharmakons an dem Arm erfolgen, der kontralateral zur verdächtigen Brust liegt. Bei dem Verdacht auf ein beidseitiges Mammakarzinom sollte die Injektion an der V. dorsalis pedis erfolgen.

Die Auswertung sollte an einer digitalisierten Rechnereinheit vorgenommen werden, wobei als Standard Schwarzweißbilder verwendet werden.

Klinische Anwendung und Ergebnisse

Im Zusammenhang mit den positiven Ergebnissen der Mammaszintigraphie mit ^{99m}Tc-Sestamibi stellte sich zunehmend die Frage, ob die Szintigraphie der Axilla einen zusätzlichen Informationsgewinn bringt, der das weitere therapeutische Procedere wesentlich beeinflußt. An die Szintigraphie mit einem bestimmten Radiopharmakon müssen im wesentlichen die folgenden Fragen gestellt werden:

- Kann eine Aussage zur Prognose der Patientin getroffen werden?
- Kann das Ergebnis der Szintigraphie eine Änderung in der Stadieneinteilung der Erkrankung bewirken und eine Änderung des Therapieregimes?
- Kann die Szintigraphie die Axilladissektion ersetzen?

Unsere eigenen Erfahrungen haben gezeigt, daß die Szintigraphie mit ^{99m}Tc-Sestamibi eine Sensitivität von 82% und eine Spezifität von 94–100% beim Nachweis axillärer Lymphknotenmetastasen besitzt (Palmedo et al. 1996a). Dies ließ sich durch andere Studien bestätigen, die eine Sensitivität von 64–84% und eine Spezifität von 90–91% ergaben (Taillefer et al. 1995; Lam et al. 1996).

Die diagnostische Treffsicherheit ließ sich durch die SPECT prinzipiell nicht erhöhen, jedoch ist eine bessere Ortsauflösung erreichbar. So ließen sich in einer eigenen Studie in den SPECT-Aufnahmen teilweise mehrere axilläre Foci nachweisen, die in den planaren Aufnahmen als ein einziger Focus imponierten (Palmedo et al. 1996a). Jedoch scheint die Spezifität der SPECT niedriger als die der planaren Technik zu sein, was durch Artefaktbildung bei der gefilterten Rückprojektion zu erklären ist (Nagaraj et al. 1994). Möglicherweise läßt sich durch den Einsatz des iterativen Rekonstruktionsverfahrens die diagnostische Genauigkeit erhöhen; weitere Ergebnisse hierzu sind abzuwarten.

Mikrometastasen und kleine Lymphknotenmetastasen ließen sich mit der Sestamibi-Szintigraphie nicht nachweisen, jedoch konnten wir bei 90% der Patientinnen mit 3 und mehr axillären Metastasen einen positiven Befund beobachten (Abb. 3.23 und 3.24). Die Anzahl der befallenen Knoten scheint eine entscheidende Rolle für den positiven Nachweis im Szintigramm zu spielen (Lam et al. 1996). Falsch-positive axilläre Anreicherungen sind bei inflammatorischen Prozessen, bei der Sarkoidose, bei reaktiven Hyperplasien und bei der Tuberkulose beschrieben worden (Lam et al. 1996). Weiterhin können Lymphknoten unspezifisch anreichern, wenn paravaskulär injiziert wurde (Taillefer et al. 1995). Entzündlich bedingte axilläre Sestamibi-Speicherungen scheinen eher selten zu sein. Berücksichtigt man eine positive axilläre Mehranreicheruung lediglich bei gleichzeitig positivem Befund in der Mamma, so erhöht sich die Spezifität nach eigenen Erfahrungen nahezu auf 100% (Palmedo et al. 1996a). Randomisierte Studien mit hohen Fallzahlen für die Beurteilung der diagnostischen Wertigkeit von ^{99m}Tc-Sestamibi in der Axilla stehen noch aus. Die Ergebnisse der PET bezüglich des Lymphknotennachweises werden im folgenden Kapitel abgehandelt. Eigene Ergebnisse sprechen für eine höhere Sensitivität der FDG-PET gegenüber der Sestamibi-Szintigraphie im Bereich der Axilla (Palmedo et al. 1997b).

Bisher liegen nur wenige Studien zur Beurteilung von ^{99m}Tc-Tetrofosmin zum Nachweis von axillären Lymphknotenmetastasen vor. Die Sensitivität und Spezifität wird ähnlich wie bei ^{99m}Tc-Sestamibi mit jeweils 92% angegeben (Mansi et al. 1996).

Sowohl mit ^{99m}Tc-Sestamibi wie auch Tetrofosmin ließen sich parasternale Mammaria-interna-Lymphknoten sowie supraklavikuläre Lymphknoten nachweisen (Mansi et al. 1996; Palmedo et al. 1996d, e). ^{201}Tl erwies sich als nicht geeignet für die Darstellung von Lymphknotenmetastasen. Die Sensitivität lag bei 27–57% und die Spezifität bei 77% (Cimitan et al. 1995; Waxman et al. 1993). Ein Grund hierfür mag die im Vergleich zum ^{99m}Tc ungünstigere γ-Energie des ^{201}Tl oder auch der niedrigere Traceruptake im Tumor sein.

Weitere Radiopharmaka, die auf die Möglichkeit des Nachweises von axillären Metastasen hin geprüft wurden, sind das ^{111}In-Octreotide und das ^{123}I

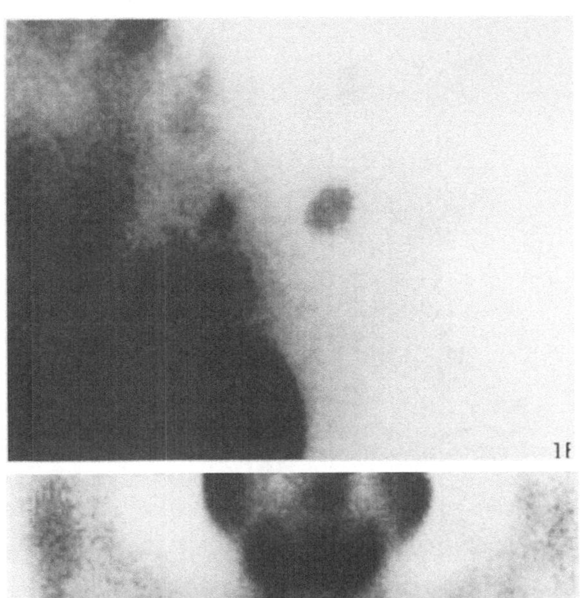

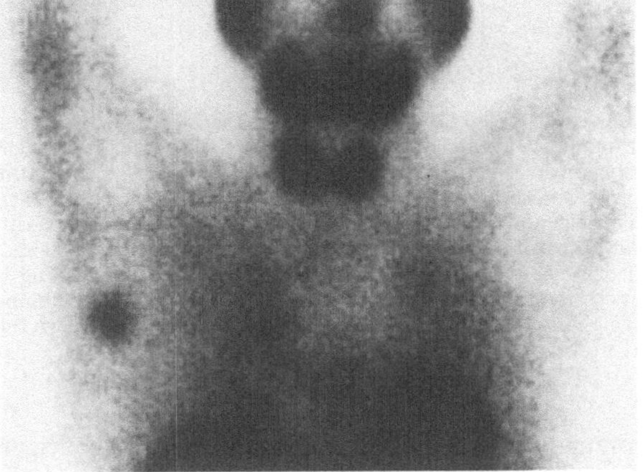

Abb. 3.23 a, b. Seitliche (**a**) und ventrale (**b**) Aufnahmen einer Szintigraphie mit ^{99m}Tc-Sestamibi bei einer 58jährigen Patientin. Dabei zeigt sich eine fokale Mehranreicherung im oberen äußeren Quadranten rechts, die einem positiven Tastbefund in der rechten Mamma entsprach, und eine zweite Mehranreicherung brustwandnah im unteren Abschnitt der Axilla (negativer Tastbefund in der rechten Axilla). Die histopathologische Untersuchung ergab ein duktal-invasives Karzinom (Durchmesser 2,2 cm) und 3 axilläre Lymphknotenmetastasen (pT2 pN1). Auf den ventralen Aufnahmen waren die axillären Metastasen durch den Primärtumor überlagert und somit nicht zu erkennen, was die Notwendigkeit lateraler Szintigramme unterstreicht

bzw. ^{18}F-markierte Estradiol. Die Sensitivität der ^{111}In-Octreotide und der ^{123}I-Estradiol-Szintigraphie war jedoch mit 50% zu niedrig, um weitere Untersuchungen sinnvoll erscheinen zu lassen (Scheidhauer et al. 1991; Göhring et al. 1993; Bajc et al. 1996). Die Untersuchung des Rezeptorstatus mit ^{18}F-Estradiol mit Hilfe der PET konnte hingegen bessere Resultate liefern (Dehdashti et al. 1995). Auch Antikörper gegen membranständige Antigene wurden z. T. mit Erfolg eingesetzt (De Jager et al. 1993).

Bewertung

Zweifelsohne liefert die Tumorszintigraphie zum Nachweis von Lymphknotenmetastasen – wie beim Primärtumor auch – Informationen darüber, ob z. B. die Axilla metastatisch befallen ist. Diese Informationen beziehen sich auf den Zellstoffwechsel des Tumors, der gewisse Voraussetzungen für die Anreicherung eines Radiopharmakons erfüllen muß (Chiu et al. 1990; Maublant et al. 1993). So scheint bei Schilddrüsenkarzinomen ^{99m}Tc-Sestamibi be-

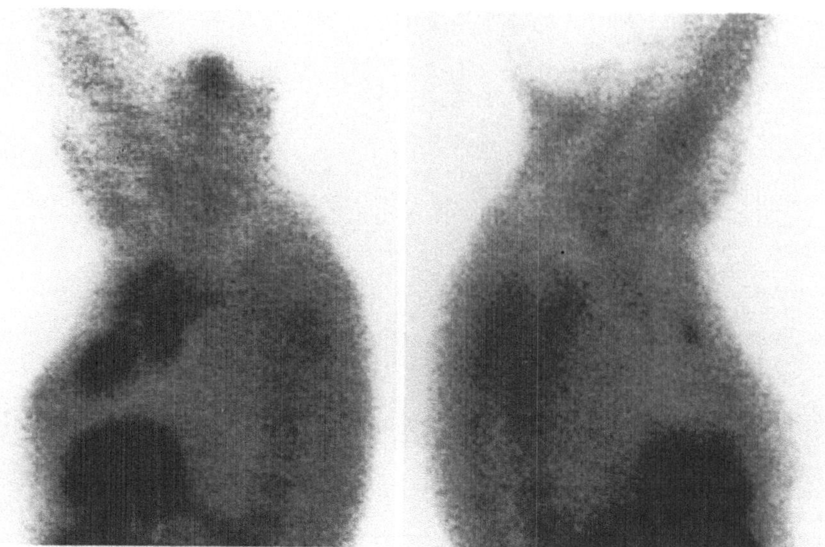

Abb. 3.24a–c. Jeweils links und rechts seitliche Aufnahmen einer Szintigraphie mit ^{99m}Tc-Sestamibi bei einer 64jährigen Patientin. Dabei zeigt sich eine große fokale Mehranreicherung im Bereich der linken Mamma (**a**), die sich per continuitatem bis in die Axilla fortsetzt. Klinisch war bei der Patientin ein hochgradig verdächtiger Tastbefund mit Einziehung der Haut und einem positiven Tastbefund in der linken Axilla feststellbar. Die rechte Axilla war palpatorisch unauffällig. Im Szintigramm (**b**) zeigt sich eine fokale Mehranreicherung in der rechten Axilla. Die histopathologische Untersuchung ergab ein duktal-invasives Karzinom (Durchmesser 5,8 cm) und 12 axilläre Lymphknotenmetastasen. Außerdem wurden 2 Lymphknotenmetastasen in der unteren rechten Axilla nachgewiesen (insgesamt pT4 pN3 M1)

vorzugt von differenzierten Tumoren mit niedrigem Grading gespeichert zu werden (Grünwald et al. 1995). Eine signifikante Akkumulation von ^{99m}Tc-Sestamibi wurde v. a. in Tumoren mit einer hohen Zellteilungsrate beschrieben, wie z. B. beim Mammakarzinom, bei Lungen- und Bronchialkarzinomen und Glioblastomen. Sowohl das Sestamibi als auch das Tetrofosmin sind Substrate des P-Glykoproteins, das z. T. für die Multidrug-Resistenz von malignen Tumoren wie dem Mammakarzinom verantwortlich gemacht wird (Piwnica Worms et al. 1993; Bender et al. 1995; Maublant et al. 1994). Somit lassen der szintigraphische Nachweis und das Speicherverhalten von Lymphknotenmetastasen möglicherweise Rückschlüsse auf bestimmte biologische Tumoreigenschaften zu, wie Ansprechbarkeit auf eine Chemotherapie und Aggressivität des Tumorwachstums. Bei einem positiven axillären Befund ließe sich so eine prognostische Aussage treffen, jedoch stehen hier noch Studien zur Bestätigung aus.

Entsprechend der bisherigen Ergebnisse ist es bei einem positiven axillären Befund in der Sestamibi-Szintigraphie sehr wahrscheinlich, daß 3 oder mehr Lymphknotenmetastasen vorliegen (Palmedo et al. 1996e); dies ist sicherlich von prognostischer Bedeutung. Eine therapeutische Konsequenz könnte sich aus der Tatsache ergeben, daß sich bei Patientinnen mit mehr als

3 axillären Lymphknotenmetastasen durch eine intensivierte adjuvante Therapie die Prognose scheinbar verbessern läßt. Randomisierte Studien mit hohen Fallzahlen zur Verläßlichkeit der Szintigraphie mit ^{99m}Tc-Sestamibi und ^{99m}Tc-Tetrofosmin zum Nachweis von axillären Metastasen stehen noch aus.

Ebenfalls von prognostischer Bedeutung könnte die Szintigraphie mit markiertem Estradiol sein. Besonders hoffnungsvoll scheint der Ansatz zu sein, estrogenpositives Tumorgewebe mit ^{18}F-markiertem Estradiol nachzuweisen (Dehdashti et al. 1995).

Zur Zeit wird der Versuch unternommen, mit Hilfe randomisierter Studien mit höheren Fallzahlen zu eruieren, ob bei bestimmten Patientengruppen auf eine axilläre Dissektion verzichtet werden kann. Bei der Auswahl dieser Patientinnen könnte die Szintigraphie mit ^{99m}Tc-Sestamibi evtl. einen Beitrag leisten. Da die Szintigraphie zum Nachweis eines axillären Befalls eine sehr hohe Spezifität gezeigt hat, ist bei einem positiven Szintigramm eine axilläre Metastasierung sehr wahrscheinlich. Bei bestimmten Altersgruppen ließe sich u. U. in diesem Fall auf eine axilläre Dissektion verzichten, wenn onkochirurgische Gründe nicht dazu zwingen.

Sowohl mit ^{99m}Tc-Sestamibi als auch mit ^{99m}Tc-Tetrofosmin können parasternale und supraklavikuläre Lymphknotenmetastasen nachgewiesen werden. Da z. B. supraklavikuläre Metastasen als Fernmetastasen eingestuft werden, kann bei einem szintigraphischen Nachweis dieser Metastasen eine Änderung der Stadieneinteilung und folglich eine Therapiemodifikation resultieren. Doch auch hier fehlen noch große, randomisierte Studien.

Zusammenfassend läßt sich sagen, daß sich mit der Tumorszintigraphie – vor allem mit ^{99m}Tc-Sestamibi und ^{99m}Tc-Tetrofosmin – Lymphknotenmetastasen nachweisen lassen und dieses Ergebnis im Einzelfall prognostische und therapeutische Relevanz besitzt. Zum jetzigen Zeitpunkt läßt sich jedoch noch keine allgemeingültige klinische Indikation ableiten. Dies ist Gegenstand weiterer Studien.

3.2.2 Positronenemissionstomographie (PET)

N. AVRIL, J. DOSE, F. JÄNICKE und M. SCHWAIGER

Klinische Anwendung und Ergebnisse

Mit der PET können unter Verwendung des Glukoseanalogon ^{18}F-Fluordeoxyglukose neben Primärtumoren auch Metastasen dargestellt werden (Abb. 3.25). Die potentiellen Vorteile von PET-Untersuchungen der Axilla wurden bereits in den ersten Studien deutlich (Wahl et al. 1991). Wahl et al. fanden bei 12 Patientinnen mit fortgeschrittener lokaler oder metastasierender Brustkrebserkrankung neben bereits bekannten noch zusätzliche Lymphknotenmetastasen. In 2 Fällen waren axilläre Lymphknotenmetastasen sogar besser zu erkennen als die Primärtumoren. Adler et al. untersuchten bei 18 Mammakarzinompatientinnen die axillären Lymphknoten und fanden bei 9

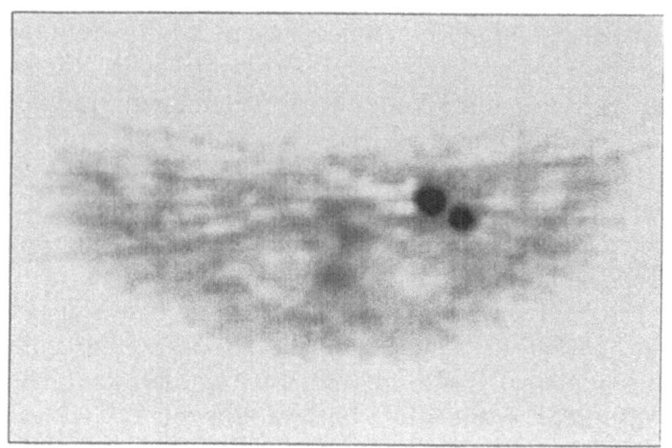

Abb. 3.25. Axiale transmissionskorrigierte Emissionsaufnahme. Zwei fokale FDG-Anreicherungen im Bereich der linken Axilla, die im Axilladissektat Lymphknotenmetastasen entsprachen

von 10 histologisch positiven Axilladissektaten auch ein positives PET-Ergebnis (Adler et al. 1993). Nur eine Patientin hatte einen falsch-positiven Befund. Der ursprünglich suspekte und abzuklärende Befund lag in diesem Fall jedoch auf der kontralateralen Seite und erwies sich als benigne Zyste. Da die Injektion folglich auf der betreffenden (die Mehrspeicherung zeigenden) Seite durchgeführt wurde, kommt als Erklärung für den falsch-positiven Befund am ehesten eine Tracerretention in der Armvene in Frage. Auch die Kölner Arbeitsgruppe berichtete über einen falsch-positiven Befund (Scheidhauer et al. 1996). Bei einer Patientin mit einer Mastopathie fand sich ebenfalls auf der kontralateralen Seite eine fokale FDG-Anreicherung. Dagegen wurden bei Patientinnen mit einem Mammakarzinom keine falsch-positiven Befunde erhoben. Alle 9 Patientinnen mit tumorbefallenen axillären Lymphknoten hatten auch einen positiven Befund in der PET.

Bei 51 in München untersuchten Patientinnen wurden tumorbefallene axilläre Lymphknoten mit einer Sensitivität von 79% erkannt (Avril et al. 1996b). Jedoch waren deutliche Unterschiede in der Detektion einer axillären Lymphknotenmetastasierung in Abhängigkeit vom Tumorstadium erkennbar. Bei 18 pT1-Mammakarzinomen (bis 2 cm Durchmesser) fanden sich im histologischen Präparat des Axilladissektates vorwiegend Mikrometastasen und kleine Lymphknotenmetastasen, die mit der PET-Diagnostik nicht erkannt wurden. Entsprechend lag die Sensitivität bei dieser Patientengruppe nur bei 33%. Demgegenüber wurde bei größeren Tumoren ein axillärer Lymphknotenbefall mit einer Sensitivität von 94% nachgewiesen.

Die Sensitivität der PET hing ebenfalls von der Anzahl der tumorbefallenen Lymphknoten ab. War nur ein Lymphknoten befallen, betrug die Sensitivität 25%, bei 2–5 histologisch positiven Lymphknoten 67%. Waren mehr als 5 Lymphknoten betroffen, wurde eine axilläre Lymphknotenmetastasierung zuverlässig mit der PET erkannt. Dagegen ist es nicht möglich, mit PET die Anzahl der tumorbefallenen Lymphknoten zu ermitteln, da es oft nicht gelingt, räumlich eng beieinanderliegende positive Lymphknoten in den PET-Aufnahmen zu differenzieren. Diese sind in den Schnittbildern als irregulär konfigurierte, konfluierende Aktivitätsanreicherungen zu erkennen. In den oben bereits aufgeführten Untersuchungen von Adler et al. standen 95 in den

Axilladissektaten tumorbefallenen Lymphknoten nur etwa 28 fokale Läsionen in den PET-Aufnahmen gegenüber (Adler et al. 1993).

Auch bei den Münchner Untersuchungen bestätigte sich die hohe Spezifität der PET-Bildgebung, mit der ein Tumorbefall erkannt werden kann. Nur bei einer Patientin wurde eine falsch-positive FDG-Anreicherung in der Axilla gefunden. Die primäre Mammaläsion, ein Fibroadenom, zeigte keine erhöhte Glukoseutilisation. Als Ursache kommen in diesem Fall am ehesten reaktiv-entzündliche Veränderungen nach einer Tollwutimpfung in Frage.

Bei der Axilladissektion werden in der Regel die Lymphknoten auf Level I und II entfernt. Dagegen erlaubt die PET eine nichtinvasive Evaluierung des Levels III sowie der infra- und supraklavikulären Lymphknoten. Bei 12 von 41 Patientinnen mit einem Mammakarzinom ergaben sich so zusätzliche diagnostische Informationen über die regionale Ausdehnung der Tumorerkrankung. Mit der PET kann auch ein retrosternaler Lymphknotenbefall diagnostiziert werden (Abb. 3.26).

Beim Staging von Patientinnen mit einem Mammakarzinom stellt sich die Frage nach der Evaluierung des lokoregionären Lymphknotenstatus durch Untersuchungen in Ganzkörpertechnik. Hoh et al. fanden bei 6 von 14 untersuchten Patientinnen mindestens eine umschriebene FDG-Anreicherung in der Axilla, die sich operativ bestätigte (Hoh et al. 1993). Allerdings war die Axilla bei 8 Patientinnen in der PET-Untersuchung unauffällig, wogegen 3 Patientinnen histologisch tumorbefallene Lymphknoten aufwiesen. Eine der Patientinnen hatte 4 und eine weitere sogar 12 befallene Lymphknoten, die mit der PET nicht erkannt wurden. Wie auch bei der Untersuchung der Mamma scheint die Zeitdauer der Emissionsmessungen bei Ganzkörperuntersuchungen zu kurz zu sein, was zu einer limitierten Bildqualität führt. Damit ist bei Patientinnen mit einem Mammakarzinom mit Ganzkörperuntersuchungen keine optimale Evaluierung des regionalen Lymphknotenstatus möglich.

Dem stehen jedoch die Ergebnisse einer Arbeitsgruppe aus Illinois entgegen. Bei 124 Frauen berichten Utech et al. über eine Sensitivität von 100% (Utech et al. 1996). Alle 44 Patientinnen mit tumorbefallenen axillären Lymphknoten wurden mit der PET erkannt. Dagegen waren 20 von 80 histologisch negativen Axilladissektate in der PET-Untersuchung positiv. Die Au-

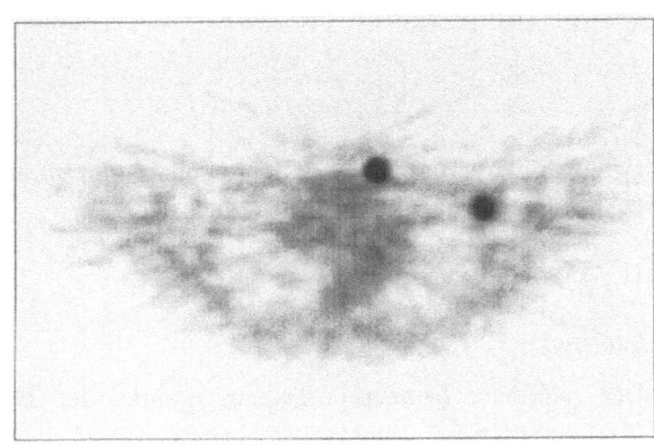

Abb. 3.26. Axiale transmissionskorrigierte Emissionsaufnahme (dieselbe Patientin wie in Abb. 3.25). Es zeigte sich auch retrosternal eine intensive fokale FDG-Anreicherung, entsprechend einer Lymphknotenmetastase im Bereich des Abflußgebiets der A. mammaria interna

toren fanden keine Erklärung für die hohe Rate der falsch-positiven Befunde, da sich nur bei 2 Patientinnen histologisch entzündlich-reaktive Veränderungen fanden. Eine Ursache für die außerordentlich hohe Anzahl falsch-positiver Befunde ist möglicherweise in der Bildinterpretation begründet, da sogar diskrete fokale FDG-Anreicherungen als positiv gewertet wurden. Zudem kann es aufgrund der ungünstigeren Bildqualität bei Ganzkörperaufnahmen leicht zu Fehlinterpretationen kommen. Die Tatsache, daß in dieser relativ großen Patientenstudie alle tumorbefallenen Lymphknoten, einschließlich der Mikrometastasen, durch eine PET-Untersuchung erkannt wurden, ist ein weiteres noch nicht reproduziertes Ergebnis. Es sind daher zusätzliche Untersuchungen abzuwarten, um die Resultate dieser Studie endgültig einordnen zu können.

Bewertung

Die PET hat den wesentlichen Vorteil, daß neben dem Primärtumor auch Metastasen dargestellt werden können. Damit ist ein effektives Tumorstaging möglich, da Primärtumor und Metastasen in nur einer Untersuchung diagnostiziert werden können. Welche klinischen Konsequenzen ergeben sich aus den bisher vorliegenden Ergebnissen zur Untersuchung der regionalen Lymphknoten? Da kleine Metastasen der PET-Bildgebung entgehen können, ist ein mikroskopischer Tumorbefall der Axilla nicht auszuschließen. Somit kann eine Axilladissektion durch die PET nicht ersetzt werden, zumal auch die Anzahl der positiven Lymphknoten und das Erkennen extranodaler Tumoranteile wichtige Informationen über die Prognose geben und in die Entscheidung über die Art der adjuvanten Therapie mit eingehen. Dennoch kann durch eine PET-Untersuchung die Ausdehnung der Tumorerkrankung bereits präoperativ eingeschätzt werden. Die PET kann zudem zusätzliche diagnostische Informationen liefern, indem neben einem Tumorbefall der Axilla auf Level III auch infra- bzw. supraklavikuläre sowie retrosternale Lymphknotenmetastasen diagnostiziert werden können. Bei Patientinnen mit Verdacht auf ein fortgeschrittenes Mammakarzinom ist durch das präoperative Staging mit der PET eine individuellere Therapieplanung möglich, wobei sowohl die Entscheidung zur Radiatio oder Chemotherapie als auch die Art des operativen Eingriffs beeinflußt werden können.

3.2.3 Lymphabflußszintigraphie mit ^{99m}Tc-Kolloid und intraoperative Lokalisationsdiagnostik mit der Gammasonde

H. Vogt und H. Büchels

Einleitung

Der regionäre Lymphknotenstatus gemäß der TNM-Klassifikation hat beim Mammakarzinom eine große prognostische Bedeutung, da therapeutische

Entscheidungen vom Befall axillärer Lymphknoten abhängig sind (Fisher et al. 1975; Haagensen 1977; Valagussa et al. 1978). Der histopathologische Status der axillären Lymphknoten liegt den zur Zeit therapiebestimmenden Ergebnissen randomisierter prospektiver Studien und gegenwärtigen Konsensusempfehlungen zugrunde (Glick et al. 1992).

Da die klinische Untersuchung bzw. die Sonographie erst ab einer beträchtlichen Lymphknotengröße positive Ergebnisse zeigen, sind sie zum Staging nicht geeignet, so daß bis jetzt die histopathologische Untersuchung des operativ entfernten Gewebes unterhalb der V. axillaris obligat ist.

Da diese Lymphknotendissektion ein ausgedehnter operativer Eingriff in Vollnarkose ist, der eine relativ hohe Morbidität aufweist (Larson et al. 1986; Maunsell 1993), liegt es nahe, das Konzept des Sentinel-Lymphknotens (SLN) beim Mammakarzinom zu überprüfen.

Dieses Konzept wurde erstmals von Morton et al. beim malignen Melanom beschrieben (Morton et al. 1991, 1992). Sie zeigten, daß der erste Lymphknoten, der im Lymphabfluß eines malignen Melanoms auftaucht, der beste Biopsieindikator für einen regionären Lymphknotenbefall ist. Morton et al. benutzten zunächst Patentblau, das intradermal um den Tumor gespritzt wurde, um die Lymphabflußwege und -knoten für den Chirurgen sichtbar zu machen. Nachdem der Operateur gelegentlich erhebliche Schwierigkeiten hatte, den SLN zu finden, wurde die Lymphabflußszintigraphie mittels ^{99m}Tc-markiertem Kolloid mit intraoperativer Gammasondenmessung eingeführt (Alex u. Krag 1993).

Methodik

Präoperative Lymphabflußszintigraphie

In Anlehnung an Uren (Uren et al. 1995) und modifiziert nach einer Empfehlung von Alazraki (Alazraki 1995) wird ^{99m}Tc-markiertes Zn(II)-Sulfid („Lymphoscint", Fa. Sorin) mit einer Teilchengröße $<0{,}08$ μm in Form von 4 Injektionen à 1 ml (Gesamtaktivitätsmenge ca. 80 MBq)[1] innerhalb 1 cm Abstand kranial, kaudal, medial und lateral des Primärtumors in die gesunde Mamma appliziert. Sofern der Tumor nicht tastbar ist, erfolgt die Injektion unter Ultraschallkontrolle.

---

[1] Anmerkung des Herausgebers: Die Untersuchungstechnik der Lymphabflußszintigraphie mit intraoperativer Sondenmessung ist derzeit noch nicht standardisiert. An der Universität München erfolgt die Lymphabflußszintigraphie mit in kolloidaler Form vorliegendem, ^{99m}Tc-markiertem humanem Albumin (Nanocoll, Sorin/Amersham) und einer Aktivitätsmenge von 20–40 MBq. Analog zur hier beschriebenen Vorgehensweise wird das Radiopharmakon am Vortag der Operation peritumoral injiziert und der Lymphabfluß szintigraphisch dokumentiert. Die am darauffolgenden Tag unmittelbar prä- und intraoperativ durchgeführten Sondenmessungen werden ohne nochmalige Injektion des Radiotracers durchgeführt; die zu diesem Zeitpunkt noch vorhandene Restaktivität erwies sich dabei als ausreichend zur Detektion des Sentinel-Lymphknotens. Veronesi et al. verwenden als Radiopharmakon ebenfalls ^{99m}Tc-markiertes Nanokolloid bei einer einmaligen Injektion von lediglich 5–10 MBq (Veronesi et al. 1977). *Literatur*: Veronesi U, Paganelli G, Galimberti V et al. (1997) Sentinel-node biopsy to avoid axillary dissection in breast cancer with clinically negative lymph-nodes. Lancet 349:1864–1867.

Nach Bleibabdeckung der Injektionsstellen werden frühe (ca. 5 min p. i.) und späte (bis zu 3–6 h. p. i.) planare Szintigramme des Thorax in ap und seitlicher Projektion angefertigt (LEAP-Kollimator, 500.000 cts/Bild). Die Lage der dargestellten Lymphknoten wird auf der Haut markiert.

Intraoperative Lokalisationsdiagnostik mittels Szintillationsmeßsonde

Am Operationstag erfolgt morgens eine nochmalige Applikation von insgesamt ca. 80 MBq Lymphoscint nach oben angegebener Verfahrensweise. Die Operation beginnt ca. 1–3 h nach Applikation des Radiotracers.

Vor dem ersten Hautschnitt werden unter Zuhilfenahme der Hautmarkierungen Radioaktivitätsmessungen der Lymphknoten, des Tumorbetts und des Backgrounds neben den Markierungen mittels einer ^{99m}Tc-kollimierten Gammasonde (Fa. Car-Wise, Morgan Hill/CA, USA) durchgeführt. Im weiteren Verlauf wird der Chirurg mittels kontinuierlicher Messungen zu den entsprechenden Lymphknoten geführt. Postoperativ werden die gewonnenen Lymphknoten nochmals gemessen und gemäß ihres Radioaktivitätsgehalts (radioaktiv und nicht radioaktiv) separiert. Findet sich neben dem üblichen axillären noch ein zusätzlicher Lymphabfluß über die parasternalen Lymphknoten, so können diese Lymphknoten auf thorakoskopischem Weg entfernt werden.

Die bei jeder Mammakarzinompatientin erforderlichen operativen Eingriffe werden folgendermaßen zusammengefaßt:

- Entfernung des Primärtumors und der radioaktiv markierten Lymphknoten mit anschließender histologischer Schnellschnittuntersuchung,
- Entfernung des axillären Gewebes unterhalb der V. axillaris, entsprechend dem standardmäßigen chirurgischen Vorgehen.

▪ **Strahlenexposition.** Aufgrund der Messungen von Bares 1992 ist anzunehmen, daß die Strahlenexposition des Chirurgen deutlich unter der von nuklearmedizinischem Personal liegt. Diese Annahme wird unterstützt durch die Tatsache, daß auf Fingerringdosimetern, die unser chirurgisches Personal während eines Jahres trug, keine meßbare Strahlung registriert wurde.

Die Abschätzung der Strahlenbelastung der Patientinnen nach Johansson et al. ergibt für Kolloide die effektive Dosis 9,7 μSv/MBq (Johansson et al. 1992). Die Wichtungsfaktoren betragen für die Gonaden 0,2 und für die Haut 0,01.

Zu berücksichtigen ist auch, daß der größte Teil der injizierten Radioaktivität im Rahmen der Tumorentfernung durch den Chirurgen beseitigt wird.

Klinische Anwendung und Ergebnisse

Nachdem die ersten Erfahrungen mit dem Konzept des SLN beim malignen Melanom vorlagen, vermutete man, daß es sich um ein allgemeines pathophysiologisches Prinzip handelt und übertrug dieses Konzept sehr bald auf das Mammakarzinom.

1994 berichteten Giuliano et al. erstmals über Erfahrungen mit Patentblau. Anfänglich fanden sie bei 65% (114/274) der Patientinnen einen axillären SLN

(Giuliano et al. 1994). Die falsch-negative Rate bezüglich der prädiktiven Aussage des SLN lag bei 4% (5 Patientinnen). Die Arbeitsgruppe konnte in den folgenden 100 Fällen die Identifikationsrate des SLN auf 93% steigern (Jones et al. 1996). In 114 Fällen war der SLN bei 42 histologisch positiven Axillen 37mal positiv (Sensitivität 88%, negativer Prädiktivwert 95,6%).

Entsprechend unseren eigenen Erfahrungen beim malignen Melanom hat Patentblau zur Identifizierung des SLN schwerwiegende Nachteile, selbst wenn präoperativ ein Lymphabflußszintigramm mit entsprechenden Hautmarkierungen der Lymphknoten durchgeführt wurde (Bachter et al. 1996). Da die Lage während der Lymphabflußszintigraphie und intraoperativ sehr unterschiedlich sein kann, ist der SLN gelegentlich mehrere Zentimeter von der Hautmarkierung entfernt, sodaß das Gewebe blind präpariert werden muß, bis der blaugefärbte SLN zu sehen ist. Diese Schwierigkeiten tauchen bei der intraoperativen Lokalisationsdiagnostik mit der Gammasonde nicht auf.

Es ist bekannt, daß Schwefelkolloid eine lange Verweildauer in den Lymphknoten aufweist und somit für die Lymphszintigraphie in Kombination mit der intraoperativen Gammasondenmessung gut geeignet ist (Ege 1983; Kaplan et al. 1979; McLean u. Ege 1986). Krag et al. wiesen den SLN mit dieser Technik bei 18 von 22 Patientinnen (82%) nach (Krag et al. 1993). Bei der anschließenden standardisierten axillären Lymphknotendissektion wurde gezeigt, daß der SLN bei jeder der 7 Patientinnen den axillären Tumorbefall korrekt identifizierte. In 3 Fällen war der SLN der einzige tumorpositive Lymphknoten.

Veronesi bestätigte diese Ergebnisse bislang an 120 Patientinnen, wobei seine falsch-negative Rate bei 2% lag (Veronesi 1996). Schneebaum et al. benutzten sowohl Patentblau als auch Tc-markiertes Schwefelkolloid (Schneebaum et al. 1996). Bei 13 von 15 Patientinnen war der SLN nachweisbar. Nur in einem Fall war er falsch-negativ.

In eigenen Untersuchungen an 10 Patientinnen (Alter 46–82 Jahre, Durchschnitt 59 Jahre) mit einem duktal-invasiven Mammakarzinom fanden wir 3mal einen karzinompositiven SLN. Einmal war dieser der einzige metastatisch befallene regionäre Lymphknoten. Bei einer Patientin zeigte sich in der Lymphabflußszintigraphie ein supraklavikulär gelegener SLN, der intraoperativ nicht mehr gefunden werden konnte. Dieselbe Patientin hatte eine axilläre Mikrometastase, die außerhalb eines radioaktiv markierten Lymphknotens lag. Bei dieser Patientin fand auch ein Lymphabstrom über parasternale Lymphknoten statt, wobei aber in dieser Region kein metastatisch befallener SLN nachweisbar war.

Bewertung

Proportional zum Ausmaß der axillären Lymphknotendissektion steigt das Risiko für ein Lymphödem des Arms, bleibende Hypästhesien bzw. Mißempfindungen auf der Dorsalseite des betreffenden Oberarms, schmerzhafte Neurome, postoperative Serome und das Risiko einer Allgemeinnarkose (Larson et al. 1986). Bei etwa. 82% der Frauen tritt mindestens eine der aufgeführten

Komplikationen auf, wobei zusätzlich zwischen 17 und 50% unter der psychischen Belastung leiden (Maunsell 1993). Obwohl die Lymphknotendissektion in erster Linie ein Stagingverfahren ist und insbesondere bei pN0-Tumoren therapeutisch keinen Sinn hat, führt sie zu einer höheren Komplikationsrate und ist teurer als die Behandlung des Primärtumors.

Das Konzept des SLN könnte die axilläre Lymphknotendissektion im Rahmen des Staging ablösen, wobei nach den bisherigen Erfahrungen die intraoperative Lokalisationsdiagnostik mittels Gammasonde die Methode der Wahl ist. Wenn auch die Bestätigung des ersten Trends durch große klinische Untersuchungen noch aussteht, dürften sowohl die klinische Wertigkeit als auch der wirtschaftliche Nutzen erheblich sein. Neben den Erleichterungen für die Patientin und den wirtschaftlichen Gründen, die für das Konzept des SLN sprechen, ergibt sich noch die Information über unerwartete Lymphabflußgebiete des Primärtumors.

Laut Schildberg u. Löhe ist in bis zu 20% der Fälle eine Tumorzellverschleppung in retrosternale Lymphknoten anzunehmen (Schildberg u. Löhe 1996). Andere Untersuchungen bestätigen diese Aussage (Uren et al. 1995). In einem Drittel der Fälle erfolgt unerwartet der Lymphabfluß von einem Mammatumor in retrosternale Lymphknoten (Abb. 3.27). Bis jetzt wird diese retrosternale Lymphknotengruppe bei der operativen Behandlung des Mammakarzinoms nicht mit entfernt, so daß der pathohistologische Befund dieser Region nicht in die Therapieentscheidung eingeht.

Ob eine endoskopische Vorgehensweise zur Entfernung der parasternalen Lymphknoten das ideale Verfahren ist, bleibt zunächst offen.

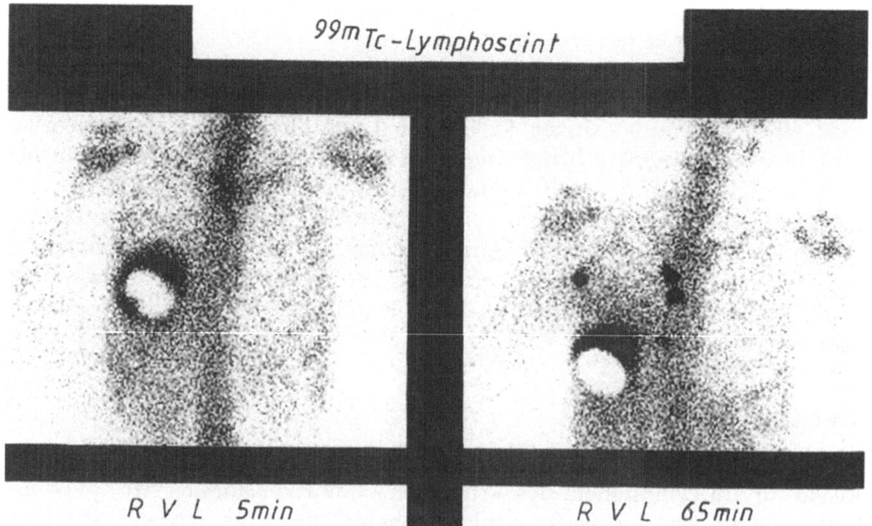

Abb. 3.27. Lymphabflußszintigraphie beim Mammakarzinom rechts mit axillären und parasternalen SLN. (Skelettmarkierung infolge vorangegangener Skelettszintigraphie)

Auch die folgenden Fragen sind noch nicht beantwortet:

- Wie verfährt man mit den restlichen Lymphknoten nach Entfernung des SLN bei positivem Metastasennachweis?
- Welchen Einfluß hat das Verfahren auf die Lokalrezidiv- und Fernmetastasierungsrate sowie die Überlebenszeit der Patientin?

Schon jetzt scheint absehbar zu sein, daß die Anzahl der axillären Lymphknotendissektionen zu Stagingzwecken beim Mammakarzinom durch die gezielte Entfernung des SLN deutlich reduziert und somit die Morbidität für eine große Anzahl von Patientinnen gesenkt werden kann.

3.3 Fernmetastasen

3.3.1 Szintigraphie

P. KNESEWITSCH

Skelettszintigraphie

Das Mammakarzinom gehört neben dem Prostata-, Bronchial-, Nieren- und follikulärem Schilddrüsenkarzinom zu den am häufigsten in das Skelett metastasierenden malignen Tumoren. In Abhängigkeit von Primärtumorstadium und Histologie ist mit einer ossären Metastasierung bei 50–75% der Karzinome zu rechnen.

Das aufgrund seiner günstigen physikalischen und strahlenhygienischen Eigenschaften in der nuklearmedizinischen Diagnostik am häufigsten eingesetzte ^{99m}Tc-Pertechnetat ($^{99m}TcO_4^-$) besitzt keine Affinität zu Knochen, so daß es nur mit Hilfe osteotroper Pharmaka eine ausreichende Bindung am Skelett eingehen kann. Diese Pharmaka liegen als sog. Kits vor, die als Komplexbildner Diphosphonate sowie im Überschuß Sn^{2+} enthalten. Letzteres ermöglicht durch Reduktion des $^{99m}TcO_4^-$ die Bildung von ^{99m}Tc-Diphosphonatkomplexen, die eine ausreichende Knochenaffinität für die Skelettszintigraphie aufweisen. Die derzeit gebräuchlichsten Diphosphonate sind Methylendiphosphonat (MDP) und Diphosphonopropandicarbonsäure (DPD). Nach i. v.-Applikation werden innerhalb von 2–3 h p. i. ca. 40–50% des Diphosphonatkomplexes am Knochen fixiert. Ein geringer Prozentsatz wird an Plasmaproteine gebunden, während weitere ca. 40–50% des Radiopharmakons durch glomeruläre Filtration renal ausgeschieden werden. Hiervon wird ein kleiner Teil tubulär rückresorbiert und gestapelt, was zu der bekannten Darstellung der Nieren im Skelettszintigramm führt. Eine fehlende Nierendarstellung kann möglicherweise auf einen sog. Super-Scan (s. unten) hinweisen, der u. U. differentialdiagnostische Probleme bereiten kann.

Determinanten der ossären Anreicherung der Diphosphonatkomplexe sind: Knochendurchblutung, Knochenstoffwechsel und Matrixmineralisation.

Demzufolge führen Erkrankungen, die mit einer erhöhten Durchblutung und/oder einem erhöhten Knochenstoffwechsel einhergehen (z. B. primäre und sekundäre Knochentumoren, Osteomyelitis, reaktive Knochenneubildung etc.), zu einer verstärkten Speicherung im Skelett. Demgegenüber tritt bei Durchblutungsstörungen (akuter Knocheninfarkt, Knochennekrosen), aber auch bei Zuständen mit gestörter Matrixmineralisation eine verminderte Tracerakkumulation auf.

Metastasen des Mammakarzinoms zeigen szintigraphisch – obwohl röntgenologisch überwiegend osteolytisch – meist einen erhöhten Knochenstoffwechsel, was im Szintigramm zu einer vermehrten Tracerakkumulation („hot spot") führt (Abb. 3.28).

Entsprechend der Pharmakokinetik der ^{99m}Tc-Diphosphonatkomplexe wird die Skelettszintigraphie ca. 2–3 h nach i. v.-Applikation von 550–650 MBq ^{99m}Tc-MDP oder -DPD durchgeführt.

Zwischen der Applikation des Radiopharmakons und der Anfertigung der Szintigramme sollten die Patientinnen dazu angehalten werden, möglichst viel zu trinken und die Blase häufig zu entleeren. Dies führt wegen der ra-

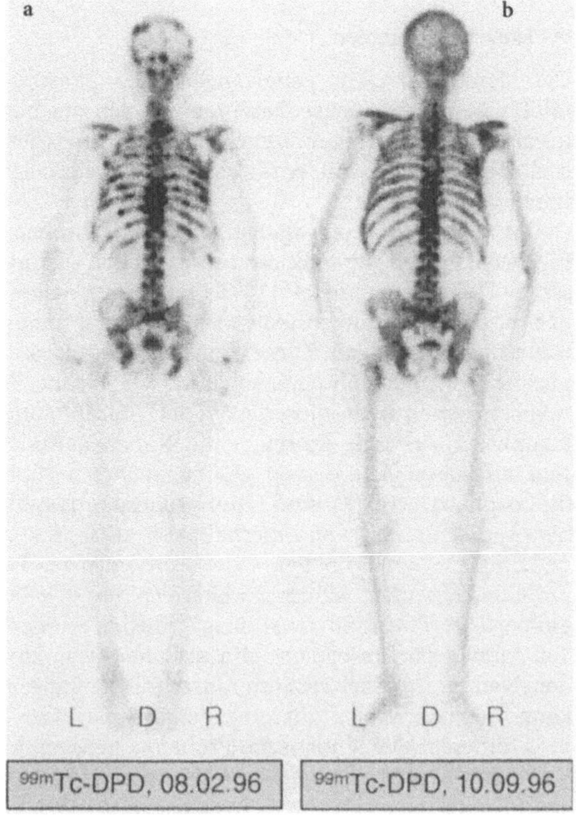

Abb. 3.28 a, b. Skelettmetastasen beim Mammakarzinom. **a** Skelettszintigraphie mit 500 MBq ^{99m}Tc-DPD: multiple Foci mit lokal erhöhtem Knochenstoffwechsel im Sinne einer ossären Metastasierung. **b** Progression der Metastasierung: im Verlauf zunehmende, jedoch diffuse Tracerakkumulation, so daß einzelne Foci sich nicht mehr sicher abgrenzen lassen, entsprechend einer diffusen Metastasierung (sog. Super-Scan)

scheren renalen Elimination des Radiopharmakons einerseits zu einem besseren Knochen-Weichteil-Verhältnis, andererseits kann durch häufige Entleerung der Blase die Strahlenexposition der Blase deutlich reduziert werden. Darüber hinaus erschwert eine mit radioaktivem Harn gefüllte Blase die Beurteilung der Beckenregion.

Üblicherweise werden mit Hilfe moderner Ganzkörper-Gammakameras Aufnahmen des gesamten Körpers in planarer Technik in ventraler und dorsaler Ansicht angefertigt. Zusätzlich ermöglichen solche Gammakamera-Systeme frühstatische Ganzkörperaufnahmen (Start der Aufnahmen ca. 2–5 min p. i.), mit denen die Spezifität der Skelettszintigraphie erhöht werden soll. Dies gilt insebesondere bei der Abgrenzung degenerativer Veränderungen von ossären Erkrankungen mit erhöhtem Blutpooling, wie z. B. bei floriden Entzündungen, frischen Frakturen, aber auch bei primären und sekundären Knochentumoren. In die gleiche Richtung zielt der Einsatz der hochauflösenden Single-Photon-Emissionscomputertomographie (SPECT).

Trotz zunehmender Möglichkeiten der nichtinvasiven Bildgebung durch die MRT (z. B. Ganzkörperaufnahmen durch STIR-Sequenzen) hat die Skelettszintigraphie wegen ihrer einfachen Durchführbarkeit sowie ihrer weitverbreiteten und kostengünstigen Verfügbarkeit einen unverändert hohen diagnostischen Stellenwert. Ein wesentliches Merkmal der Skelettszintigraphie ist die hohe Sensitivität beim Nachweis jeglicher ossärer Veränderungen, insbesondere beim Nachweis osteoblastischer Metastasen. Da im Skelettszintigramm die Bilanz zwischen Knochenauf- und abbau dargestellt wird, werden diese Veränderungen sehr frühzeitig dargestellt. Dies kann dazu führen, daß im Skelettszintigramm ossäre Metastasen einige Monate früher sichtbar werden als in der konventionellen Röntgentechnik, da hier Metastasen erst ab einem Mineralsalzverlust von mehr als 30% sichtbar werden. Die Sensitivität wird in einer Literaturübersicht (Hölzel u. Thieme 1986) mit 80–95% angegeben, wobei die falsch-negativen Befunde meist rein osteolytischen Metastasen (negativer Kontrast im Szintigramm) entsprechen, die sich szintigraphisch weniger sicher nachweisen lassen als osteoblastische (positiver Kontrast). Dieser hohen Sensitivität steht eine relativ niedrige Spezifität gegenüber, die sehr von der Erfahrung des Untersuchers, von der Untersuchungstechnik (z. B. ergänzende Frühaufnahmen, SPECT), aber auch von einer exakten Anamnese bezüglich Traumen, Operationen, perkutaner Bestrahlung (Radioosteonekrosen), Chemotherapie (Flare-Phänomen s. unten) etc. abhängig ist.

Die Aufgabe der Skelettszintigraphie ist im Staging, Restaging und in der Nachsorge zu sehen. Während der Stellenwert der Skelettszintigraphie beim Staging und Restaging unbestritten ist, wurde in den letzten Jahren die Bedeutung der Skelettszintigraphie in der Nachsorge des Mammakarzinoms zunächst zunehmend kontrovers diskutiert (Hölzel u. Thieme 1986; Sauer u. Hölzel 1995; Schünemann 1989; Schuster et al. 1984).

Diese Diskussion führte dazu, daß von der Mehrzahl der Autoren die routinemäßige Durchführung der Skelettszintigraphie in der Nachsorge symptomloser Patientinnen nicht mehr empfohlen wird. Dies wird begründet mit der geringen Wahrscheinlichkeit der Entdeckung anamnestisch und klinisch stummer Progressionen durch die Skelettszintigraphie, der damit verbundenen erheblich größeren Anzahl falsch-positiver als richtig-positiver Befunde sowie der nach wie vor fehlenden effektiven Therapie zur Heilung von Patientinnen im Tumorstadium.

Die Skelettszintigraphie erscheint jedoch weiterhin notwendig im Rahmen des Staging bzw. Restaging zur Beurteilung eines Therapieerfolges. Diagnostische Probleme kann hierbei das sog. Flare-Phänomen bereiten. Hierunter versteht man den Nachweis vermeintlich neuer Skelettläsionen, die in (falsch-negativen!) Voruntersuchungen nicht nachweisbar waren und somit zur falschen und damit möglicherweise fatalen Beurteilung einer Progression führen können. Tatsächlich handelt es sich jedoch um den Nachweis (meist) osteolytischer Metastasen, die erst durch Rekalzifizierungsvorgänge im Rahmen einer erfolgreichen Therapie in der Skelettszintigraphie zur Darstellung gelangen. Dem Problem des Flare-Phänomens kann nur begegnet werden durch eine ausreichende Zeitspanne zwischen Therapieende und Folgeszintigraphie (mehrere Monate).

Falsch-negative Befunde können sich szintigraphisch bei einer diffusen Skelettmetastasierung ergeben. Dabei zeigt sich manchmal das Bild eines „sehr guten" Szintigramms (Super-Scan), das durch einen hohen Knochen-Weichteil-Kontrast charakterisiert ist. Hinweisend auf einen Super-Scan ist häufig die fehlende Nierendarstellung (s. Abb. 3.28 b).

Zusammenfassend ist festzuhalten, daß unter Berücksichtigung der Vor- und Nachteile der Skelettszintigraphie dieses Verfahren grundsätzlich beim Staging, zur Erfolgskontrolle therapeutischer Maßnahmen (nicht unter Therapie, sondern mit ausreichendem zeitlichem Abstand, Flare-Phänomen!) und bei symptomatischen Patientinnen eingesetzt werden sollte. Dies gilt insbesondere deshalb, da die Skelettszintigraphie nach wie vor, auch im Hinblick auf das Kosten-Nutzen-Verhältnis, die Nichtinvasivität und die geringe Belastung der Patientinnen, am schnellsten und sichersten den Ausschluß von (z. B. frakturgefährdeten) Metastasen ermöglicht. Der routinemäßige Einsatz der Skelettszintigraphie bei sog. Low-risk- oder asymptomatischen Patientinnen wird heute im allgemeinen abgelehnt, doch sollte im Einzelfall berücksichtigt werden, daß ein unauffälliges Untersuchungsergebnis, das mit großer Sicherheit eine Metastasierung ausschließt, zur Beruhigung und damit zu einem besseren psychischen Wohlbefinden der Patientin beitragen kann.

◆ Knochenmarkszintigraphie

Skelettmetastasen haben ihren Ursprung im Markraum. Daher ist es einsichtig, daß bereits vor Jahren in zahlreichen Publikationen (z. B. Bauer et al. 1986) auf eine im Vergleich zur Skelettszintigraphie höhere Sensitivität der MRT hingewiesen wurde, wobei sich der diagnostische Zugewinn im wesentlichen auf Knochen mit einem großen Markraum beschränkte, also auf Wirbelsäule und Becken.

Dem Pathomechanismus der Skelettmetastasierung zufolge kann daher von der Knochenmarkszintigraphie ebenfalls eine höhere Sensitivität erwartet werden. Diese Vermutung wurde in diversen Publikationen bestätigt (Literaturübersicht s. Reske 1991).

Für die Knochenmarkszintigraphie stehen prinzipiell 2 Verfahren zur Verfügung:

- die Szintigraphie mit ^{99m}Tc-Nanokolloiden und
- die Szintigraphie mit ^{99m}Tc-markierten monoklonalen Antikörpern (MAK) gegen Granulozyten.

Die Szintigraphie mit ^{99m}Tc-Nanokolloiden beruht auf der Phagozytose durch Makrophagen und der Verteilung im retikulohistiozytären System (RHS). Die größten Bestandteile des RHS sind die Kupffer-Sternzellen der Leber sowie die phagozytären Zellen von Milz und Knochenmark.

Die Szintigraphie mit ^{99m}Tc-Nanokolloiden wird ca. 30 min p. i. mit ca. 400–700 MBq ^{99m}Tc-Nanokolloid durchgeführt. Dabei werden Ganzkörperaufnahmen in ventraler und dorsaler Projektion, ggf. ergänzende SPECT-Aufnahmen angefertigt.

Die Aufnahmen werden bezüglich Homogenität und Intensität der Tracerakkumulation im Bereich des blutbildenden Knochenmarks beurteilt. Ein Knochenmarkbefall kann sich durch Speicherinhomogenitäten, hervorgerufen durch fokale Knochenmarkdefekte und/oder durch zentrale Knochenmarkverdrängung zeigen. Da bei einem gesunden Erwachsenen blutbildendes Knochenmark nur im Stammskelett, im Schädel sowie in den proximalen Dritteln der oberen und unteren Extremitäten zu finden ist, weist eine sog. periphere Markexpansion über die proximalen Drittel von Humeri und Femura hinaus auf einen Knochenmarkbefall hin. Wegen der kräftigen physiologischen Speicherung der ^{99m}Tc-Nanokolloide in Leber und Milz kann die Beurteilung des unteren Rippenthorax sowie der unteren BWS und LWS erschwert sein.

Seit einigen Jahren sind MAK gegen Granulozyten kommerziell verfügbar, die durch einfache Verfahren mit ^{99m}Tc markiert werden können. Diese MAK binden über das Antigen NCA-95 („non-specific cross-reacting antigene"), das an der Zellmembran sowohl von im Blut zirkulierenden Granulozyten als auch von granulopoetischen Zellen des Knochenmarks, insbesondere Myelozyten und Metamyelozyten, freigesetzt wird. Dem Markierungsmechanismus zufolge steht mit der Szintigraphie mit ^{99m}Tc-MAK gegen Granulozyten sowohl ein einfaches Verfahren für die Entzündungsszintigraphie als auch für die Darstellung des blutbildenden Knochenmarks zur Verfügung.

Die Szintigraphie ^{99m}Tc-MAK wird ca. 3–4 h p. i. mit ca. 500 MBq durchgeführt. Wie bei der Szintigraphie mit ^{99m}Tc-Nanokolloiden werden Ganzkörperaufnahmen in ventraler und dorsaler Projektion, ggf. ergänzende SPECT-Aufnahmen angefertigt. Wegen der wesentlich geringeren Akkumulation der ^{99m}Tc-MAK in Leber und Milz ergeben sich bei der Beurteilung des unteren Rippenthorax, der unteren BWS und der LWS meist keine Schwierigkeiten. Dabei gelten die gleichen Beurteilungskriterien wie bei der Szintigraphie mit ^{99m}Tc-Nanokolloiden (Abb. 3.29).

Die Knochenmarkszintigraphie mit ^{99m}Tc-MAK gegen Granulozyten ist aufgrund der wesentlich besseren Bildgebung im Bereich der unteren BWS und des unteren Rippenthorax der Nanokolloidszintigraphie deutlich überlegen, so daß heute die Szintigraphie meist mit ^{99m}Tc-MAK durchgeführt wird.

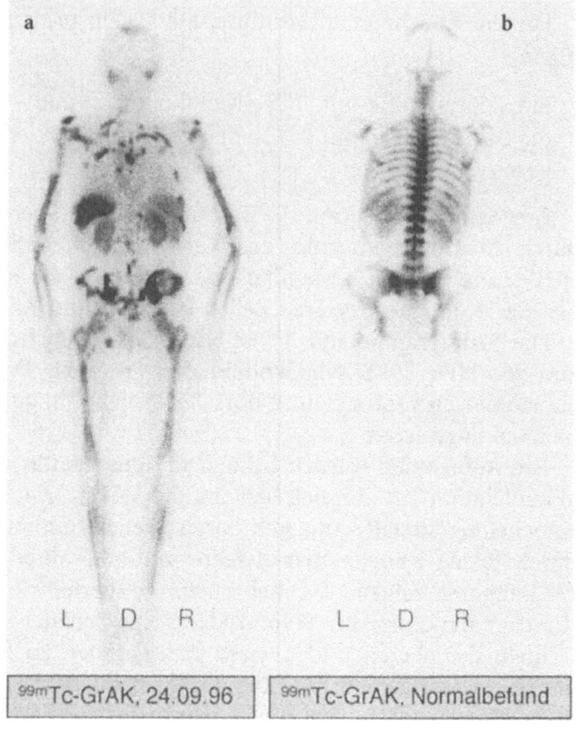

Abb. 3.29. **a** Knochenmark-Szintigraphie mit 500 MBq ^{99m}Tc- MAK gegen Granulozyten bei derselben Patientin wie in Abb. 3.28: Nahezu vollständige Verdrängung des zentralen Knochenmarks mit ausgedehnter peripherer Markexpansion über die proximalen Drittel der langen Röhrenknochen hinaus. **b** Zum Vergleich: Knochenmark-Szintigramm bei einem Normalbefund mit homogener Darstellung des Stammskelettes.

Aufgrund der einfachen Untersuchungstechnik kann die Knochenmarkszintigraphie routinemäßig jederzeit eingesetzt werden. Mit der Immunszintigraphie des roten Knochenmarks steht, ergänzend zur Skelettszintigraphie, ein weiteres Verfahren zur Verfügung, mit dem das Ausmaß einer ossären Metastasierung oder eines Knochenmarkbefalls nachgewiesen bzw. beurteilt werden kann. Wegen der relativ hohen Kosten der Immunszintigraphie gelten jedoch die Vorbehalte, die gegen die routinemäßige Durchführung technischer Untersuchungen bei klinisch unauffälligen Patientinnen vorgebracht werden, in verstärktem Maße. Die Knochenmarkszintigraphie wird daher als Routineuntersuchung in der Nachsorge nicht empfohlen, demzufolge bleibt ihre Durchführung klinisch auffälligen oder unklaren Fällen vorbehalten.

◆ Leberszintigraphie

Die nuklearmedizinische Leberdiagnostik hat in der Nachsorge bei der Suche nach einer Lebermetastasierung keine Bedeutung. Lediglich bei sonographisch oder computertomographisch nachgewiesenen unklaren Raumforderungen der Leber kann die Leberszintigraphie durch typische Befundmuster differentialdiagnostisch hilfreich sein. Im einzelnen können die hepatobiliäre Funktionsszintigraphie (^{99m}Tc-HIDA), die Blutpoolszintigraphie (^{99m}Tc-Erythrozyten) und die statische Leberszintigraphie (^{99m}Tc-Nanokolloide) durchgeführt werden.

Die hepatobiliäre Funktionsszintigraphie (HbFSz) wird als Sequenzszintigraphie nach bolusmäßiger i. v.-Applikation eines gallepflichtigen Radiopharmakons (Iminodiazetatderivat, z. B. ca. 100–150 MBq ^{99m}Tc-HIDA) durchgeführt. Diese Substanzen werden über die Hepatozyten in das Gallengangsystem und in das Duodenum ausgeschieden. Im Darm werden diese Radiopharmaka im Gegensatz zu den natürlichen Gallensäuren nicht rückresorbiert. Die Aufnahmen werden in der Regel in ventraler Projektion angefertigt. Dabei werden beurteilt: die Durchblutungsphase im Rahmen einer schnellen Sequenz, z. B. mit 3-Sekunden-Bildern über einen Zeitraum von 2 min sowie die Parenchym- und Ausscheidungsphase mit einer langsameren Sequenz, z. B. mit 2-Minuten-Bildern bis zu 1 h p. i. Ergänzend zu der in ventraler Sicht durchgeführten Sequenzszintigraphie können statische Aufnahmen in lateraler und dorsaler Projektion angefertigt werden.

Die Blutpoolszintigraphie (BPSz) der Leber wird üblicherweise als statische Szintigraphie nach einer In-vivo- oder In-vitro-Markierung von patienteneigenen Erythrozyten durchgeführt. Dabei können Aufnahmen in ventraler, dorsaler und rechtslateraler Projektion sowie SPECT-Aufnahmen angefertigt werden.

Die statische Leberszintigraphie (SLSz) mit ^{99m}Tc-Nanokolloiden wird analog zur oben beschriebenen Knochenmarkszintigraphie durchgeführt. Da die meisten Raumforderungen der Leber zu einer Destruktion von Leberparenchym mit Verlust der Phagozytosefähigkeit führen, stellen sich die meisten Lebertumoren szintigraphisch als unspezifische Speicherdefekte („cold lesions") dar.

Die genannten nuklearmedizinischen Verfahren haben bei der Nachsorge von Patientinnen mit einem Mammakarzinom nur eine Bedeutung bei der Differentialdiagnose bekannter unklarer Raumforderungen der Leber, sie sind keine Suchmethoden. Sie folgen daher in der Stufendiagnostik ggf. der Sonographie und der CT. Die größte Bedeutung haben wegen ihrer teilweise pathognomonischen Befundmuster die hepatobiliäre Funktionsszintigraphie und die Blutpoolszintigraphie, während die statische Leberszintigraphie wegen ihrer begrenzten artdiagnostischen Aussagekraft eine eher untergeordnete Bedeutung hat.

Die fokale noduläre Hyperplasie (FNH) zeigt üblicherweise in der hepatobiliären Funktionsszintigraphie eine pathognomonische Trias:

- 1. einen Hochfluß in der Durchblutungsphase (typisch für einen hypervaskularisierten Tumor),
- 2. eine weitgehend unauffällige Parenchymphase infolge der weitgehend erhaltenen Hepatozytenfunktion,
- 3. eine verzögerte Ausscheidung („trapping") des gallepflichtigen Radiopharmakons infolge der Rarefizierung der intrahepatischen Gallengänge (Abb. 3.30).

Das Leberhämangiom zeigt in der Blutpoolszintigraphie mit ^{99m}Tc-Erythrozyten ein vermehrtes Blutpooling, das insbesondere bei kavernösen und/

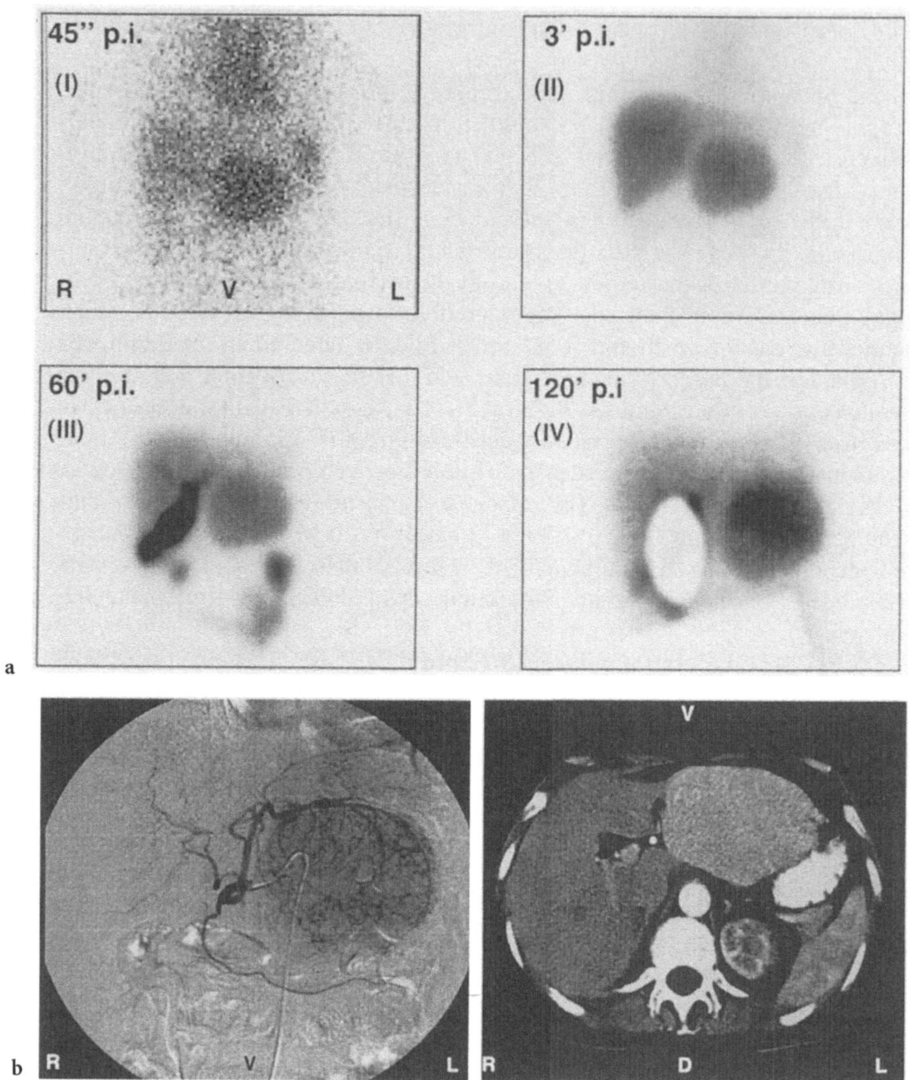

Abb. 3.30 a–c. Fokale noduläre Hyperplasie. **a** Hepatobiliäre Funktionsszintigraphie: in der Durchblutungsphase *(I)* deutlich ausgeprägte Hyperperfusion (Hochflußmuster), weitgehend normale Parenchymphase *(II, III)*, verzögerte Ausscheidung aus dem Parenchym (Trapping) *(IV)*. **b** Angiographie: scharf begrenzter Tumor mit früharterieller Kontrastierung irregulärer Gefäße. **c** Kontrastmittel-CT: deutliches homogenes KM-Enhancement des Tumors im linken Leberlappen

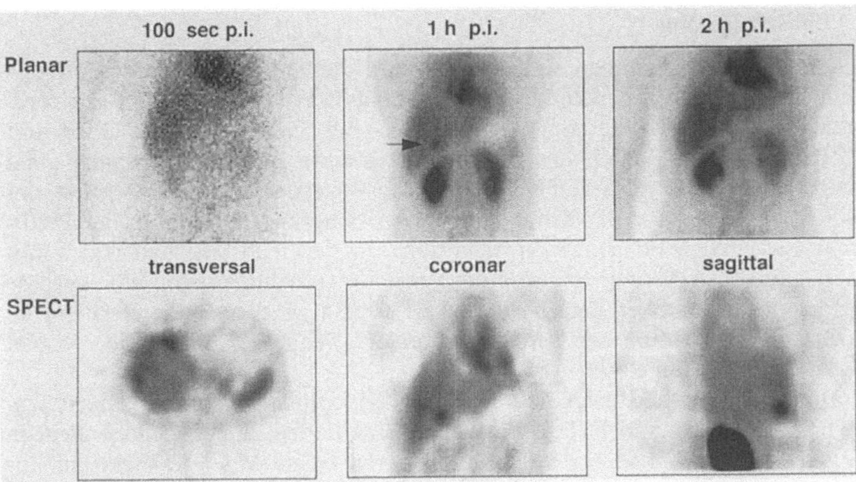

Abb. 3.31. Leberhämangiom (Blutpool-Szintigraphie). In den planaren Aufnahmen geringe fokale Mehranreicherung im rechten Leberlappen *(Pfeil)*. Deutlichere Darstellung und genauere Lokalisation des Hämangioms in den SPECT-Aufnahmen

oder thrombosierten Hämangiomen jedoch häufig erst 1 h p. i. oder später zur Darstellung kommt. Hämangiome kommen häufig multipel vor und haben in 90% der Fälle einen Durchmesser <4 cm. Zum Nachweis und zur exakteren Lokalisation von Hämangiomen erscheint daher die Durchführung von SPECT-Aufnahmen obligat (Abb. 3.31).

Die übrigen Raumforderungen der Leber (Karzinome, Adenome, Metastasen) zeigen uneinheitliche, nicht charakteristische Befundmuster (Tabelle 3.9), so daß es sich hierbei um eine Ausschlußdiagnostik, ggf. mit histologischer Abklärung handelt.

Tabelle 3.9. Szintigraphisches Anreicherungsmuster verschiedener Lebertumoren. (Mod. nach Creutzig et al. 1984)

	HbFSz			BPSz	SLSz
	Perfusions-phase	Parenchym-phase	Exkretions-phase		
FNH	+++	o	+++	variabel	variabel
Adenom/Karzinom	o	o	+	o	variabel
Hämangiom	–o	–	–	+++	+
Metastase	–	–	–	–o	–

HbFSz Hepatobiliäre Funktionsszintigraphie, *BPSz* Blutpool-Szintigraphie, *SLSz* Statische Leberszintigraphie; + vermehrte, – verminderte Anreicherung, o kein signifikanter Unterschied zum umgebenden Parenchym; *variabel* unterschiedliches Verhalten, abhängig u. a. von Vaskularisation und Differenzierung.

Hirnszintigraphie

Aus historischen Gründen sei hier nur kurz die zerebrale Sequenzszintigraphie erwähnt, die in der Zeit vor der leistungsstarken CT und MRT zur zerebralen Metastasensuche eingesetzt wurde. Bei dieser Methode wird mit ^{99m}Tc-markierten Radiopharmaka, die die intakte Blut-Hirn-Schranke nicht überwinden (z. B. ^{99m}Tc-DTPA oder ^{99m}Tc-Pertechnetat), die Integrität der Blut-Hirn-Schranke untersucht. Aus den Anreicherungsmustern in der Perfusionsphase (nach bolusmäßiger Injektion), in den frühstatischen (ca. 2 min p. i.) und spätstatischen (ca. 30 s bis 1 h p. i.) Aufnahmen kann eine gewisse Artdiagnose zerebraler Raumforderungen gestellt werden. Heute erscheint jedoch die Durchführung einer zerebralen Sequenzszintigraphie obsolet (Übersicht z. B. bei Rösler 1979).

Die moderne Nuklearmedizin bietet mit lipophilen ^{99m}Tc-markierten Tracern wie HMPAO und ECD Untersuchungsmethoden, die es ermöglichen, in SPECT-Technik den zerebralen Blutfluß darzustellen. Mit ^{201}Tl steht ein unspezifischer Tumormarker zur Verfügung. Weder die zerebralen Perfusionsuntersuchungen noch die ^{201}Tl-Szintigraphie spielen jedoch in der Nachsorge des Mammakarzinoms eine wichtige Rolle.

3.3.2 Positronenemissionstomographie (PET)

C. G. Diederichs

Einleitung

Der Befund einer Metastasierung hat eine eminente prognostische Bedeutung, die sich in einer deutlich verkürzten Lebensdauer ausdrückt. Andererseits ist ein Großteil der Karzinomkranken, die zum Zeitpunkt der Erstdiagnose keinen Hinweis auf Filialisierung aufweisen, durch lokale Therapiemaßnamen heilbar. Bislang konnte durch die Feststellung einer Metastase die Lebenserwartung der Betroffenen nicht signifikant erhöht werden. Wenn nun mit dem Befund einer Metastase das Schicksal des Patientinnen besiegelt zu sein scheint, wozu dann die Metastasendiagnostik? Am Achsenskelett z. B. kann durch eine rechtzeitig entdeckte Metastase die Komplikation einer möglichen Spontanfraktur erspart werden, wenn sofort eine geeignete Therapie eingeleitet wird. Kaum beweisbar ist der psychologische Effekt eines unauffälligen Nachsorgebefundes, der die Lebensqualität der Tumorpatientin durch seelische Stabilisierung wahrscheinlich wesentlich verbessert.

Alle konventionellen Methoden zum Staging des Mammakarzinoms weisen spezifische Schwächen auf: Konventionelles Röntgen und CT erkennen einen Skelettbefall erst an der Kortikalis- oder Spongiosazerstörung. Die MRT des gesamten Achsenskeletts ist derzeit noch sehr zeitaufwendig. Die Szintigraphie mit Tc-markierten Phosphonaten gilt als sehr sensitiv, jedoch wenig spezifisch. Insbesondere bei osteolytischen Metastasen und bei diffuser osteoblastischer Metastasierung muß von einer erheblich geringeren Sensitivität ausgegangen werden (Brown et al. 1994).

Die Sonographie, CT und MRT der Leber sind relativ sensitiv (60–80%), die Spezifität der Verfahren bei der Diagnostik von Läsionen <1 cm ist jedoch niedrig; ein Hämangiom dieser Größe ist z. B. nicht sicher von einer kleinen Metastase abgrenzbar.

Obwohl die CT der Lunge Läsionen mit einer sehr hohen Sensitivität aufspüren kann, ist jedoch gerade bei einer geringen Anzahl von Läsionen <1–2 cm die Dignität der Befunde ohne Verlauf nicht sicher beurteilbar.

Für ein komplettes Staging wäre neben den Untersuchungen der Mammae und Axillae sowie der klinischen Untersuchung die zusätzliche Durchführung eines Skelett- oder Knochenmarkszintigramms oder einer zeitaufwendigen MRT-Untersuchung des Knochenmarks und zweier Computertomogramme (Thorax und Leber) erforderlich. Die Charakterisierung von Metastasen erfolgt überwiegend über die Morphologie der Läsion, ihr KM-Verhalten und den Verlauf. Allein die MRT nutzt weitere Parameter (insbesondere verschiedene Relaxationszeiten). Mit der erst in den Anfängen stehenden Kernspinspektroskopie können prinzipiell unterschiedliche chemische Bindungen und bestimmte Substanzen aufgezeigt werden. Dies gilt allerdings erst für relativ hohe Konzentrationen im Vergleich zu den mit der PET prinzipiell nachweisbaren. Der Verlauf unter Chemotherapie wird in der Regel über eine Größenverringerung im Verlauf oder eine Änderung der KM-Aufnahme beurteilt.

Mit der PET können in nur einer einzigen Untersuchung nicht nur Mammae und Axillae, sondern auch das gesamte Achsenskelett, klavikuläre, zervikale und mediastinale einschließlich parasternale Lymphknoten sowie die Lunge und die Leber untersucht werden. Der Einsatz unterschiedlicher Tracer ermöglicht eine biochemische Charakterisierung. Ein Ansprechen auf die Chemotherapie wird über die Veränderung des Traceruptakes beurteilt. Da derzeit die klinische PET für die Beurteilung des Mammakarzinoms noch nicht weit genug verbreitet ist und überwiegend im Rahmen kontrollierter Studien durchgeführt wird, sollen im folgenden einige Studienschwerpunkte vorgestellt werden.

Methodik

Radiopharmaka

■ **2-[^{18}F]-Fluoro-2-Deoxyglukose (FDG).** Otto Warburg beschrieb 1926 erstmals in einem Experiment mit Tumorgeweben, daß verschiedene Tumoren eine deutlich gesteigerte aerobe und anaerobe Glykolyse und somit einen gesteigerten Glukosestoffwechsel aufweisen. Heute weiß man, daß zudem die Tumoraggressivität und -intensität mit dem erhöhtem Glukosestoffwechsel korrelieren. Nach neueren Untersuchungen ist es zudem wahrscheinlich, daß der gesteigerte Glukosestoffwechsel ein sehr frühes Ereignis im Verlauf der malignen Transformation darstellt (Hiraki et al. 1988). Mit FDG, einem Glukoseanalog, steht ein Radiopharmakon zur Verfügung, das wie Glukose in die Zelle aufgenommen wird, anschließend jedoch wegen der fehlenden Hydroxylgruppe in der Zweierposition nicht von der Glukose-6-phosphat-Isomerase weiter verstoffwechselt wird. Dies resultiert in einer sehr viel stärkeren Akkumulation von FDG in der Tumorzelle als in den meisten anderen Zellen. Diese Eigenschaft von FDG sowie die relativ lange Halbwertszeit und die einfache Synthese sind der Grund dafür, daß FDG zu dem am häufigsten benutzten Tracer in der onkologischen PET-Diagnostik geworden ist.

■ **^{18}F-Fluorid.** Schon lange ist in der Nuklearmedizin die Verwendung von Fluorid in der Skelettszintigraphie bekannt. Der pathophysiologische Mechanismus des Fluorids ist dem der heute überwiegend eingesetzten Diphosphonate sehr ähnlich. Das Fluor ersetzt eine Hydroxylgruppe im Apatit, während Diphosphonate sich an die Knochenmatrix anlagern. Die Fluoridszintigraphie wurde jedoch von Tc-markierten Phosphonaten (z. B. ^{99m}Tc-MDP) verdrängt, da diese eine günstigere Strahlenphysik für die planare Szintigraphie aufweisen. Durch die zunehmende Verbreitung von PET-Scannern hat sich dieser Nachteil der Fluoridszintigraphie relativiert. Im Gegenteil, mit ^{18}F-PET kann heute eine Skelettdiagnostik mit wesentlich höherer Auflösung betrieben werden als mit einem modernen planaren Verfahren oder einer modernen SPECT.

■ **Andere Tracer.** Die Erprobung anderer Tracer beim Ganzkörperstaging des Mammakarzinoms steckt in den Anfängen. Der klinische Einsatz von Fluoroestrogenen, Fluoroprogesteronen, ^{11}C-Methionin und anderen Radiopharmaka wurde jeweils an kleinen Kollektiven vorgestellt (Verhagen et al. 1990; Huovinen et al. 1993; Kim et al. 1993; Dehdashti et al. 1990, 1995). Die Radiochemie dieser Substanzen ist aufwendiger als die von FDG. Dies liegt auch daran, daß insbesondere die Produktion von ^{11}C-markierten Substanzen (Halbwertszeit ca. nur 20 min) PET-Zentren mit einem Zyklotron vorbehalten ist. Zur routinemäßigen Produktion eines jeden Radiopharmakons ist zudem eine spezielle Syntheseapparatur notwendig. Solche sind z. Z. noch nicht kommerziell erhältlich. Somit ist die Produktion der meisten Tracer mit Ausnahme von Fluorid und FDG z. Z. wenigen Zentren zur weiteren Erprobung vorbehalten. Studien mit größeren Kollektiven stehen bislang aus.

Untersuchungstechnik

■ **Untersuchungen mit ^{18}F-FDG.** Da die Untersuchung mit ^{18}F-FDG auf dem Glukosestoffwechsel beruht, ist es wichtig, daß die Patientinnen mindestens 6, am besten 12 h vor der Untersuchung fasten, wobei sie in genügender Menge glukosefreie Getränke zu sich nehmen sollen. Alle Medikamente können in der Regel eingenommen werden. Diabetiker sollen zum Untersuchungszeitpunkt ausreichend eingestellt sein und möglichst 4 h vor der Untersuchung nichts essen. Der Blutzuckerwert sollte zum Zeitpunkt der FDG-Applikation möglichst unter 100 mg/dl liegen, da sonst die tumorale FDG-Aufnahme reduziert sein kann (Langen et al. 1993). Die FDG-Applikation erfolgt i. v. Die übliche applizierte Dosis beträgt 360 bis über 500 MBq. Die Emissionsmessung sollte ca. 45 min p. i. beginnen. Sie dauert mit einem modernen PET-Scanner ca. 1 h. Die Untersuchung kann in Bauch- oder Rückenlage erfolgen, wobei die Bauchlage vorzuziehen ist, da die gleichzeitige Diagnostik der Mammae ebenfalls in Bauchlage erfolgt. Die untersuchten Körperregionen umfassen Hals, Thorax, Abdomen und Becken, alternativ zusätzlich den Schädel. Diese Regionen beinhalten fast alle Organe, die von Metastasen betroffen sein können: das gesamte Achsenskelett mit einem Großteil des blutbildenden Knochenmarks, sämtliche Lymphknotenstationen der Mammae, Lunge und Leber. Die zusätzliche Durchführung einer Transmissionsmessung ist empfehlenswert, jedoch ist die hieraus mögliche diagnostische Zusatzinformation nicht belegt. Die Transmissionsmessung benötigt bei vielen Scannern derzeit noch eine weitere Stunde. Die Messung kann vor der FDG-Applikation erfolgen. Um Artefakte zu vermeiden, muß die Patientin dabei möglichst auf identische Weise gelagert werden wie bei der Emissionsmessung. Ein Vorteil der Transmissionskorrektur der Emissionsdaten ist die Möglichkeit einer genaueren semiquantitativen Auswertung der Läsionen.

■ **Untersuchungen mit ^{18}F-Fluorid.** Für die Untersuchung des Skeletts mit ^{18}F-NaF erscheint es ebenfalls von Vorteil, wenn die Patientinnen gut hydriert sind. Um den Kontrast zwischen Knochen und Weichteilen zu maximieren, sollte die Emissionsmessung erst 60–90 min nach Applikation von ca. 360 MBq ^{18}F-Fluorid erfolgen. Eine zusätzliche Transmissionskorrektur bringt wegen des hohen a priori Kontrastes zwischen Knochen und Weichteilen wahrscheinlich keinen weiteren Vorteil. Auch für diese Untersuchung beträgt die Meßzeit für das Achsenskelett im sog. 2D-Meßmodus ca. 1 h. Erste Erfahrungen mit dem 3D-Meßmodus zeigen, daß sich diese relativ lange Meßzeit bei gleichbleibender Qualität erheblich reduzieren läßt, auf ca. 30–40 min. Die große Menge der dabei anfallenden Meßdaten ist derzeit bei vielen PET-Standorten noch ein Hinderungsgrund für die breite klinische Anwendung.

Klinische Anwendung und Ergebnisse

Indikationen

■ **Primärstaging.** Die PET kann sowohl bei einem Verdacht auf ein Mammakarzinom als auch bei einem neu diagnostizierten Malignom eingesetzt werden. Besteht ein Verdacht, so erscheint es sinnvoll, trotz der längeren Untersuchungszeit den gesamten Körperstamm zu untersuchen. Die Detektion von Metastasen erhärtet den Verdacht auf das Vorliegen eines Mammatumors, insbesondere, wenn es sich beim Lokalbefund in der Mamma um einen Grenzbefund handelt. Ist das Mammakarzinom bereits aufgrund anderer Untersuchungen sehr wahrscheinlich oder nachgewiesen, ist ein komplettes Staging indiziert. Hier können mit PET Metastasen in Knochen, Lunge und Leber mit hoher Sensitivität in nur einer einzigen Untersuchung erfaßt werden. Der hierzu am häufigsten benutzte Tracer ist FDG. Alleine bei möglichen Hirnmetastasen muß der Stellenwert der FDG-PET in Frage gestellt werden, da der hohe physiologische FDG-Uptake im Kortex kleine Metastasen maskieren kann.

■ **Charakterisierung bekannter Metastasen.** Durch den Einsatz unterschiedlicher Tracer können verschiedene Eigenschaften der Metastasen festgestellt werden. Mit der am häufigsten benutzten Substanz FDG wird der Glukosestoffwechsel untersucht. Die hieraus resultierenden Werte korrelieren am besten mit der Anzahl vitaler Tumorzellen. Mit ^{11}CO kann die Tumorperfusion gemessen werden (Beaney et al. 1984). Die kombinierte Untersuchung von FDG und ^{18}F erlaubt die Differenzierung von aktiven und inaktiven Metastasen (Hoh et al. 1991). Fluoroestrogene und Fluoroprogesterone geben Auskunft über den Rezeptorstatus der Läsionen (Verhagen et al. 1990; Dehdashti et al. 1990,1995). Mit einem Fluoroestrogen konnten über 90% der Tumoren mit Estrogenrezeptoren aufgezeigt werden. Der Uptake korrelierte hoch mit der Rezeptordichte (Mintun et al. 1988; Mortimer et al. 1996). Allerdings ist die Sensitivität dieser Radiopharmaka geringer als mit FDG. Der ^{11}C-Methionin-Uptake ist ein gutes Maß für die Proliferation der Läsion (Kim et al. 1993; Huovinen et al. 1993). Während in kleineren Studien gezeigt werden konnte, daß diese Untersuchungen zu guten Ergebnissen führen, liegen Erfahrungen in größerem Umfang mit den meisten Radiopharmaka noch nicht vor. Es bleibt abzuwarten, welche dieser oder anderer Untersuchungen der biochemischen Eigenschaften sich klinisch durchsetzen werden.

■ **Rezidivdiagnostik.** Sind Metastasen bereits bekannt und behandelt worden, ist es mit der konventionellen Bildgebung schwierig, neu aufgetretene Metasasen von residualen Veränderungen erfolgreich behandelter Metastasen zu differenzieren. So kann im Skelettszintigramm beispielsweise eine bekannte Metastase an Intensität zunehmen, wenn entweder ein Progress oder ein Flare-Phänomen vorliegt (Abb. 3.32). Besteht in der CT eine Sklerosierung einer Knochenmetastase, entspricht dies entweder einer Resklerosierung im Sinne eines Therapieerfolgs oder dem Auftreten einer osteoblastischen Komponente. Hier könnte der Einsatz von FDG oder eines Proliferationsmarkers (z. B. ^{11}C-Methionin) Aufschluß darüber geben, ob an der entsprechenden Lokalisation glukosestoffwechselaktive Tumorzellen bzw. eine pathologische Proliferation vorliegen (Minn et al. 1988). Andererseits ist heute auch bekannt, daß ein hoher FDG-Uptake nicht nur Tumoren vorbehalten ist, sondern z. B. auch Granulozyten, Makrophagen und aktivierten Fibroblasten (Kubota et al. 1992, 1994). Dies führt dazu, daß beispielsweise akut entzündliche oder frische postoperative Veränderungen mit einer Metastase verwechselt werden können. Das Zeitintervall, in dem z. B. postoperative Veränderungen bei der Beurteilung von der FDG-PET störend sind, liegt bei unkomplizierter Wundheilung wahrscheinlich zwischen Wochen und Monaten und ist noch nicht genau bestimmt worden. Auch bezüglich der Auswahl des geeigneten Tracers liegen noch keine endgültigen Daten vor.

■ **Therapie-Monitoring.** Ein Vergleich des Glukose- oder des Aminosäurestoffwechsels vor und während einer Therapie kann Aufschluß darüber geben, ob die Therapie anspricht oder ob trotz Therapie eine Progression der Metastasen vorliegt. Wahl et al. zeigten 1993 eine rasche und signifikante Änderung des

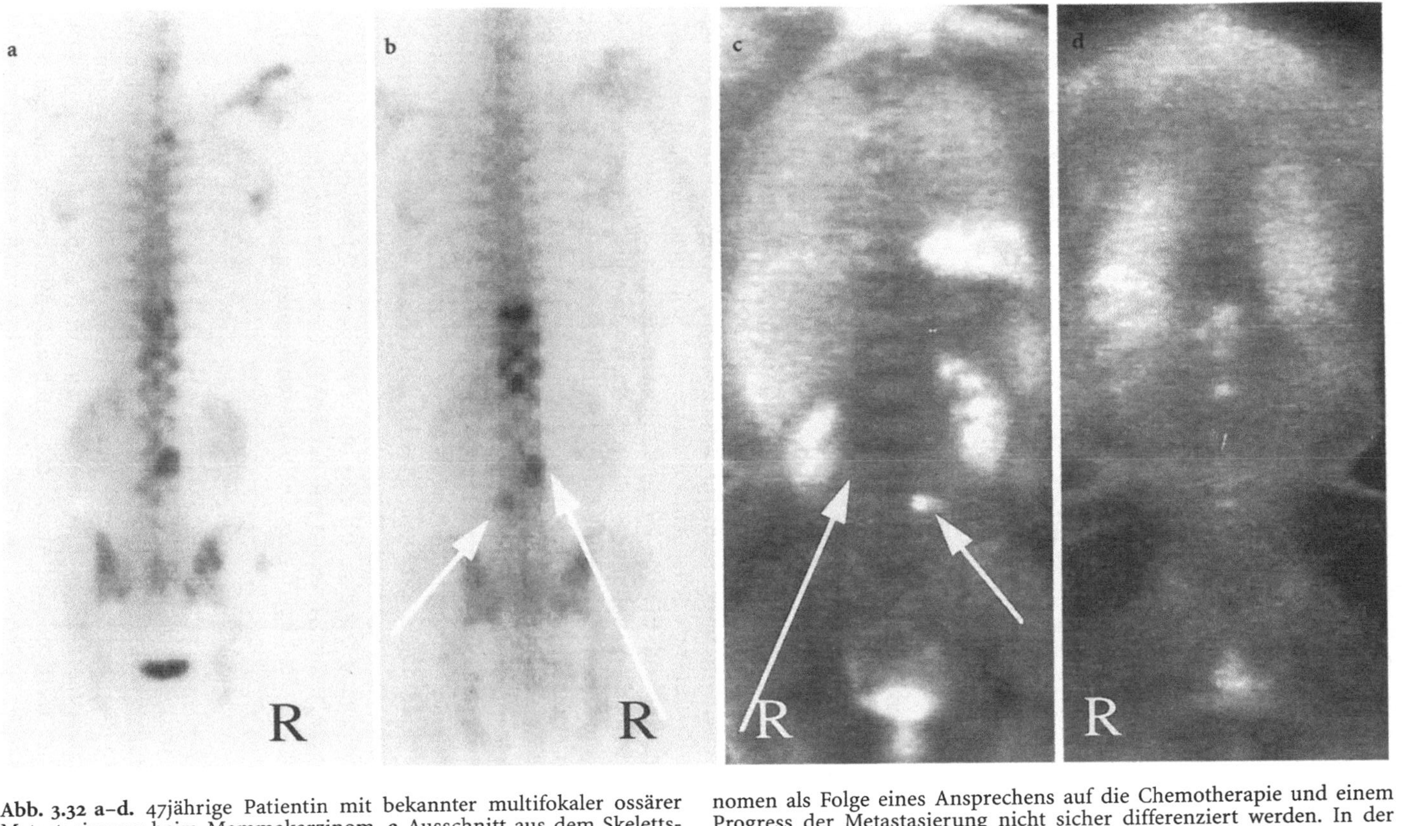

Abb. 3.32 a–d. 47jährige Patientin mit bekannter multifokaler ossärer Metastasierung beim Mammakarzinom. **a** Ausschnitt aus dem Skelettszintigramm vor systemischer Polychemotherapie. Fokale Mehranreicherungen bestehen u. a. an den Iliosakralgelenken, an den LWK3 rechtsseitig und 4 linksseitig sowie an der unteren BWS. **b** Bei einer Verlaufskontrolle nach Chemotherapie stellen sich die Veränderungen ähnlich und z. T. intensiver dar. Hier kann zwischen einem Flare-Phänomen als Folge eines Ansprechens auf die Chemotherapie und einem Progress der Metastasierung nicht sicher differenziert werden. In der FDG-PET (**c, d**) besteht an LWK3 *(langer Pfeil)* und an den Iliosakralgelenken kein vermehrter Uptake. An LWK4 hingegen *(kurzer Pfeil)* und an den Dornfortsätzen der unteren BWS ist der Glukosestoffwechsel stark erhöht. Die FDG-PET vermag im Gegensatz zum Szintigramm offensichtlich resistente und nichtresistente Metastasen zu differenzieren

Glukosestoffwechsels in Primärtumoren (Wahl et al. 1993). Gleiches gilt wahrscheinlich auch für Metastasen. Tumoren, die auf eine Therapie ansprachen, hatten im Vergleich zur Basisuntersuchung vor der Therapie einen deutlich niedrigeren FDG-Uptake, offensichtlich bereits 8 Tage nach Therapiebeginn (Wahl et al. 1993). Das Ansprechen einer Therapie beziehungsweise eine Progression unter einer Therapie kann somit vor der morphologischen Größenänderung erkannt werden. Ähnliches fanden Huovinen et al. (Huovinen et al. 1993). Sie zeigten, daß die Änderung des ^{11}C-Methionin-Stoffwechsels den klinischen Parametern für ein Ansprechen der Therapie vorausgeht. Mortimer et al. benutzten Fluoroestrogen vor und während der Chemotherapie (Mortimer et al. 1996). Sie fanden eine enge Korrelation zum Estrogenrezeptorstatus, konnten jedoch keinen Zusammenhang des Estrogenuptakes mit dem An- oder Nichtansprechen der Chemotherapie zeigen.

Befunde

Bei der Beurteilung einer FDG-PET-Untersuchung ist prinzipiell jede fokale Mehranreicherung suspekt auf das Vorliegen eines Malignoms. Schwierigkeiten bei der Beurteilung bestehen bei kleinen zerebralen kortikalen Metastasen, da diese durch den hohen physiologischen Glukosestoffwechsel des Kortex maskiert werden können. Auch bei bestimmten Lebererkrankungen mit einem inhomogenen hepatischen Glukosestoffwechsel dürfte die Detektion von Metastasen erschwert sein. Im Knochenmark besteht in der Regel ein ausreichender Kontrast zwischen Metastase und Knochenmark, um eine sensitive Detektion von Herden zu gewährleisten (Abb. 3.33). Ausnahmen sind bei Knochenmarkerkrankungen möglich. Nach Hochdosischemotherapie mit reaktiver Knochenmarkhyperplasie ist ebenfalls ein verringerter Kontrast zu Metastasen beobachtet worden. Die besten Voraussetzungen zur Detektion von Metastasen liegen in Geweben mit niedrigem physiologischem Glukosestoffwechsel vor, etwa der Lunge oder dem Fettgewebe.

Die Beurteilung eines ^{18}F-PET erfolgt in etwa nach den Kriterien der Skelettszintigraphie. Mehranreicherungen können Metastasen oder auch reaktive Knochenveränderungen anzeigen. Dies ist der Grund, warum die Skelettszintigraphie zwar als sensitiv, nicht jedoch als sehr spezifisch gilt. Deshalb ist es wichtig, die genaue Lokalisation und Morphologie der Mehr- oder Minderanreicherung zu kennen. Dies ist mit der hohen Ortsauflösung der PET besser möglich als mit der SPECT oder der planaren Szintigraphie (Abb. 3.34, 3.35).

Bewertung

In ersten Studien wurde die PET beim Mammakarzinom für verschiedene Fragestellungen erfolgreich eingesetzt. Die meisten Erfahrungen betreffen die Beurteilung des Primärtumors und der axillären Lymphknoten. Für hämatogene Fernmetastasen liegen kleinere Studien vor, die überwiegend mit FDG durchgeführt wurden. Mit Ausnahme zerebraler Metastasen, die mit FDG nicht zuverlässig gegen den zerebralen Kortex abgegrenzt werden können, ist die Detektion von Metastasen an sämtlichen Lymphknotenstationen, in der

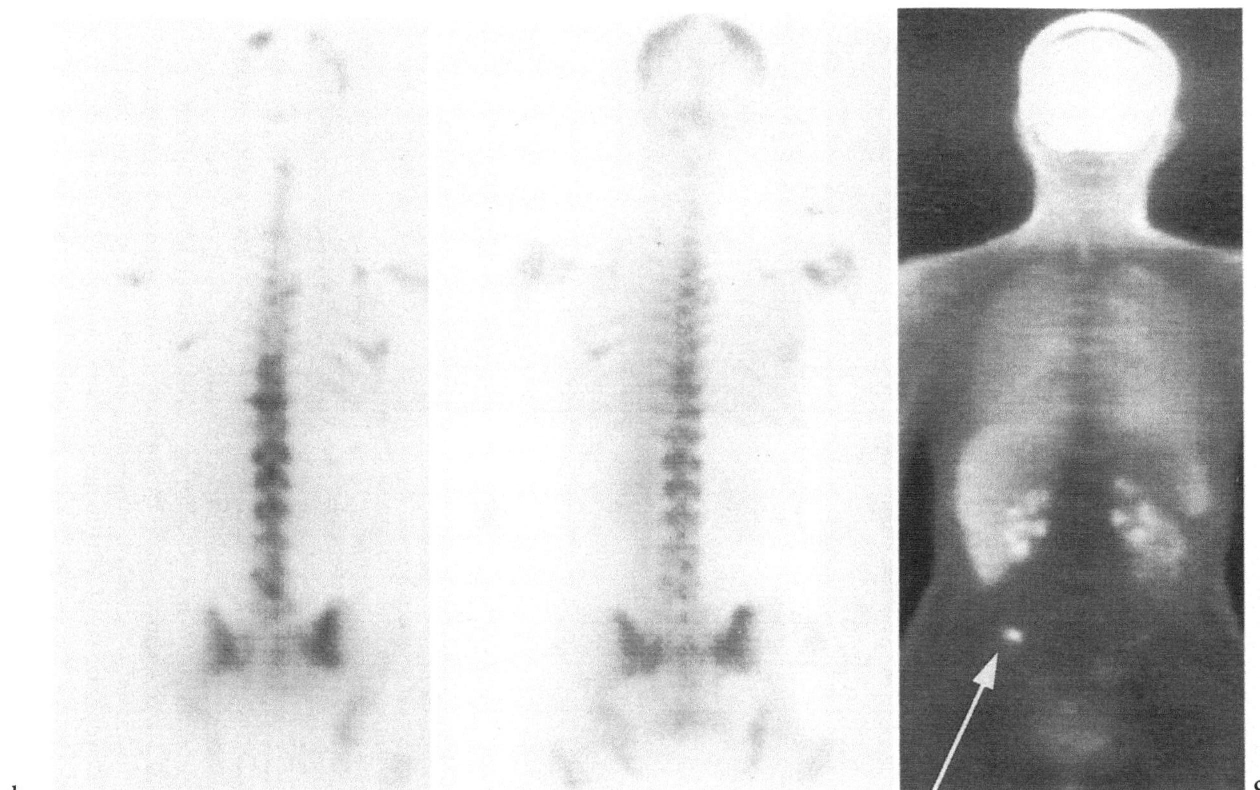

Abb. 3.33 a–c. 38jährige Patientin mit polyfokaler ossärer Metastasierung beim Mammakarzinom. Der Ausschnitt des Skelettszintigramms (**a**) zeigt u. a. multiple fokale Mehranreicherungen in der Kalotte, an der Wirbelsäule und an den Iliosakralgelenken vor systemischer Chemotherapie. Bei der Kontrolle 9 Monate nach Abschluß der Chemotherapie (**b**) besteht eine weitgehende skelettszintigraphische Normalisierung der Befunde. Die FDG-PET Untersuchung (**c**) hingegen zeigt eine singuläre intensive fokale Mehranreicherung am kranialen ISG links *(Pfeil)* als Hinweis auf persistierende Metastasenvitalität. An allen anderen Lokalisationen war kein pathologisch erhöhter FDG-Uptake mehr nachweisbar. Die Patientin wurde daraufhin lokal am ISG strahlentherapiert

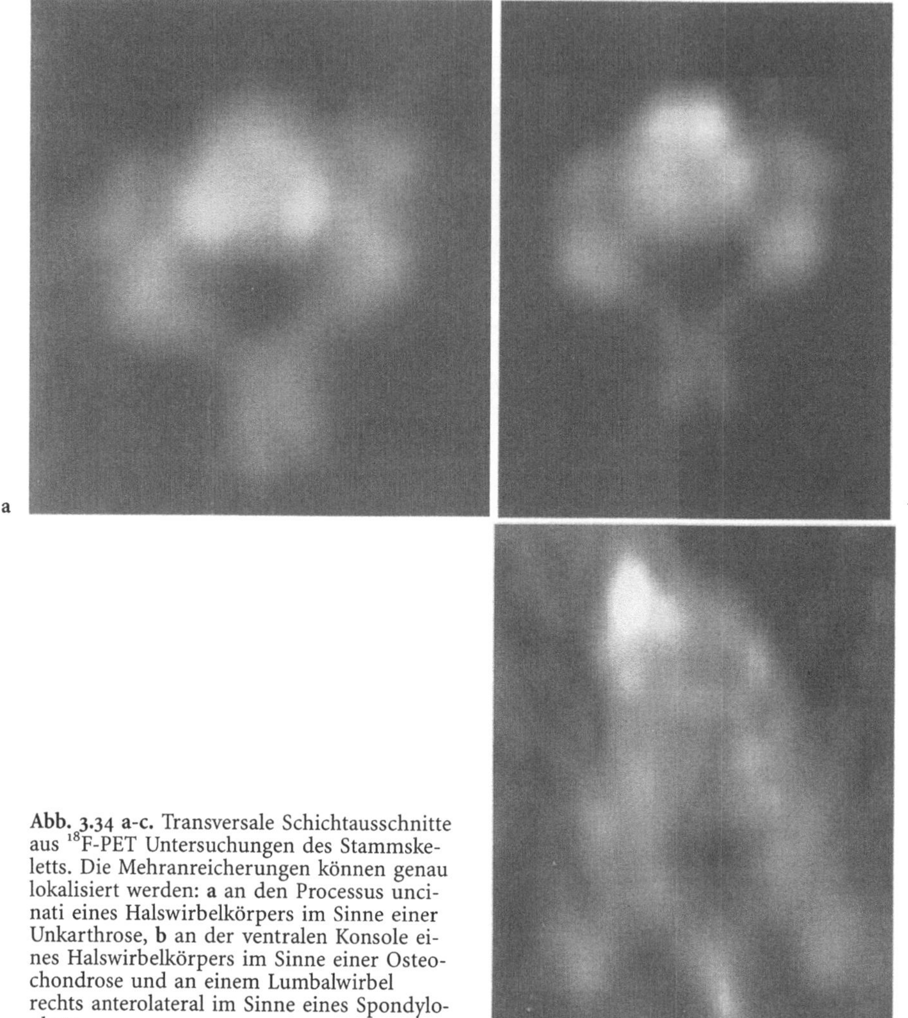

Abb. 3.34 a-c. Transversale Schichtausschnitte aus ^{18}F-PET Untersuchungen des Stammskeletts. Die Mehranreicherungen können genau lokalisiert werden: **a** an den Processus uncinati eines Halswirbelkörpers im Sinne einer Unkarthrose, **b** an der ventralen Konsole eines Halswirbelkörpers im Sinne einer Osteochondrose und an einem Lumbalwirbel rechts anterolateral im Sinne eines Spondylophyts

Lunge, im Skelett und in der Leber möglich. Es gibt hierbei einzelne Studien, die gegenüber der konventionellen Diagnostik eine höhere Sensitivität und Spezifität feststellen. Wenig Erfahrung besteht mit anderen Tracern, z. B. Estrogenen, Progesteronen oder Aminosäuren. Die insgesamt positiven Ergebnisse mit diesen Substanzen verdeutlichen jedoch das Potential der PET über die Verwendung von FDG hinaus. Inwieweit mit einer Kombination verschiedener Tracer eine sinnvolle biochemische Charakterisierung von Mammakarzinommetastasen erfolgen kann, bleibt abzuwarten. Immer mehr Aufmerksamkeit erfährt inzwischen der Einsatz der PET bei der Therapiekontrolle. Alle bisher durchgeführten Studien weisen darauf hin, daß die mit der PET meßbaren metabolischen Änderungen unter Chemotherapie denen mit

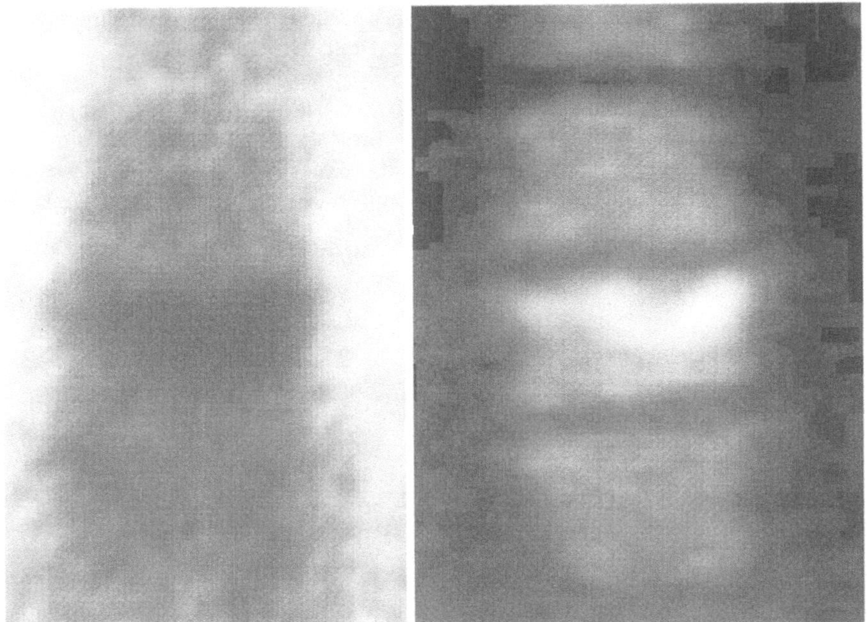

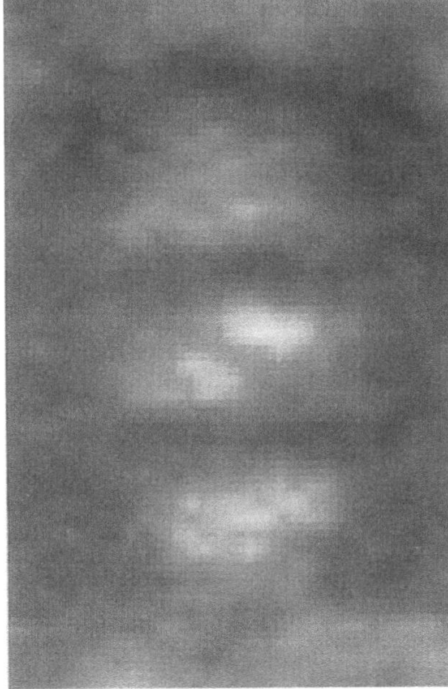

Abb. 3.35 a–c. Bei einer 47jährigen Patientin war im Rahmen der Nachsorge 1 Jahr nach Operation eines Mammakarzinoms szintigraphisch eine bandförmige Mehranreicherung am LWK4 neu aufgetreten (**a**). Die Patientin berichtigte glaubwürdig über ein adäquates Sturzereignis mit Lumbago, die sich im Verlauf über 5 Monate deutlich gebessert habe. Im ^{18}F-PET besteht ein suspekter photopenischer Defekt an der linkslateralen Deckplatte mit intensivem Randsaum (**b**). Im FDG-PET ist eine intensive Mehranreicherung im o. g. Defekt nachweisbar **c**. Der Befund einer Metastase wird zusätzlich gestützt von einer deutlichen Gd-Aufnahme in der MRT der LWS (nicht abgebildet)

konventionellen Methoden meßbaren morphologischen Veränderungen vorauseilen. In größeren Studien wird derzeit der genaue Stellenwert dieser Untersuchungen geprüft.

Diese Eigenschaften von PET, verknüpft mit den in Zukunft zu erwartenden Verbesserungen in der Apparatetechnik (größeres Meßfeld, simultane Messung von Transmission und Emission, volle 3D-Meßkapazität), lassen die Zukunft der PET bei der Metastasendiagnostik des Mammakarzinoms sehr positiv erscheinen.

Kapitel 4

Abschließende Bewertung der bildgebenden Verfahren 4

R. Tiling

In den vorausgegangenen Kapiteln wurden – sicherlich ohne ausnahmslos alle verfügbaren Methoden abgehandelt zu haben – die wichtigsten bei der Diagnostik des Mammakarzinoms eingesetzten bildgebenden Verfahren besprochen.

Die diagnostischen Möglichkeiten (und Grenzen) der einzelnen radiologischen Techniken sind dabei in unterschiedlichem Ausmaß bereits bestimmt worden, so daß über die Indikationen für diese Methoden in der klinischen Routinediagnostik weitgehende Klarheit besteht. Die im Kap. 2 abgehandelten Sachverhalte geben daher in erster Linie einen systematischen Überblick über den aktuellen Stand der etablierten radiologischen Diagnostik und Differentialdiagnostik des Mammakarzinoms.

Demgegenüber stehen die im Kap. 3 vorgestellten nuklearmedizinischen Verfahren zum Teil erst seit kurzem zur Verfügung und sind z. Z. Gegenstand wissenschaftlicher Forschung. Ein Schwerpunkt bei den nuklearmedizinischen Verfahren war es daher zum einen, die Grundlagen dieser Methoden mit den jeweiligen Untersuchungstechniken vorzustellen. Zum anderen war es das Ziel der Autoren, umfassend die aktuellen wissenschaftlichen Ergebnisse der einzelnen Arbeitsgruppen darzustellen und zu diskutieren.

4.1 Primärtumor und Tumorrezidiv

Beurteilt man alle Verfahren hinsichtlich der Indikationen in der täglichen Routinediagnostik, bleibt festzustellen, daß die durch Ultraschall ergänzte Mammographie uneingeschränkt weiterhin die Methode der Wahl zum Screening bei asymptomatischen Frauen zur Früherkennung des Mammakarzinoms bleibt. Die Mammographie besitzt eine sehr hohe Sensitivität; als einziges Verfahren ist sie in der Lage, In-situ-Karzinome und invasive Tumoren in einem sehr frühen Stadium, z. B. durch die Darstellung gruppierter Mikroverkalkungen im Millimeterbereich nachzuweisen und zu differenzieren. Sie stellt ebenfalls das primäre bildgebende Verfahren bei der Diagnostik klinisch symptomatischer Frauen dar. Eine gut beurteilbare Mammographie ermöglicht eine genaue Art- und Differentialdiagnostik bei sehr unterschiedlichen malignen und benignen Veränderungen. Die Problematik der Mammographie besteht in ihrer eingeschränkten Beurteilbarkeit bei dichtem Drüsenparenchym oder beim Vorliegen einer ausgeprägten fibrozystischen Mastopathie.

Aus diesen Schwierigkeiten resultiert je nach der Aggresivität der Vorgehensweise des Untersuchers eine mehr oder minder niedrige positive Vorhersagewahrscheinlichkeit, d. h. der Anteil an histopathologisch gefundenen Karzinomen im Verhältnis zur Anzahl der mammographisch empfohlenen Biopsien ist gering.

Die Sonographie hat ihren Stellenwert vor allem als ergänzende Methode bei positivem Tastbefund und negativer Mammographie, als primäre bildgebende Methode bei jungen Frauen und zur Differenzierung zwischen soliden und liquiden Raumforderungen. Die Differentialdiagnose zwischen benignen und malignen soliden Tumoren ist jedoch sonographisch nur sehr eingeschränkt möglich. Infolge des hohen Anteils unklarer Befunde verringert sich durch den additiven Einsatz der Sonographie die Spezifität der Mammographie, während die Sensitivität durch die Kombination beider Verfahren etwas gesteigert werden kann. Interessante Zukunftsaspekte sind in der seit kurzem und bisher rein wissenschaftlich eingesetzten Doppler- und Power-Dopplersonographie zu sehen, die auf dem Substrat der Angioneogenese maligner Tumoren beruhen und Flußmessungen des Blutstroms auswerten und z. T. farbkodiert darstellen.

Die MRT weist bei der Diagnostik invasiver Karzinome eine im Vergleich zur Mammographie noch höhere Sensitivität auf. Die Probleme der MRT liegen jedoch zum einen in der geringen Sensitivität bei der Diagnostik von In-situ-Karzinomen, zum anderen in der vergleichsweise geringen Spezifität, die den Hauptgrund für den eingeschränkten Einsatz in der Routinediagnostik darstellt. Die routinemäßige weitere Abklärung von nur eingeschränkt beurteilbaren (z. B. infolge dichter Mastopathie) oder unklaren Mammographiebefunden stellt in der Regel keine Indikation für die MRT dar, da ein hoher Anteil an falsch-positiven Diagnosen zu erwarten ist. Der Einsatz der MRT bleibt daher derzeit hauptsächlich auf postoperative Fragestellungen beschränkt, wo die Methode bei der Differenzierung zwischen Narbe und Karzinom (Rezidiv) nach Probeexzision oder brusterhaltender Therapie sowie bei der Diagnostik bei Silikonimplantaten ihre unumstrittenen Indikationen hat. Zusätzlich wird die Methode präoperativ zur Diagnostik multizentrischer oder multifokaler Tumoranteile eingesetzt.

Die verschiedenen nuklearmedizinischen Verfahren besitzen derzeit noch keinen festen Stellenwert in der routinemäßigen Primärtumor- oder Rezidivdiagnostik des Mammakarzinoms. Einzelne Aspekte der hier vorgestellten Verfahren bergen jedoch durchaus das Potential, zukünftig als Routineverfahren eingesetzt zu werden.

Während die früher von einzelnen Arbeitsgruppen eingesetzten Radiopharmaka ^{201}Tl-Chlorid und ^{99m}Tc-DTPA heute keine breite Anwendung mehr finden, konzentriert sich die klinische Forschung auf die Mammaszintigraphie mit kationischen lipophilen Substanzen. Am geeignetsten und auch in einer Vielzahl von Studien am besten erprobt ist dabei ^{99m}Tc-Sestamibi, wobei die anfangs sehr optimistischen Ergebnisse in weiterreichenden gezielten Untersuchungen relativiert werden mußten. Das Hauptproblem der Mammaszintigraphie mit kationischen Substanzen stellt die relativ niedrige Sensitivität bei der Detektion von Karzinomen einer Größe <1 cm dar, so daß die Methode keinesfalls als Screeninguntersuchung eingesetzt werden kann. Aufgrund der im Vergleich zur Mammographie und MRT deutlich höheren Spezifität könnte die Mammaszintigraphie mit ^{99m}Tc-Sestamibi jedoch durchaus Anwendung finden bei der weiteren Abklärung von diagnostischen Problemfällen wie beispielsweise unklarer Tastbefund und/oder mammographisch z. B. infolge dichtem Drüsenkörper oder ausgeprägter Mastopathie nicht eindeutig beurteilbaren Befunden. Das Ziel ist hierbei, die hohe Anzahl von Biopsien ohne Karzinomnachweis zu reduzieren. Die mangelnde Erkennbarkeit von kleinen Karzinomen macht jedoch eine kritische Korrelation der szintigraphischen Befunde mit den Ergebnissen aller anderen durchgeführten Verfahren notwendig, um das adäquate therapeutische Vorgehen zu bestimmen. Weitere, derzeit in gezielten Untersuchungen überprüfte mögliche Indikationen für die Mammaszintigraphie mit ^{99m}Tc-Sestamibi stellen das Therapiemonitoring bei einer neoadjuvanten Chemotherapie und die In-vivo-Identifizierung von Mammakarzinomen mit hoher P-Glykoproteinexpression verbunden mit einer hohen Wahrscheinlichkeit zur Ausbildung einer Chemotherapieresistenz dar.

Die sehr optimistischen Daten aus Italien bezüglich des Einsatzes von ^{99m}Tc-markierten Diphosphonaten zur Mammaszintigraphie sind aufgrund der starken Präselektion von Patientinnen mit großen Karzinomen derzeit eher zurückhaltend zu bewerten.

Während sich die hohen Erwartungen, die in die Immunszintigraphie mit radioaktiv markierten Antikörpern gesetzt wurden, nicht erfüllt haben, weisen radioaktiv markierte Estrogenrezeptorliganden ein potentielles klinisches Einsatzgebiet bei der nichtinvasiven Bestimmung des Rezeptorstatus bekannter Karzinome sowie bei der Diagnostik eines Rezeptorwechsels unter einer Therapie auf.

Die ersten Ergebnisse beim Einsatz der PET mit ^{18}F-Fluordeoxyglukose deuten darauf hin, daß das Verfahren ebenfalls nicht zum Screening geeignet ist. Ähnlich der Mammaszintigraphie mit ^{99m}Tc-Sestamibi werden Indikationen für die FDG-PET bei der weiteren Abklärung von unklaren Befunden der konventionellen Mammadiagnostik gesehen, nachdem die Methode ebenfalls eine hohe Spezifität und einen hohen positiven Vorhersagewert aufweist. Aufgrund der derzeit noch nicht definitiv ausgeloteten diagnostischen Limitationen (Sensitivität) und auch aufgrund der hohen Kosten sollten PET-Untersuchungen zur Abklärung unklarer Mammogramme derzeit noch wissenschaftlich kontrollierten Studien vorbehalten bleiben. Weitere derzeit in klinischer Erprobung befindliche Einsatzgebiete für die PET könnten zum einen das – aufgrund der Quantifizierung des Glukosemetabolismus mögliche – exakte Therapiemonitoring bei einer Chemo- oder Hormontherapie, zum anderen die Rezidivdiagnostik nach brusterhaltender Therapie sein. Die über die Bildgebung hinausgehende In-vivo-Charakterisierung von Tumoren durch eine positive Korrelation zwischen der Proliferationsrate und dem FDG-Uptake ist ebenfalls Gegenstand wissenschaftlicher Forschung.

4.2 Regionäre Lymphknoten

Der Lymphknotenstatus als wichtigster prognostischer Faktor für die Gefahr einer Generalisierung und als Determinante für eine optimierte und individuelle Therapie kann mit der erforderlichen Genauigkeit nur durch eine histopathologische Untersuchung festgestellt werden. Somit ist es erforderlich, die axillären Lymphknotenstationen im Rahmen der operativen Behandlung des Primärtumors durch ergänzende Lymphadenektomie abzuklären. Dem Wunsch des Klinikers nach einer präoperativen bildgebenden Diagnostik, die mit der notwendigen Sensitivität befallene axilläre Lymphknoten erkennt, konnte bislang weder mit radiologischen, noch mit nuklearmedizinischen Verfahren Rechenschaft getragen werden.

Nuklearmedizinische Untersuchungen mit den kationischen Radiopharmaka ^{99m}Tc-Sestamibi und ^{99m}Tc-Tetrofosmin haben gezeigt, daß befallene Lymphknoten zwar sehr gut und hochspezifisch szintigraphisch darstellbar sind, wobei sich hieraus im Einzelfall eine prognostische und therapeutische Relevanz ergeben kann. Auf der anderen Seite dürfte trotz der unterschiedlichen Untersuchungsergebnisse die Sensitivität gerade bei lymphogenen Mikrometastasen (Stadium N1a) oder bei kleinen und wenigen betroffenen Lymphknoten zu gering sein, um die operative Axilladissektion zu ersetzen.

Die genannten Feststellungen sind auch für die PET mit ^{18}F-FDG gültig, obwohl die PET diesbezüglich im Vergleich zur Szintigraphie eine höhere Sensitivität besitzen dürfte. Der Hauptvorteil der PET dürfte darin bestehen, im Rahmen des präoperativen Staging durch den Nachweis eines Befalls axillärer Lymphknoten im Level III und durch die Darstellung infra- bzw. supraklavikulärer sowie retrosternaler Lymphknotenmetastasen eine individuellere Therapieplanung zu ermöglichen.

Einen festen Stellenwert im Rahmen des chirurgischen Vorgehens könnte in Zukunft das aus der Therapie des malignen Melanoms stammende Konzept des „sentinel lymphnode", also des Wächterlymphknotens erlangen, welches derzeit an mehreren Kliniken erprobt wird. Gelingt es mit ausreichend hoher Sensitivität, mittels Lymphabflußszintigraphie und intraoperativer Sondenmessung den oder die ersten aus dem Tumorgebiet drainierenden Lymphknoten zu erfassen, könnte das histologische Ergebnis dieses (dieser) gezielt operativ entnommenen Lymphknoten(s) den Lymphknotenstatus der Patientin repräsentieren. Das Ausmaß des operativen Eingriffes könnte beim Nachweis tumorfreier SLN minimiert werden und die relativ hohe Morbidität der Lymphknotendissektion auf diese Weise gesenkt werden.

4.3 Fernmetastasen

Während der Stellenwert der bildgebenden Diagnostik im Rahmen des Stagings und Restagings des Mammakarzinoms unbestritten ist, wird deren Bedeutung in der Nachsorge zunehmend kontrovers diskutiert. Nachdem eine Tumorreaktivierung durch apparative Untersuchungen nur bei knapp 2% der Betroffenen festgestellt wird und zudem ein deutlicher Benefit hieraus für die Patientinnen nicht gegeben ist, hat nur noch die Mammographie ihren festen Stellenwert im Nachsorgekonzept des Mammakarzinoms.

Die diagnostischen Möglichkeiten der radiologischen Verfahren, die zum Nachweis bzw. Ausschluß von Fernmetastasen im Rahmen des Stagings und Restagings bzw. symptomorientiert eingesetzt werden (Sonographie, konventionelles Röntgen, CT, MRT), sind bekannt, und die einzelnen Techniken sind in der Routinediagnostik etabliert, so daß auf eine detaillierte Bewertung verzichtet werden kann.

Wichtige Neuerungen beinhalten beispielsweise die Erprobung von KM und die Anwendung der Doppler- und Power-Dopplertechnik bei der Sonographie.

Die Einführung der Spiraltechnik bei der CT erlaubt es, Untersuchungen in Atemstillstand durchzuführen. Zudem ermöglicht die Spiral-CT dynamische Aufnahmen der früharteriellen und portalvenösen Phase der Leber nach der Applikation von i. v. KM mittels einer Injektionspumpe.

Eine Reihe technischer Neuerungen (Oberflächenspulen, schnelle Gradienten- und Spinechosequenzen mit Bildgebung in Atemanhaltetechnik, leberspezifische KM) haben die MRT zur Methode mit der derzeit höchsten Sensitivität und Spezifität bei der Diagnostik fokaler Leberläsionen werden lassen. Ebenso wurde die MR-tomographische Diagnostik von Skelettmetastasen durch eine neue Spulentechnologie und die Entwicklung neuer Sequenzen optimiert.

Bei der konventionellen Radiologie ist die Einführung digitaler Speicherfolien zu nennen, die in bestimmten Untersuchungsregionen (z. B. Rippen, zervikothorakaler Übergang, BWS) zu einer deutlichen Verbesserung der Diagnostik geführt hat.

Die Möglichkeiten szintigraphischer Verfahren sind ebenfalls bekannt, so daß auch hier auf eine detaillierte Bewertung verzichtet werden kann. Allgemein wurde die nuklearmedizinische Diagnostik in den letzten Jahren beispielsweise durch die Einführung moderner digitaler Ein- und Mehrkopfkamera-Systeme, die Weiterentwicklung der SPECT-Technik und nicht zuletzt durch die Einführung der PET weiter verbessert. Bei den „konventionellen" szintigraphischen Techniken sollte die Möglichkeit der Knochenmarksszintigraphie zur Diagnostik eines Knochenmarkbefalls sowie die in Vergessenheit geratene einfache Möglichkeit zur Differenzierung von unklaren Leberherden mittels hepatobiliärer Leberfunktions- und Blutpoolszintigraphie nicht unerwähnt bleiben.

Die PET mit ^{18}F-FDG oder mit ^{18}F-Fluorid wird aus verständlichen Gründen derzeit nicht routinemäßig zur Diagnostik hämatogener Metastasen eingesetzt, obwohl sich diese mit Ausnahme von Hirnfiliae sehr sensitiv und spezifisch nachweisen lassen. Wissenschaftliche Schwerpunkte liegen derzeit auf einer biochemischen Charakterisierung von Metastasen durch verschiedene PET-Tracer und der frühzeitigen Erfassung metabolischer Änderungen von Metastasen unter Chemotherapie.

Literatur

Abrams MJ, Davison A, Jones AG et al. (1983) Synthesis and characterization of hexakis(alkyl isocyanide) and hexakis(aryl isocyanides) complexes of technetium(I). Inorg Chem 22:2798–2800

Adler LP, Crowe JP, Al-Kaisi NK, Sunshine JL (1993) Evaluation of breast masses and axillary lymph nodes with (F-18) 2-deoxy-2-fluoro-D-glucose PET. Radiology 187:743–750

Aktolun C, Bayhan H, Kir M (1992) Clinical experience with Tc-99m MIBI imaging in patients with malignant tumors: preliminary results and comparison with Tl-201. Clin Nucl Med 17:171–176

Alazraki N (1995) Lymphoscintigraphy and the intraoperative gamma probe. J Nucl Med 36:1780–1783

Alex JC, Krag DN (1993) Gamma-probe guided localization of lymph nodes. Surg Oncol 2:137–143

Alexieva-Figusch J, Van Putten WLJ, Blankenstein MA, Blonk-Van der Wijst J, Klijn JGM (1988) The prognostic value and relationship of patient characteristics, estrogen and progestin receptors, and site of relapse in primary breast cancer. Cancer 61:758–768

Allegra JC, Barlock A, Huff KK, Lippman ME (1980) Changes in multiple or sequential estrogen receptor determinations in breast cancer. Cancer 45:792–794

American College of Radiology. Mammographic data base system. Reston, VA (1993)

Andersen J, Poulsen HS (1989) Immunohistochemical estrogen receptor determination in paraffin-embedded tissue. Prediction of response to hormonal treatment in advanced breast cancer. Cancer 64:1901–1908

Arbab AS, Koizumi K, Toyama K, Araki T (1996) Uptake of Tc-99m Tetrofosmin, Tc-99m-MIBI and Tl-201 in tumor cell lines. J Nucl Med 37:1551–1556

Arnholdt H, Lebeau A, Nathrath W, Permanetter W (1996) Pathomorphologie der Mammakarzinoms. In: Sauer HJ (Hrsg) Empfehlungen zur Diagnostik, Therapie und Nachsorge Mammakarzinome. Tumorzentrum München, S 9–20

Avril N, Dose J, Jänicke F et al. (1996a) Metabolic characterization of breast tumors with positron emission tomography using F-18 fluorodeoxyglucose. J Clin Oncol 14:1848–1857

Avril N, Dose J, Jänicke F et al. (1996b) Assessment of axillary lymph node involvement in breast cancer patients with positron emission tomography using radiolabeled 2-(fluorine-18)-fluoro-2-deoxy-D-glucose. J Natl Cancer Inst 88:1204–1209

Avril N, Bense S, Ziegler S et al. (1997) Breast imaging with F-18 fluorodeoxyglucose PET: quantitative image analysis. J Nucl Med, im Druck

Bachter D, Balda BR, Vogt H, Büchels H (1996) Die „sentinel" Lymphonodektomie mittels Scintillationsdetektor. Hautarzt 47:754–758

Bajc M, Ingvar C, Palmer J (1996) Dynamic In-111 pentreotide scintigraphy in breast cancer. J Nucl Med 37:622–626

Baker WH, Nathanson IT, Selverstone B (1955) Use of radioactive potassium (K42) in the study of benign and malignant breast tumors. N Engl J Med 252:612–615

Bares R, Müller B, Fass J, Buell U, Schumpelick V (1992) The radiation dose to surgical personnel during intraoperative radioimmunoscintimetry. Eur J Nucl Med 19:110–112

Barth V (1994) Mammographie. Enke, Stuttgart

Bassa P, Kim EE, Inoue T, Wong FC et al. (1996) Evaluation of preoperative chemotherapy using PET with fluorine-18-fluorodeoxyglucose in breast cancer. J Nucl Med 37:931–938

Bässler R (1983) Anatomische Grundlagen des Mammakarzinomes. In: Feiereis H, Grewe HE, Johannigmann J (Hrsg) Brustkrebs der Frau. Marseille, München, S 32

Bässler R (1995) Histopathologische Kriterien und aktuelle Klassifikation des Mammakarzinomes. Onkologe 1:180–189

Bastert G, Costa SD (1995) Operation des primären Mammakarzinomes. Onkologe 1:198–204

Bastert G, Costa SD (1996) Therapie des Mammakarzinomes. In: Zeller WJ, zur Hausen H (Hrsg) Onkologie. Ecomed, Landsberg, S. 1–34

Bastert G, Wallwiener D, Grischke EM, Schmid H (1996) Aktuelle Aspekte der gynäkologischen Onkologie an der Jahrtausendwende. Onkologe 2:25–30

Bauer R, Stettmeier H, Lauer O, Langhammer HR, Pabst HW (1986) NMR and scintigraphy in bone metastases. Nuklearmedizin 21:447–449

Beaney RP, Lammertsma AA, Jones T, McKenzie CG, Halnan KE (1984) Positron emission tomography for in vivo measurement of regional blood flow, oxygen utilisation, and blood volume in patients with breast carcinoma. Lancet 1:131–134

Beato M (1989) Gene regulation by steroid hormones. Cell 56:335

Beatson GW (1896) On the treatment of inoperable cases of carcinoma of the mamma: Suggestions for a new method of treatment with illustrative cases. Lancet 2:104–107

Beck T, Pollow K, Grill HJ, Weikel W, Kreienberg R (1989) Hormonrezeptornachweis der Mammakarzinome: Additive Information immunhistochemischer und histologischer Untersuchungen zum biochemischen Rezeptorassay. Tumor Diagn Ther 10:104–8

Beckmann MW, Scharl A, Rosinski B, Greene GL, Holt JA (1993) Breaks in DNA accompany estrogen receptor-mediated cytotoxicity from 16α-(125I)iodo-17β-estradiol ((125I)E). J Cancer Research Clin Oncol 119:207–214

Beckmann MW, Niederacher D, Goecke TO, Bodden-Haidrich R, Schnürch HG, Bänder HG (1997) Hochrisikofamilien mit Mamma- und Ovarialkarzinom. Dtsch Ärztebl 94:A-161–167

Bender H, Friedrich E, Zamora PO, Biersack HJ (1995) Detection of multidrug-resistance with Tc-99m sestamibi. J Nucl Med 36:129P

Berg JW (1955) The significance of axillary node levels in the study of breast carcinoma. Cancer 8:776

Berg GR, Kalisher L, Osmond JD, Pendergrass HP, Potsaid MS (1973) Technetium-99m-diphosphonate concentration in primary brast carcinoma. Radiology 109:393–394

Boag JW, Jaybillte JL, Fowler JR et al. (1971) The number of patients required in a clinical trial. Brit J Radiol 44:122

Bourgeois P (1995) The use of technetium-99m sestamibi to indicate breast cancer invasiveness. Eur J Nucl Med 22:581–585

Briele B, Hotze A, Kropp J et al. (1991) A comparison of ^{201}Tl and ^{99m}Tc-MIBI in the follow-up of the differentiated thyroid carcinomas. Nuklearmedizin 30:11–124

Brown B, Laorr A, Greenspan A, Stadalnik R (1994) Negative bone scintigraphy with diffuse osteoblastic breast carcinoma metastases. Clin Nucl Med 19:194–196

Brown RS, Wahl RL (1993) Overexpression of glut-1 glucose transporter in human breast cancer. Cancer 72:2979–2985

Brown RS, Leung JY, Fisher SJ, Frey KA, Ethier SP, Wahl RL (1995) Intratumoral distribution of tritiated fluorodeoxyglucose in breast carcinoma: I. are inflammatory cells important? J Nucl Med 36:1854–1861

Burak Z, Argon M, Memis A et al. (1994) Evaluation of palpable breast masses with ^{99m}Tc-MIBI: a comparative study with mammography and ultrasonography. Nucl Med Commun 15:604–612

Campeau RJ, Kronemer KA, Sutherland CM (1992) Concordant uptake of ^{99m}Tc-sestamibi and ^{201}Tl in unsuspected breast tumor. Clin Nucl Med 17:936–937

Caner B, Kitapci M, Aras T, Erbengi G, Ugur O, Bekdik C (1991) Increased accumulation of sestamibi technetium in osteosarcoma and its metastatic lymph nodes. J Nucl Med 32:1977–1978

Caner B, Kitapci M, Erbengi G, Gogus T, Bekdik C (1992a) Increased accumulation of ^{99m}Tc-MIBI in undifferentiated mesenchymal tumors and its metastatic lung lesions. Clin Nucl Med 17:144–145

Caner B, Kitapci M, Unlu M et al. (1992b) Technetium-99m-MIBI uptake in benign and malignant bone lesions: a comparative study with Tc-99m-MDP. J Nucl Med 33:319–324

Carter CL, Allen C, Henson DE (1989) Relation of tumor size, lymph node status and survival in 2474 breast cancer patients. Cancer 63:181

Carvalho PA, Chiu ML, Kronauge JF et al. (1992) Subcellular distribution and analysis of Tc-99m-MIBI in isolated perfused rat hearts. J Nucl Med 33:1516–1521

Chen CJ, Chin JE, Ueda K et al. (1986) Internal duplication and homology with bacterial transport proteins in the mdr1 (P-glycoprotein) gene from multidrug-resistant human cells. Cell 47:381–389

Chevallier B, Heintzmann F, Mosseri V et al. (1988) Prognostic value of estrogen and progesterone receptors in operable breast cancer. Cancer 62:2517–2524
Chin KV, Pastan I, Gottesman MM (1993) Function and regulation of the human multidrug resistance gene. Adv Cancer Res 60:157–180
Chiu ML, Kronauge JF, Piwnica-Worms D (1990) Effect of mitochondrial and plasma membrane potentials on accumulation of hexakis 2-methoxyisobutylisonitrile technetium in cultured mouse fibroblasts. J Nucl Med 31:1646–1653
Ciarmiello A, Del Vecchio S, Potena MI et al. (1995) Technetium-99m-sestamibi efflux and P-glycoprotein expression in human breast carcinoma. J Nucl Med 36:129
Ciatto S, Cecchini S, Iossa A (1989) Association of estrogen receptors with parenchymal pattern at mammography. Radiology 170:695–697
Cimitan M, Volpe R, Candiani E et al. (1995) The use of Tl-201 in the preoperative detection of breast cancer: an adjunct to mammography and ultrasonography. Eur J Nucl Med 22:1110–1117
Colditz GA, Hankinson SE, Hunter DJ (1995) The use of estrogens and progestins and the risk of breast cancer in postmenopausal women. N Engl J Med 332:1589–1593
Conti PS, Lilien DL, Hawley K, Keppler J, Grafton ST, Bading JR (1996) PET and [18F]-FDG in oncology: a clinical update. Nucl Med Biol 23:717–735
Cox PH, Belfer AJ, Van der Pompe WB (1976). Thallium-201 chloride uptake in tumours, a possible complication in heart scintigraphy. Br J Radiol 49:767–768
Creutzig H, Brölsch C, Gratz P et al. (1984) Nuklearmedizinische Differentialdiagnostik intrahepatischer Raumforderungen. Dtsch Med Wochenschr 109:861–863
Curati WL, Halevy A, Gibson RN, Carr DH, Blumgart LH, Steiner RE (1988) Ultrasound, CT, and MRI comparison in primary and secondary tumors of the liver. Gastrointest Radiol 13:123–128
Cuschieri A, Hutchinson F, Neill GDS et al. (1981) Scintiscanning of the breast with ^{99m}Tc-diethylene triamine penta-acetic acid – a prospective blind evaluation. Br J Surg 68:147
Dahl-Iversen E (1952) Recherches sur les métastases microscopiques des cancers du sein dans les ganglions lymphatiques parasternaux et supraclaviculaires. Mem Acad Chir 78:651
Debois JM (1997) The significance of supraclavicular node metastases in patients with breast cancer. Strahlenther Onkol 173:1–12
Dehdashti F, McGuire AH, Van Brocklin HF et al. (1990) Assessment of progestin receptors in breast carcinoma by positron emission tomography. J Nucl Med 31:746
Dehdashti F, McGuire AH, VanBrocklin HF et al. (1991) Assessment of 21-[18F]fluoro-16α-ethyl-19-norprogesterone as a positron-emitting radiopharmaceutical for the detection of progestin receptors in human breast carcinomas. J Nucl Med 32:1532–1537
Dehdashti F, Mortimer JE, Siegel BA et al. (1995) Positron tomographis assessment of estrogen receptors in breast cancer: comparison with FDG-PET and in vitro receptor assays. J Nucl Med 36:1766–1774
De Jager R, Abdel N, Serafini A et al. (1993) Current status of cancer immunodetection with radiolabeled human monoclonal antibodies. Semin Nucl Med 23(2):165-179
De Jong M, Bernard BF, Breeman WAP et al. (1996) Comparison of uptake of Tc-99m-MIBI, Tc-99m-tetrofosmin and Tc-99m-Q12 into human breast cancer cell lines. Eur J Nucl Med 23:1361–1366
De Land FH, Kim EE, Goldenberg DH (1982) In vivo radioimmundetection of cancer. In: Radionuclide imaging in drug research. Wilson CG, Hardy JG, Frier M, Davis SS (eds) Croom Helm, London, pp 181–202
Delmon-Moingeon LI, Piwnica-Worms D, Van den Abbeele AD, Holman BL, Davison A, Jones AG (1990) Uptake of the cation hexakis (2-methoxyisobutyl-isonitrile)-technetium-99m by human carcinoma cell lines in vitro. Cancer Res 50:2198–2202
Delorme S (1997) Doppler sonography of breast tumors. In: Friedrich M, Sickles EA (eds) Radiological diagnosis of breast diseases. Springer, Berlin Heidelberg New York Tokyo, pp 221–228
Del Vecchio S, Stoppelli P, Carriero MV et al. (1993) Human urokinase receptor concentration in malignant and benign breast tumors by in vitro quantitative autoradiography: comparison with urokinase levels. Cancer Res 53:3198–3206
Del Vecchio S, Ciarmiello A, Potena MI et al. (1997) In vivo detection of multidrug-resistant (mdr1) phenotype by Tc-99m sestamibi scan in untreated breast cancer patients. Eur J Nucl Med 24:150–159
De Nardo SJ (1995) Radioimmunotherapy in the treatment of metastatic breast cancer: an overview. In: Cancer therapy with radiolabeled antibodies. Goldenberg DM (ed) CRC Press, Boca Raton Ann Arbor London Tokyo, pp 189–201

De Rossi G (1975) Diagnosis of breast cancer by scintigraphy with ^{99m}Tc-DTPA. ICRS Med Sci 3:114

De Sombre ER, Holt JA, Herbst AL (1987) Steroid receptors in breast, uterine, and ovarian malignancies. Diagnostic and therapeutic applications. In: Gold JJ, Josimovich JB (eds) Gynecologic endocrinology. Plenum, New York, pp 511

De Sombre ER, Shafft B, Hanson RN, Kulvanen PC, Hughes A (1992) Estrogen receptor-directed radiotoxicity with Auger electrons: specificity and mean lethal dose. Cancer Res 52:5752–5758

Deutsch E (1983) Technetium chemistry and technetium radiopharmaceuticals. In: Lippard SJ (ed) Progress in inorganic chemistry, vol 30. Wiley & Sons, New York, pp 75

Di Chiro G (1986) Positron emission tomography using (18-F) fluorodeoxyglucose in brain tumors: a powerful diagnostic and prognostic tool. Invest Radiol 22:360–371

Di Chiro G, De La Paz RL, Brooks RA et al. (1982) Glucose utilization of cerebral gliomas measured by (18-F) fluorodeoxyglucose and positron emission tomography. Neurology 32:1323–1329

Diel IJ, Kaufmann M, Costa SC, Bastert G (1994) Monoclonal antibodies to detect breast cancer cells in bone marrow. In: de Vita VT, Hellman S, Rosenberg JD (eds) Important advances in oncology. Lippincott, Philadelphia, pp 143–164

Diggles L, Khalkhali I (1994) SPECT prone-dependent breast scintimammography. Eur J Nucl Med 21:769

Diggles L, Mena I, Khalkhali I (1994) Bilateral increased uptake of Tc-99m sestamibi in scintimammography: its correlation with the menstrual cycle. J Nucl Med Technol 22:111

Donegan WL (1979) Epidemiology. In: Donegan WL, Spratt JS (eds) Cancer of the breast. Saunders, Philadelphia, pp 14

Dose J, Avril N, Ziegler S et al. (1997) Stellenwert der Positronen-Emissions-Tomographie mit F-18-Fluordeoxyglukose in der Diagnostik von Mammatumoren. Geburtsh Frauenheilk, im Druck

Dunst J (1995) Adjuvante Strahlentherapie beim operablen Mammakarzinom. Onkologe 1:205–213

Early breast cancer trialists' collaborative group (1992) Systemic treatment of early breast cancer by hormonal, cytotoxic, or immune therapy. Lancet 339:1–15, 71–85, 771

Eckelmann WC, Reba RC, Gibson RE et al. (1979) Receptor-binding radiotracers: a class of potential radiopharmaceuticals. J Nucl Med 20:350–357

Ege GN (1983) Lymphosintigraphy techniques and applications in the management of breast carcinoma. Semin Nucl Med 13:26–34

Eidtmann H, Bahnsen J, Jonat WC (1995) Diagnostik und Prognosefaktoren beim Mammakarzinom. Onkologe 1:190–197

Ell PJ (1983) Bone and joints. In: Maisey MN, Britton KE, Gilday DL (eds) Chapman & Hall, London, pp 135–166

Epenetos AA, Britton KE, Mather S et al. (1982) Targeting of iodine-123-labeled tumour-associated monoclonal antibodies to ovarian, breast, and gastrointestinal tumours. Lancet 2:999–1006

Fisher B (1985) The revolution in breast cancer surgery: science or anecdotalism. World J Surg 9:655

Fisher B (1997) Changing of paradigms in the therapy of breast cancer. Internationales Symposium Diagnostik und Therapie des Mammakarzinoms. München 21./22.02.1997

Fisher B, Slack N, Katrych D, Wolmark N (1975) Ten-year follow-up results of patients with carcinoma of the breast in a cooperative clinical trial evaluating surgical adjuvant chemotherapy. Surg Gynecol Obstet 140:528–534

Fisher B, Redmond C, Fisher ER et al. (1985) Ten-year result of randomized clinical trial comparing radical mastectomy and total mastectomy with or without radiation. N Engl J Med 312:674

Fisher B, Redmond C, Poisson R et al. (1989) Eight-year result of a randomized clinical trial comparing total mastectomy and lumpectomy with or without irradiation in the treatment of breast cancer. N Engl J Med 320:822

Flewelling RF, Hubbel WL (1986a) Hydrophobic ion interactions with membranes. Biophys J 49:311–540

Flewelling RF, Hubbel WL (1986b) The membrane dipole potential in a total membrane potential model: applications to hydrophobic ion interactions with membranes. Biophys J 49:541–552

Focacci C, De Rossi G, Bock E, Salvo D (1975) ^{99m}Tc-DTPA scintigraphy as an aid in the diagnosis of breast cancer. Acta Med Rom 13:54

Fojo AT, Ueda K, Slamon DJ, Poplack DG, Gottesman MM, Pastan I (1987) Expression of a multidrug-resistance gene in human tumors and tissues. Proc Natl Acad Sci USA 84:265–269

Forsat H, Forsat A (1996) Differentialdiagnostische Treffsicherheit der Mammasonographie im Vergleich zum histologischen Befund und der Mammographie. Geburtsh Frauenheilk 56:569–573

Forster RS (1996) Biopsy techniques. In: Harris JR, Morrow M, Lippman ME, Hellman S (eds) Diseases of the breast. Lippincott-Raven, Philadelphia New York, pp 133–158

Gaa J, Hatabu H, Jenkins RL, Finn JP, Edelmann RR (1996) Liver masses: replacement of conventional T2-weighted spin-echo MR imaging with breath-hold MR imaging. Radiology 200:459–464

Garty I, Friedman A, Sandler MP, Kedar A (1989) Neuroblastoma: imaging evaluation by sequential Tc-99m-MDP, I-131-MIBG and Ga-67-citrate studies. Clin Nucl Med 14:515–522

Gelber RD, Goldhirsch A, Coates AS (1993) Adjuvant therapy for breast cancer: understanding the overview. J Clin Oncol 11:580–585

Georges E, Tsuruo T, Ling V (1993) Topology of P-glycoprotein as determined by epitope mapping of MRK16 monoclonal antibody. J Biol Chem 268:1792–1798

Giuliano AE, Kirgan DM, Guenther JM, Morton DL (1994) Lymphatic mapping and sentinel lymphadenectomy for breast cancer. Ann Surg 220(3):391–401

Glascock RF, Hoekstra WG (1959) Selective accumulation of tritium-labeled hexoestrol by the reproductive organs of immature female goats and sheep. Biochem J 72:673–682

Glass JT, Foley KM (1996) Brain metastases in patients with breast cancer. In: Harries JR, Lippman ME, Morrow M, Hellman S (eds) Diseases of the breast. Lippincott-Raven, Philadelphia New York, pp 796–778

Glick JJ, Gelver RD, Goldhirsch A, Senn H-J (1992) Meeting highlights: adjuvant therapy for primary breast cancer. J Natl Cancer Inst 84:1479–1485

Göhring UJ, Scheidhauer K, Schomäcker K et al. (1993) In-vivo-Rezeptorszintigraphie mit In-111 Octreotid bei Patientinnen mit palpablen Mammatumoren. Der Nuklearmediziner 5(16):325–330

Göhring UJ, Scharl A, Ahr A (1996) Der Stellenwert der immunhistochemischen Bestimmung von Rezeptoren, Gewebsproteasen, Tumorsuppressorproteinen und Proliferationsmarkern als Prognoseindikatoren beim primären Mammakarzinom. Geburtsh Frauenheilk 56:177–183

Goldberg BB, Hilpert PL, Burns PN et al. (1990) Hepatic tumors: signal enhancement at Doppler US after intravenous injection of a contrast agent. Radiology 177:713–717

Goldenberg DM (1995) Cancer therapy with radiolabeled antibodies. CRC Press, Boca Raton Ann Arbor London Tokyo

Goldstein LJ, Galski H, Fojo A et al. (1989) Expression of a multidrug resistance gene in human cancers. J Natl Cancer Inst 81:116–124

Gottesman MM (1993) How cancer cells evade chemotherapy: sixteenth Richard and Hinda Rosenthal foundation award lecture. Cancer Res 53:747–754

Grünwald F, Schomburg A, Bender H et al. (1995) Fluorine-18 FDG PET in the follow-up of differentiated thyroid cancer. Eur J Nucl Med 23:312–319

Haagensen C (1977) Treatment of curable carcinoma of the breast. Int J Radiat Oncol Biol Phys 2:975–980

Halsted WS (1895) The results of operations for the cure of cancer of the breast performed at the Johns Hopkins Hospital from June 1889 to January 1894. Johns Hopk Hosp Bull 4:1894–1895, pp 297

Hamada H, Tsuruo T (1986) Functional role for the 170- to 180-kDa glycoprotein specific to drug-resistant tumor cells as revealed by monoclonal antibodies. Proc Natl Acad Sci USA 83:7785–7789

Hanson RN, Seitz DE, Botarro JC (1982) E-17a-(^{125}I)iodovinylestradiol: an estrogen-receptor-seeking radiopharmaceutical. J Nucl Med 23:431–436

Hardley RS (1975) Carcinoma of the breast. Ann Roy Coll Surgns Engl 57:59

Hassan IM, Sehweil A, Constantinides C et al. (1989) Uptake and kinetics of Tc-99m hexakis 2-methoxy isobutyl isonitrile in benign and malignant lesions in the lungs. Clin Nucl Med 14:333–340

Hermanek P (Hrsg) (1992) TNM-Klassifikation maligner Tumoren, 4. Aufl, 2. Rev. Springer, Berlin Heidelberg New York Tokyo

Heywang-Köbrunner SH, Beck R (1996) Contrastenhanced MRI of the breast. Springer, Berlin Heidelberg New York Tokyo

Heywang-Köbrunner SH, Schreer I (1996) Bildgebende Mammadiagnostik. Thieme, Stuttgart New York

Hiraki Y, Rosen OM, Birnbaum MJ (1988) Growth factors rapidly induce expression of the glucose transporter gene. J Biol Chem 263:13655–62

Hisida K, Tonami H, Miyamae T et al. (1978) Clinical evaluation of tumor imaging with thallium-201 chloride. Radiology 129:497–500

Hochberg RB (1979) Iodine-125-labeled estradiol: a gammaemitting analog of estradiol that binds to the estrogen receptor. Sci 205:1138–1140

Hoh CK, Maddahi J, Glaspy J et al. (1991) PET total body imaging of breast cancer with FDG and F-18 ion. J Nucl Med 32:981

Hoh CK, Hawkins RA, Glaspy JA et al. (1993) Cancer detection with whole-body PET using 2-[18-F]fluoro-2-deoxy-D-glucose. J Comput Assist Tomogr 17:582–589

Holman BL, Sporn V, Jones AG (1987) Myocardial imaging with technetium-99m CPI: initial experience in the human. J Nucl Med 28:13–18

Hölzel D, Thieme Ch (1986) Die Skelettszintigraphie in der Nachsorge des Mammakarzinoms. Dtsch Med Wochensch 111:1191–1199

Hölzel D, Klamert A, Schmidt M (1996a) Krebs: Häufigkeiten, Befund, Behandlungsergebnisse. Zuckschwert, München Bern Wien New York, S 289

Hölzel D, Mahl G, Sauer H, Schmid L, Ulrich G (1996b) Nachsorge. In: Sauer H (Hrsg) Empfehlungen zur Diagnostik, Therapie und Nachsorge Mammakarzinome. Schriftenreihe des Tumorzentrums München, S 68–98

Homer MJ (1997) Mammographic interpretation. 2nd edition. McGraw-Hill, New York St Louis San Francisco, pp 138–149

Huovinen R, Leskinen-Kallio S, Nagren K, Lehikoinen P, Ruotsalainen U, Teräs M (1993) Carbon-11-methionine and PET in evaluation of treatment response of breast cancer. Br J Cancer 67:787–791

Isaacs C (1996) Lymphatic spread of breast cancer. In: Harris JR, Lippmann ME, Morrow M, Hellman S (eds) Diseases of the breast. Lippincott-Raven, Philadelphia New York, pp 827–832

Ivancevic V, Marnitz S, Winzer KJ et al. (1996) Intraindividueller Vergleich der planaren Szintimammographie mit ^{99m}Tc-MIBI und ^{99m}Tc-Tetrofosmin. Nuklearmedizin 35:A49

Janicek MJ, Shaffer K (1995) Scintigraphic and radiographic patterns of skeletal metastases in breast cancer: value of sequential imaging in predecting outcome. Skeletal Radiol 24:597–600

Jänicke F, Jehn U, Thomssen T, Untch M (1996) Prognosefaktoren beim primären Mammakarzinom. In: Sauer H (Hrsg) Empfehlungen zur Diagnostik, Therapie und Nachsorge Mammakarzinome. Tumorzentrum München, S 25–31

Janni W, Braun S, Hepp F, Sommer H, Pantel K (1997) Detection of isolated tumor cells in bone morrow of breast cancer patients at the time of primary diagnosis, locoregional recurrence or metastatic disease. 15th Figo World Congress of Gynecology and Obstetrics, Copenhagen 1997

Jansson T, Westlin JE, Ahlström H, Lilja A, Langström B, Bergh J (1995) Positron emission tomography studies in patients with locally advanced and/or metastatic breast cancer: a method for early therapy evaluation? J Clin Oncol 13:1470–1477

Jardines L, Callans L S, Torrosian MH (1993) Recurrent breast cancer: presentation, diagnosis, and treatment. Semin Oncol 20:538–547

Jochelson MS, Waxman A, Nagaraj N, Phillips E, Yadegar J (1994) Tc-99m methoxy isobutyl isonitrile breast imaging in conjunction with mammography: review of 350 cases. Radiology 193:221

Johansson L, Mattsson S, Nosslin B, Leide-Svegborn S (1992) Effective dose from radiopharmaceuticals. J Nucl Med 19:933–938

Jones AG, Abrams MJ, Davison A et al. (1984) Biological studies of a new class of technetium complexes: the hexakis(alkylisontrile)technetium(I) cations. Int J Nucl Med Biol 11:225–234

Jones R, Statman R, Cabot M, Giuliano A (1996) Technical details of sentinel lymphadenectomy fo breast cancer staging. SSO Abstract 25

Juliano RL, Ling V (1976) A surface glycoprotein modulating drug permeability in Chinese hamster ovary cell mutants. Biochim Biophys Acta 455:152–162

Kamby C, Rasmussen B, Kristensen B (1989) Estrogen receptor status of primary breast carcinomas and their metastases. Relation to pattern of spread and survival after recurrence. Br J Cancer 60:252–257

Kao CH, Wang SJ, Liu TJ (1994a) The use of technetium-99m methoxyisobutylisonitrile breast scintigraphy to evaluate palpable breast masses. Eur J Nucl Med 21:432–436

Kao CH, Wang SJ, Yeh SH (1994b) Tc-99m MIBI uptake in breast carcinoma and axillary lymph node metastases. Clin Nucl Med 19:898–900

Kaplan WD, Davis MA, Rose CM (1979) A comparison of two technetium-99m labeled radiopharmaceuticals for lymphoscintigraphy. Concise communication. J Nucl Med 20:933–937

Kartner N, Evernden-Porelle D, Bradley G, Ling V (1985) Detection of P-glycoprotein in multidrug-resistant cell lines by monoclonal antibody. Nature 316:820–823

Kath R, Höffken K (1995) Nachsorge beim Mammakarzinom. Onkologe 1:237–240

Kaufmann M, Klinga K, Kühn W, Abel U (1989) Proliferationsindex, axillärer Lymphknotenstatus, Hormonrezeptoren und Alter als Prognosefaktoren beim primären Mammakarzinom. Geburtsh Frauenheilk 49:104–108

Kenady DE, Pavlik EJ, Nelson K et al. (1993) Images of estrogen-receptor-positive breast tumors produced by estradiol labeled with iodine I 123at 16a. Arch Surg 128:1373–1381

Khalkhaki I, Mena I, Diggles L (1993) Limitations of mammography: The role of technetium-99m sestamibi scintigraphy in the diagnosis of breast cancer. Clin Nucl Med 18:927

Khalkhali I, Mena I, Diggles L (1994) Review of imaging techniques for the diagnosis of breast cancer: a new role of prone scintimammography using technetium-99m sestamibi. Eur J Nucl Med 21:357–362

Khalkhali I, Cutrone J, Mena I et al. (1995a) Technetium-99m-sestamibi scintimammography of breast lesions: clinical and pathological follow-up. J Nucl Med 36:1784–1789

Khalkhali I, Cutrone JA, Mena IG et al. (1995b) Scintimammography: the complementary role of Tc-99m sestamibi prone breast imaging for the diagnosis of breast carcinoma. Radiology 196:421–426

Khalkhali I, Cutrone J, Mena I et al. (1995c) The usefulness of scintimammography in patients with dense breast on mammogram. J Nucl Med 36:52

Khalkhali I, Cutrone JA, Diggles L, Mishkin FM (1996a) The role of nuclear medicine imaging for the evaluation of patients with breast abnormalities. In: Freeman LM (ed) Nuclear medicine annual 1996, Lippincott-Raven, Philadelphia New York, pp 113–142

Khalkhali I, Villanueva-Meyer J, Edell SL et al. (1996b) Diagnostic accuracy of Tc-99m sestamibi breast imaging in breast cancer detection. J Nucl Med 37:74

Khalkhali I, Mishkin FS, Diggles LE, Klein SR (1997) Radionuclide guided localization of non palpable breast lesions in patients with normal mammograms. J Nucl Med, in press

Kiechle M (1996) Nachweis tumorassoziierter Gene und mögliche prophylaktische Therapiestrategien bei erblichen Mammakarzinomen. 22. Deutscher Krebskongreß, Berlin 1996

Kim CK, Gupta NC, Chandramouli B, Alavi A (1994) Standardized uptake values of FDG: body surface area correction is preferable to body weight correction. J Nucl Med 35:164–167

Kim EE, Korkmaz M, Wong F et al. (1993) Methionine PET in the differentiation of residual or recurrent tumor from post-treatment changes. J Nucl Med 34:55

Klinga K, Kaufmann M, Runnebaum B, Kubli F (1982) Distribution of estrogen and progesterone receptors on primary tumor and lymph nodes in individual patients with breast cancer. Oncology 39:337–339

Köhler GC, Milstein C (1975) Continuous cultures of fused cells secreting antibody of predefined specificity. Nature 256:495–497

Krag DN, Weaver DL, Alex JC, Fairbank JT (1993) Surgical resection and radiolocalization of the sentinel lymph node in breast cancer using a gamma probe. Surg Oncol 2:335–340

Krämer S, Jäger W, Wildt L, Lang N (1996). CEA und CA 15–3 beim Mammakarzinom: Ihre Bedeutung für die Diagnose von Primärtumoren, Lokalrezidiven und Fernmetastasen. Geburtsh Frauenheilk 56:618–624

Krenning EP, Kwekkeboom DJ, Pauvels S, Kvols LK, Reubi JC (1995) Somatostatin receptor scintigraphy. In: Freeman L (ed) Nuclear medicine annual 1995. Raven Press, New York, pp 1–50

Kubota K, Matsuzwana T, Amemiya A et al. (1989) Imaging of breast cancer with (18-F)fluorodeoxyglucose and positron emission tomography. J Comput Assist Tomogr 13:1097–1098

Kubota R, Yamada S, Kubota K, Ishiwata K, Tamahashi N, Ido T (1992) Intratumoral distribution of fluorine-18-fluorodeoxyglucose in vivo: high accumulation in macrophages and granulation tissue studied by microautoradiography. J Nucl Med 33:1972–1980

Kubota R, Kubota K, Yamada S, Tada M, Ido T, Tamahashi N (1994) Microautoradiographic study for the differentiation of intratumoral macrophages, granulation tissues and cancer cells by the dynamics of fluorine-18-fluorodeoxyglucose uptake. J Nucl Med 35:104-112

Lacour J, Bucalossi P, Cacers E et al. (1976) Radical mastectomy versus radical mastectomy plus internal mammary dissection. Cancer 37:206

Lam WWM, Yang WT, Chan YL et al. (1996) Detection of axillary lymph node metastases in breast carcinoma by technetium-99m sestamibi breast scintigraphy, ultrasound and conventional mammography. Eur J Nucl Med 23:498–503

Langen KH, Braun U, Kops ER et al. (1993) The influence of plasma glucose levels on fluorine-18-fluorodeoxyglucose uptake in bronchial carcinomas. J Nucl Med 34:355-359

Larson D, Weinstein M, Goldberg I (1986) Edema of the arm as a function of the extent of axillary surgery in patients with stage I-II carcinoma of the breast treated with primary radiotherapy. Int J Radiat Oncol Biol Phys 12:1575

Lastoria S, Varella P, Mainolfi C et al. (1994) Tc-99m sestamibi scintigraphy in the diagnosis of primary breast cancer. J Nucl Med 35:22

Lee VW, Sax EJ, McAneny DB et al. (1993) A complementary role for thallium-201 scintigraphy with mammography in the diagnosis of breast cancer. J Nucl Med 34:2095–2100

van Leeuwen MS, Noordzij J, Feldberg MAM, Hennipman AH, Doornewaard H (1996) Focal liver lesions: characterization with triphasic spiral CT. Radiology 201:327–336

Leucht D, Madjar H (1995) Lehratlas der Mammasonographie. Thieme, Stuttgart New York

Lewis P, Salama A (1994) Uptake of fluorine-18-fluorodeoxyglucose in sarcoidosis. J Nucl Med 35:1647–1649

Liberman L, Cohen MA, Dershaw DD, Abramson AF, Hann LE, Rosen PP (1995). Atypical ductal hyperplasia diagnosed at stereotaxic cored biopsy of breast lesions: an indication for surgical biopsy. AJR 164:1111–1113

Lind P, Gallowitsch HJ, Kogler D, Kresnik E, Mikosch P, Gomez I (1996a) Tc-99m tetrofosmin scintimammography: a prospective study in primary breast lesions. Nuklearmedizin 35:225–229

Lind P, Gallowitsch HJ, Krensnik E, Mikosch P (1996b) Tc-99m-Tetrofosmin-Mammoszintigraphie: Eine prospektive Studie. Nuklearmedizin 35:A50

Lind P, Gallowitsch HJ, Kogler D, Mikosch P, Kresnik E, Gomez I (1997) Tc-99m-Tetrofosmin-Mammoszintigraphie: Methode und klinische Bedeutung zur Abklärung morphologisch suspekter Mammaherde. Nuklearmedizin 36:A12

Lippman ME (1988) Steroid hormone receptors and mechanisms of growth regulation of human breast cancer. In: Lippman ME, Lichter AS, Danforth DN (eds). Diagnosis and management of breast cancer. Saunders, Philadelphia, pp 326

Lu G, Shih WJ, Huang HY et al. (1995) ^{99m}Tc-MIBI mammoscintigraphy of breast masses: Early and delayed imaging. Nucl Med Commun 16:150–156

Mammakarzinom-Manual Tumorzentrum München 1996, 6. Auflage, S 69

Mankoff DA, Gralow JR, Dunnwald LK et al. (1996) Tc-99m sestamibi scintimammography to measure the breast cancer response to neo-adjuvant chemotherapy. J Nucl Med 37:74

Mansi L, Rambaldi PF, Procaccini E et al. (1996) Scintimammography with Tc-99m tetrofosmin in the diagnosis of breast cancer and lymph node metastases. Eur J Nucl Med 23:932–939

Mathias CJ, Welch MJ, Katzenellenbogen JA et al. (1987) Characterization of the uptake of 16α-((18F)fluoro)-17β-estradiol in DMBA-induced mammary tumors. Nucl Med Biol 14(1):15–25

Maublant JC, Gachon P, Moins N (1988) Hexakis(2-methoxy isobutylisonitrile) technetium-99m and thallium-201 chloride: uptake and release in cultured myocardial cells. J Nucl Med 29:48–54

Maublant JC, Zhang Z, Rapp M, Ollier M, Michelot J, Veyre A (1993) In vitro uptake of technetium-99m teboroxime in carcinoma cell lines and normal cells: comparison with technetium-99m sestamibi and thallium-201. J Nucl Med 34:1949–1952

Maublant JC, Songalede JA, Finat-Duclos F, Verrelle P, Veyre A, Younès A (1994) Accumulation of Tc-99m sestamibi in cultured tumor cells decreases when multidrug resistance factor is overexpressed. J Nucl Med 35:219

Maunsell E (1993) Arm problems and psychological distress after surgery for breast cancer. Canad J Surg 36:315

Maysinger D, Marcus CS, Wolf W, Tarle M, Casanova J (1977) Preparation and high-performance liquid chromatography of iodinated diethylstilbestrols and some related steroids. Chromatogr 130:129–138

McGuire WL, Clark GM (1983) Progesterone receptors and human breast cancer. Eur J Cancer Clin Oncol 19:1681

McGuire AH, Dehdashti F, Siegel BA et al. (1991) Positron tomographic assessment of 16α-(^{18}F)fluoro-17β-estradiol uptake in metastatic breast carcinoma. J Nucl Med 32:1526–1531

McLean RG, Ege GN (1986) Prognostic value of axillary lymphoscintigraphy in breast carcinoma patients. J Nucl Med 27:1116–1124
McManaway ME, Jagoda EM, Eckelman W.C et al. (1986) Binding characteristics and biological activity of 17α-(^{125}I)iodovinyl-11β-methoxyestradiol, an estrogen receptor-binding radiopharmaceutical, in human breast cancer cells (MCF-7). Cancer Res 46:2386–2389
Mena FJ, Mena I, Diggles L, Khalkhali I (1996) Design and assessment of a scintigraphy-guided biplane localization technique for breast tumours: a phantom study. Nucl Med Commun 17:717–723
Mende T, Hennig K, Wollny G, Gens J (1978) Experimentelle Untersuchungen über die Verteilung von intravenös injiziertem, jodmarkiertem Cytonal (Diäthylstilbestroldiphosphat). Z Urol Nephrol 71:529–534
Minn H, Soini I (1988) [^{18}F]fluorodeoxyglucose scintigraphy in diagnosis and follow up of treatment in advanced breast cancer. Eur J Nucl Med 15:61–66
Minn H, Joesuu H, Ahonen A, Klemi P (1988) Fluorodeoxyglucose imaging: a method to assess the proliferative activity of human cancer in vivo; comparison with DNA flow cytometry in head and neck tumors. Cancer 61:1776–1781
Mintun MA, Welch MJ, Siegel BA et al. (1988) Breast cancer: PET imaging of estrogen receptors. Radiology 169:45–48
Mortimer JE, Dehdashti F, Siegel BA, Katzenellenbogen JA, Fracasso P, Welch MJ (1996) Positron emission tomography with 2-[^{18}F]fluoro-2-deoxy-D-glucose and 16α-[^{18}F]fluoro-17β-estradiol in breast cancer: Correlation with estrogen receptor status and response to systemic therapy. Clin Cancer Res 2:933–939
Morton DL, Wanek L, Nizze JA, Elashoff RM, Wong DH (1991) Improved longterm survival after lymphadenectomy of melanoma metastatic to regional lymph nodes. Ann Surg 213:491–501
Morton DL, Wend D, Wong JH (1992) Technical details of intraoperative lymphatic mapping for early stage melanoma. Arch Surg 127:392–399
Mousa SA, Williams SJ, Sands H (1987) Characterization of in vivo chemistry of cations in the heart. J Nucl Med 28:1351–1357
Müller S, Guth-Tougelides B, Creutzig H (1987) Imaging of malignant tumors with Tc-99m-MIBI SPECT. J Nucl Med 28:562
Müller SP, Reiners C, Paas M et al. (1989) Tc-99m MIBI and Tl-201 uptake in bronchial carcinoma. J Nucl Med 30:845
Nagaraj N, Waxman A, Ashok G et al. (1994) Comparison of SPECT and planar Tc-99m sestamibi imaging in patients with carcinoma of the breast. J Nucl Med 35:229P
National institute for health consensus conference (1991) Treatment of early stage breast cancer. JAMA 265:391–395
Nelson RC, Chezmar JL, Sugarbaker PH, Murray DR, Bernardino ME (1990) Preoperative localization of focal liver lesions to specific liver segments: utility of CT during arterial portography. Radiology 176:89–94
Nemoto T, Natarajan N, Bedwani R et al. (1983) Breast cancer in the median half. Cancer 51:1333
Nieweg ON, Kim EE, Wong WH et al. (1993) Positron emission tomography with fluorine-18-deoxyglucose in the detection and staging of breast cancer. Cancer 71:3920–3925
Nowotnik DP (1990) Physico-chemical concepts in the preparation of technetium radiopharmaceuticals. In: Sampson CB (ed) Textbook of radiopharmacy: theory and practice. Gordon & Breach, New York
Osborne CK (1987) Receptors. In: Harris JR, Hellan S, Henderson IC, Kinne DW (eds) Breast diseases. Lippincott, Philadelphia, pp 210
Osborne CK, Yockmowitz MG, Knicht WA, McGuire WL (1980) The value of estrogen and progesterone receptors in the treatment of breast cancer. Cancer 46:2884–2888
Osborne MP (1991) Breast anatomy and development. In: Harris JR, Hellmann S, Henderson IC, Kinne DW (eds) Breast diseases. Lippincott, Philadelphia, pp 8–29
O'Tuama LA, Packard AB, Treves ST (1990) SPECT imaging of pediatric brain tumor with hexakis (methoxyisobutylisonitrile) technetium (I). J Nucl Med 31:2040–2041
Palmedo H, Schomburg A, Grünwald F, Bender H, Mallmann P, Biersack HJ (1995a) Mammoscintigraphy with Tc-99m MIBI: planar and SPECT imaging techniques in patients with suspicious breast nodules. J Nucl Med 31:51-52
Palmedo H, Schomburg A, Grünwald F, Bender H, Mallman P, Biersack HJ (1995b) Mammoscintigraphy with Tc-99m MIBI in patients with suspicious breast nodules. Eur J Nucl Med 22:725

Palmedo H, Schomburg A, Grünwald F, Mallmann P, Krebs D, Biersack HJ (1996a) Technetium-99m-MIBI scintimammography for suspicious breast lesions. J Nucl Med 37:626–630

Palmedo H, Grünwald F, Bender H et al. (1996b) Scintimammography with technetium-99m methoxyisobutylisonitrile: comparison with mammography and magnetic resonance imaging. Eur J Nucl Med 23:940–946

Palmedo H, Schomburg A, Grünwald F, Mallmann P, Biersack HJ (1996c) Szintimammographie mit ^{99m}Tc-MIBI im Vergleich mit Mammographie und MR-Mammographie. Nuklearmedizin 35:A74

Palmedo H, Bender H, Schomburg A, Grünwald F, Mallmann P, Biersack HJ (1996d) PET und Szintimammographie zum Nachweis von bösartigen Mammatumoren: Erste Ergebnisse eines Methodenvergleiches. Nuklearmedizin 35:A50

Palmedo H, Schomburg A, Mallmann P et al. (1996e) Scintimammography with Tc-99m MIBI in patients with suspicion of primary breast cancer. Nucl Med Biol 23(6):681–684

Palmedo H, Lastoria S, Maublant J et al. (1997a) Mammaszintigraphie mit Tc-99m MIBI beim primärem Mammakarzinom: Ergebnisse einer europäischen Multicenter-Studie. Nuklearmedizin 36:A42

Palmedo H, Bender H, Grünwald F et al. (1997b) FDG-PET and scintimammography with Tc-99m MIBI in breast tumors. J Nucl Med, submitted

Patey DH, Dyson WH (1948) Prognosis of carcinoma of the breast in relation to type of operation performed. Br J Cancer 2:7

Patlak CS, Blasberg RG, Fenstermacher JD (1983) Graphical evaluation of blood-to-brain transfer constants from multiple-time uptake data. J Cereb Blood Flow Metab 3:1–7

Pavlik EJ, Nelson K, Gallion HH et al. (1990) Characterization of high specific activity (16α-123I)iodo-17β-estradiol as an estrogen receptor-specific radioligand capable of imaging estrogen receptor-positive tumors. Cancer Res 50:7799–7805

Perez-Mesa CM (1995) Cross a microscopic pathology. In: Donegan WL, Spratt JS (eds) Cancer of the breast. Saunders, Philadelphia, pp 240

Perkins AC, Pimm MV (1991) Immunscintigraphy – practical aspects and clinical applications. Wiley-Liss, New York.

Perkins AC, Whalley DR, Ballantyne KC, Pimm MV (1988) Gamma camera emission tomography using radiolabeled antibodies. Eur J Nucl Med 14:45–49

Peterfy CG, Linares R, Steinbach LS (1994) Recent advances in magnetic resonance imaging of the musculoskeletal system. Radiol Clin North Am 32:291–311

Philpotts L E, Lee CH Haffta BG, Lange RC, Tocino I (1996) Mammographic findings of recurrent breast cancer after lumpectomy and radiation therapy: comparison with the primary tumor. Radiology 201:767–771

Piccolo S, Lastoria S, Mainolfi C, Muto P, Bazzicalupo L, Salvatore M (1995) Technetium-99m methylene diphosphonate scintimammography to image primary breast cancer. J Nucl Med 36:718–724

Piccolo S, Lastoria S, Muto P, Apicella A, Alalia C, Betrosino T (1997a) Scintimammography with ^{99m}Tc-MDP: an overview of the experience at National Cancer Institute of Napoli. Tumori, in press

Piccolo S, Lastoria S, Muto P, Bazzicalupo L, Bartiromo A, Salvatore M (1997b) Scintimammography with ^{99m}Tc-MDP in the detection of primary breast cancer. Q J Nucl Med, in press

Pietrzyk U, Scheidhauer K, Scharl A, Schuster A, Schicha H (1995) Presurgical visualization of primary breast carcinoma with PET emission and transmission imaging. J Nucl Med 36(10):1882–1884

Piwnica-Worms D, Kronauge JF, Holman BL et al. (1989) Comparative myocardial uptake characteristics of hexakis (akylisonitrile) technetium(I) complexes. Effect of lipophilicity. Invest Radiol 24:25–29

Piwnica-Worms D, Kronauge JF, Delmon L et al. (1990a) Effect of metabolic inhibition on technetium-99m-MIBI kinetics in cultured chick myocardial cells. J Nucl Med 31:464–472

Piwnica-Worms D, Kronauge JF, Chiu ML (1990b) Uptake and retention of hexakis (2-methoxyisobutyl isonitrile) technetium(I) in cultured chick myocardial cells: mitochondrial and plasma membrane potential dependence. Circulation 82:1826–1838

Piwnica-Worms D, Chiu ML, Kronauge JF (1992) Subcellular distribution and analysis of technetium-99m-MIBI in isolated perfused rat hearts. J Nucl Med 33:1516–1521

Piwnica-Worms D, Chiu ML, Budding M, Kronauge JF, Kramer RA, Croop JM (1993) Functional imaging of multidrug-resistant P-glycoprotein with an organotechnetium complex. Cancer Res 53:977–984

Possinger K, Kaufmann M, Akrivakis K, Haas A, Brunewald R (1995). Systemische Therapie des primär operablen Mammakarzinomes und Chemoprävention. Onkologe 1:214–221

Powles TJ (1992) The case for clinical trials of Tamoxifen for prevention of breast cancer. Lancet 340:1145–1147

Preston DF (1996) SPECT scan may detect breast lesions sooner. National Conference of the American College of Radiology, Dallas.

Preston DF, Spicer JA, Baranczuk RA et al. (1990) Clinical results of breast cancer detection by imageable estradiol (I-123 E2). Eur J Nucl Med 16:123

Quivy J, Delcorde A, Leclercq G, Frühling J (1996) Blocking the 3-o position could increase the tumor uptake level of the breast cancer radiopharmaceuticals steroid agent, Z-CMIV. Eur J Nucl Med 23:1135

Rainsbury RM, Ott RJ, Westwood JH et al. (1983) Location of metastatic breast carcinoma by a monoclonal antibody chelate labeled with In-111. Lancet 2:934–938

Rausch D, Kiang DT (1988) Interaction between endocrine and cytotoxic therapy. In: Stoll BA (ed) Endocrine management of cancer. 2. Contemporary therapy. Karger, London, pp 102

Reiners C, Sonnenschein W (1994) Die Strahlenexposition durch nuklearmedizinische Untersuchungen in Deutschland. Nuklearmedizin 33:254–262

Reivich M, Alavi A, Wolf A et al. (1985) Glucose metabolic rate kinetic model parameter determination in humans: the lumped constants and rate constants for [18F]fluorodeoxyglucose and [11C]deoxyglucose. J Cereb Blood Flow Metab 5:179–192

Reske SN (1991) Recent advances in bone marrow scanning. Eur J Nucl Med 18:203–221

Rigo P, Paulus P, Kaschten BJ et al. (1996) Oncological applications of positron emission tomography with fluorine-18 fluorodeoxyglucose. Eur J Nucl Med 23:1641–1674

Rijks LJM, Bakker PJM, Veenhof CHN, Boer GJ, de Bruin K, Janssen AGM (1996a) Imaging of recurrent or metastatic breast cancer with the estrogen receptor specific ligand Z-(I-123)MIVE. Eur J Nucl Med 23:1226

Rijks LJM, Boer GJ, Endert E et al. (1996b) The stereoisomers of 17α-(123I)iodovinylestradiol and its 11β-methoxy derivative evaluated for the estrogen receptor binding in human MCF-7 cells and rat uterus, and their distribution in immature rats. Eur J Nucl Med 23:295–307

Rijks LJM, van Tienhoven G, Noorduyn LA, de Bruin K, Boer GJ, Janssen AGM (1996c) Imaging of primary breast cancer with the estrogen receptor specific radioligand Z-(I-123) MIVE. Eur J Nucl Med 23:1096

Römer W, Avril N, Dose J et al. (1997) Metabolische Charakterisierung von Ovarialtumoren mit der Positronen-Emissions-Tomographie und F-18 Fluordeoxyglukose. Fortschr Röntgenstr 166:62–68

Ros PR, Freeny PC, Harms SE et al. (1995) Hepatic MR imaging with ferumoxides: a multicenter clinical trial of the safety and efficacy in the detection of focal hepatic lesions. Radiology 196:481–488

Rösler H (1979) Zerebrale Serienszintigraphie mit ^{99m}Tc-Verbindungen: Technik und Möglichkeiten der Artdiagnostik. Der Nuklearmediziner 2:132–151

Ross-McDougall I, Pistenma DA (1974) Concentration of ^{99m}Tc-diphosphonate in breast tissue. Radiology 112:655–657

Rummeny EJ, Wernecke K, Saini S et al. (1992) Comparison between high-field-strength MR imaging and CT for screening of hepatic metastases: a receiver operating characteristic analysis. Radiology 182:879–886

Sauer H, Hölzel D (1995) Mammakarzinom-Nachsorge: Ist eine routinemäßige apparative Nachsorge bei symptomfreien Frauen sinnvoll? Fragen zur Effektivität von Skelettszintigraphie, Röntgenaufnahmen des Thorax, Lebersonographie, Mammographie und Laboruntersuchungen einschließlich Tumormarkern. Fortschr Med 113:183–187 (Teil 1), 210–214 (Teil 2)

Sauer R, Strnad V (1955) Strahlentherapie beim operablen Mammakarzinom. Der Frauenarzt 36:152–163

Schad D, Ziegler S, Weber W, Bense S, Avril N, Schwaiger M (1996) Quantitative Ermittlung der Aktivitätskonzentration von Tumor-PET-Datensätzen mittels automatischer Größenbestimmung und Partialvolumenkorrektur. Nuklearmedizin 35:A 89

Scharl A, Holt JA (1993) Rapid vascular escape of arterially injected 16α-radioiodo,17β-estradiol. Int J Radiat Oncol Biol Phys 26:285–290

Scharl A, Vierbuchen M, Würz H (1989) Immunhistochemischer Nachweis von Östrogen- und Progesteronrezeptoren beim Mammakarzinom mit Hilfe monoklonaler Antikörper: Vergleich mit der biochemischen Rezeptoranalyse. Der Pathologe 10:31–38

Scharl A, Beckmann MW, Artwohl JE, Kullander S, Holt JA (1991) Rapid liver metabolism, urinary and biliary excretion, and enterohepatic circulation of 16α-radioiodo-17β-estradiol. Int J Radiat Oncol Biol Phys 21:1235–1240

Scharl A, Beckmann MW, Artwohl JE, Holt JA (1995) Comparisons of dynamic blood tissue exchange of radioiodine after intra-venous or intra-arterial injection of radioiodoestradiol. Int J Radiat Oncol Biol Phys 32:137–146

Scheidhauer K, Müller S, Smolarz K, Bräutigam P, Briele B (1991) Tumorszintigraphie mit ^{123}I-markiertem Östradiol beim Mammakarzinom – Rezeptorszintigraphie. Nuklearmedizin 30:84–99

Scheidhauer K, Smolarz K, Jackisch C et al. (1992) In-vivo receptor imaging using I-123-Estradiol in breast cancer. In: Klapdor R (ed) Tumor-associated antigenes, oncogenes, receptors, cytokines in tumor diagnosis and therapy at the beginning of the nineties. Zuckschwerdt, München, pp 588–589

Scheidhauer K, Scharl A, Pietrzyk U et al. (1996) Qualitative [^{18}F]FDG positron emission tomography in primary breast cancer: clinical relevance and practicability. Eur J Nucl Med 23:618–623

Schildberg FW, Löhe F (1996) Grundlagen und Wert der Lymphadenektomie beim Mammakarzinom. Chirurg 67:771–778

Schmitt GH, Holmes RA, Isitman AT, Hensley GT, Lewis JD (1974) A proposed mechanism for ^{99m}Tc-labeled polyphosphate and diphosphonate uptake by human breast tissue. Radiology 112:733–735

Schneebaum S, Stadler Y, Cohen M, Baron J, Skornik Y (1996) Sentinel lymph node localization in breast cancer – a feasibility study. SSO Abstract 85

Schnuerch HG (1991) Medikamentöse Therapie bei Mammakarzinomerkrankungen. In: Bender H-G (Hrsg) Gynäkologische Onkologie. Thieme, Stuttgart New York, S 376

Schünemann H (1989) Ist die Skelettszintigraphie in der Nachsorge des Mammakarzinoms entbehrlich? Tumordiagn Ther 10/4:131–135

Schuster R, Lenzhofer R, Pirich K, Dudczak R, Gabl F (1984) Ist die routinemäßige Skelettszintigraphie in der Nachsorge des Mammakarzinoms gerechtfertigt? Dtsch Med Wochensch 109:1639–1642

Scopinaro F, Chillaci O, Scarpini M et al. (1994) Technetium-99m sestamibi: an indicator of breast cancer invasiveness. Eur J Nucl Med 21:984–987

Scopinaro F, Schillaci O, Ussov W et al. (1996) Accuracy of prone scintimammography: a three center study on 305 patients. Eur J Nucl Med 23:1091

Sehweil AM, McKillop JH, Milroy et al. (1989) Mechanism of Tl-201 uptake in tumors. Eur J Nucl Med 15:376–379

Sehweil AM, McKillop JH, Milroy R et al. (1990) ^{201}Tl scintigraphy in the staging of lung cancer, breast cancer and lymphoma. Nucl Med Commun 11:263–269

Shen DW, Fojo A, Chin JE et al. (1986) Human multidrug-resistant cell lines: increased mdr1 expression can precede gene amplification. Sci 232:643–645

Sluyser M, Hoefnagel CA (1988) Breast carcinomas detected by thallium-201 scintigraphy. Cancer Lett 40:161–168

Smart CR, Myers MH, Gloeckler LA (1978) Implications from SEER data on breast cancer management. Cancer 41:787

Smith RA, Guisti R (1996) The epidemiology of breast cancer. In: Bassett LW, Jakson VP (eds) Diagnosis of diseases of the breast. Saunders, Philadelphia, pp 293–316

Sokoloff L, Reivich M, Kennedy C, Des Rosiers H, Patlak C, Pettigrew K (1977) The [C-14] deoxyglucose method for the measurement of local cerebral glucose utilization: therory, procedure, and normal values in the conscious and anesthetized albino rat. J Neurochem 28:897–916

Sommer H (1995) Klinische Ökonomik – Intensivprogramm zur Rezidiverkennung erforderlich? Strahlenther Onkol 171:64.

Spiessl B (ed) (1992) TNM Atlas: Illustrated guide to the TNM/pTNM classification of malignant tumors. Springer, Berlin Heidelberg New York Tokyo, S 185–195

Stäbler A, Baur A, Bartl R, Munker R, Lamerz R, Reiser MF (1996) Contrast enhancement and quantitative signal analysis in MR imaging of multiple myeloma: assessment of focal and diffuse growth patterns in the bone marrow correlated with bone biopsies and survival rates. AJR 167:1029–1036

Strauss LG, Conti PS (1991) The applications of PET in clinical oncology. J Nucl Med 32:623–648

Sütterlin M, Trott S, Caffier H (1996) Der Nutzen der apparativen Diagnostik in der Nachsorge des Mammakarzinomes. Arch Gynecol Obstet 258:30

Tabar I, Dean PB (eds) (1985) Teaching atlas of mammography. Thieme, Stuttgart New York

Tahara T, Ichiya Y, Kuwabara Y et al. (1989) High [^{18}F]-fluorodeoxyglucose uptake in abdominal abscesses: A PET study. J Comput Assist Tomogr 13:829–831

Taillefer R, Robidoux A, Lambert R, Turpin S, Laperriere J (1995) Technetium-99m sestamibi prone scintimammography to detect primary breast cancer and axillary lymph node involvement. J Nucl Med 36:1758–1765

Thiebaut F, Tsuruo T, Hamada H, Gottesman MM, Pastan I, Willingham MC (1987) Cellular localization of the multidrug-resistance gene product P-glycoprotein in normal human tissues. Proc Natl Acad Sci USA 84:7735–7738

Tiling R, Kress K, Pechmann M et al. (1995a) Integrated diagnosis of breast tumors: semiquantitative Tc-99m sestamibi imaging versus dynamic MRI. J Nucl Med 36:51

Tiling R, Sommer H, Pechmann M et al. (1995b) Detection of breast carcinomas in mammographic dense breasts and mastopathies: Gd-enhanced MRI versus semiquantitative Tc-99m sestamibi. Eur J Nucl Med 22:726

Tiling R, Sommer H, Moser R, Pechmann M, Tatsch K, Hahn K (1996a) Semiquantitative Mammaszintigraphie mit Tc-99m sestamibi vs. Gd-unterstützte MRT in der weiterführenden Diagnostik bei unklaren Mammographiebefunden. Nuklearmedizin 35:A49

Tiling R, Pechmann M, Sommer H, Moser R, Tatsch K, Hahn K (1996b) Steigern SPECT-Aufnahmen die diagnostische Aussagekraft der Mammaszintigraphie mit Tc-99m Sestamibi? Nuklearmedizin 35:A49

Tiling R, Sommer H, Pechmann M et al. (1996c) Semiquantitative scintimammography with sestamibi or contrast enhanced MRI for further evaluation of indeterminate mammograms? J Nucl Med 37:156P

Tiling R, Pechmann M, Sommer H, Moser R, Tatsch K, Hahn K (1996d) Does SPECT improve the diagnostic accuracy of planar scintimammography with sestamibi? J Nucl Med 37:252P

Tiling R, Sommer H, Moser R et al. (1997a) How to further evaluate indeterminate mammograms? A comparison between semiquantitative Tc-99m sestamibi scintimammography and dynamic MRI. In: Bergmann H, Kroiss A, Sinzinger H (eds) Radioactive isotopes in clinical medicine and research XXII. Birkhäuser, Basel, pp 37–42

Tiling R, Sommer H, Pechmann M et al. (1997b) Comparison of Tc-99m sestamibi scintimammography with contrast enhanced MRI for diagnosis of breast lesions. J Nucl Med 38:58–62

Tiling R, Moser R, Gebauer K et al. (1997c) Kann durch die differenzierte Betrachtung des Speichermusters die Treffsicherheit der Mammaszintigraphie mit Tc-99m Sestamibi erhöht werden? Nuklearmedizin 36:A80

Tse NY, Hoh CK, Hawkins RA et al. (1992) The application of positron emission tomographic imaging with fluorodeoxyglucose to the evaluation of breast disease. Ann Surg 216:27–34

Tulusan AH, Hamann M, Prestele H, Ramming I, von Maillot K, Egger H (1982) Correlation of the receptor content and ultrastructure of breast cancer cells. Arch Gynecol 231:177

Twombly GH, Schoenewaldt EF (1950) The metabolism of radioactive dibromoestrone in man. Cancer 3:601–607

Uren RF, Howman-Giles RB, Thompson JF, Malouf D (1995) Mammary lymphscintigraphy in breast cancer. J Nucl Med 36:1775–1780

Utech CI, Young CS, Winter PF (1996) Prospective evaluation of fluorine-18 fluorodeoxyglucose positron emission tomography in breast cancer for staging of the axilla related to surgery and immunocytochemistry. Eur J Nucl Med 23:1588–1593

Valagussa P, Bonadonna G, Veronesi U (1978) Patterns of relapse and survival following radical mastectomy. Analysis of 716 consecutive patients. Cancer 41:1170–1178

Van Eijck CHJ, Krenning EP, Bootsma A et al. (1994) Somatostatin-receptor scintigraphy in primary breast cancer. Lancet 343:640–643

Varella P, Lastoria S, Vergara E, Acampa W, Maurea S, Salvatore M (1995) Technetium-99m MIBI scintigraphy for monitoring tumor response in patients with advanced breast cancer. J Nucl Med 36:193

Verhagen A, Pesser JW, Elsinga PhH et al. (1990) Tumor uptake of a [^{18}F]fluorine labeled progestin ([^{18}F]FENP) in mice bearing estrogen and progesterone dependent mammary tumor transplants. J Nucl Med 31:746

Veronesi U, Rilke F, Luini A et al. (1987) Distribution of axillary lymph node metastases by level of invasion: an analysis of 539 cases. Cancer 59:682

Villanueva-Meyer J, Leonard MH Jr, Briscoe E et al. (1996) Mammoscintigraphy with technetium-99m sestamibi in suspected breast cancer. J Nucl Med 7:926–930

Volterrani L, Vegni V, Pieraccini M et al. (1995) Small solitary pulmonary nodule and high-resolution CT: a preliminary report. Eur Radiol 5:443–447

Vural G, Atasever T, Ozdemir A et al. (1995) Evaluation of indium-111 octreotide in patients with suspicious breast lesions: comparison with thallium-201. J Nucl Med 36:200P

Wackers FJT, Berman DS, Maddahi J et al. (1989) Technetium-99m hexakis 2-methoxyisobutyl isonitrile: human biodistribution, dosimetry, safety, and preliminary comparison to thallium-201 for myocardial perfusion imaging. J Nucl Med 30:301–311

Wagner RK, Gassel WD (1989) Hormonrezeptorbestimmung aus gezielten Knochenmarksbiopsien beim Mammakarzinom. Tumor Diagn Ther 10:252–256

Wagner U, Schlebusch H, Köhler S, Schmolling J, Grünn U, Krebs D (1997) Immunological responses to the tumor-associated antigene CA 125 in patients with advanced ovarian cancer induced by the murine monoclonal anti-idiotype vaccine ACA 125. Hybridoma 16:33–40

Wahl RL, Cody RL, Hutchins GD, Mudgett EE (1991) Primary and metastatic breast carcinoma: initial clinical evaluation with PET with the radiolabeled glucose analogue 2-[F-18]-fluoro-2-deoxy-D-glucose. Radiology 179:765–770

Wahl RL, Zasadny K, Helvie M, Hutchins GD, Weber B, Cody R (1993) Metabolic monitoring of breast cancer chemohormonotherapy using positron emission tomography: initial evaluation. J Clin Onc 11:2101–2111

Wahl RL, Helvie MA, Chang AE, Andersson I (1994) Detection of breast cancer in women after augmentation mammoplasty using fluorine-18-fluorodeoxyglucose-PET. J Nucl Med 35:872–875

Warburg O (1956) On the origin of cancer cells. Science 123:309–321

Warburg O, Wind F, Neglers E (1930) The metabolism of tumors. Arnold Constable, pp 254–270

Waxman A, Ramanna L, Memsic LD et al. (1993) Thallium scintigraphy in the evaluation of mass abnormalities of the breast. J Nucl Med 34:18–23

Waxman A, Nagaraj N, Ashok G et al. (1994) Sensitivity and specificity of Tc-99m methoxy isobutyl isonitrile (MIBI) in the evaluation of primary carcinoma of the breast. Comparison of palpable and non-palpable lesions with mammography. J Nucl Med 35:22

Weber G (1977) Enzymology of cancer cells (part 2). N Engl J Med 296:541–551

Weinstein RS, Hansen KK, McBeath RB, Dalton WS (1993) Expression of the MDR1 gene (P-glycoprotein) in breast cancer. Recent Results Cancer Res 127:49–54

Wendt TG, Buell U, Kessler M, Eiermann W, Kragh P (1984) Diagnostik benigner und maligner Tumoren der weiblichen Brust durch die Single-Photon-Emissions-Computertomographie mit ^{99m}Tc-DTPA. Nuklearmedizin 23:283–286

Wernecke K, Rummeny EJ, Bongartz G et al. (1991) Detection of hepatic masses in patients with carcinoma: Comparative sensitivities of sonography, CT, and MR imaging. AJR 157:731–739

Wittliff J (1984) Steroid hormone receptor in breast cancer. Cancer 53:630

Wolf H, Nacke C, Kaiser K et al. (1996a) Uptake of Tc-99m tetrofosmin, Tc-99m sestamibi and Tl-201 in chemotherapy sensitive and resistant tumour cell lines. Eur J Nucl Med 23: 1252

Wolf H, Nacke C, Kaiser K et al. (1996b) In vitro uptake von Tc-99m-Tetrofosmin, Tc-99m-Sestamibi und TI-201 in Tumorzellkulturen. Nuklearmedizin 35:A16

Worseley DF, Lentle BC (1993) Uptake of technetium-99m-MDP in primary amyloidosis with a review of the mechanisms of soft-tissue localization of bone seeking radiopharmaceuticals. J Nucl Med 34:1612–1615

Yamamoto T, Seino Y, Fukumoto H et al. (1990) Over-expression of facilitative glucose transporter genes in human cancer. Biochem Biophys Res Commun 170:223–230

Yuh WTC, Tali ET, Nguyen HD, Simonson TM, Mayr NA, Fisher DJ (1995) Effect of contrast dose, imaging time, and lesion size in the MR detection of intracerebral metastasis. AJNR 16:373–380

Zasadny KR, Wahl RL (1993) Standardized uptake values of normal tissues at PET with 2-[fluorine-18]-fluoro-2-deoxy-D-glucose: variations with body weight and a method for correction. Radiology 189:847–850

Sachverzeichnis

N